验方新编

李春深◎编著

天津出版传媒集团

天津科学技术出版社

本书具有让你"时间耗费少，养生知识掌握好"的方法

免费获取专属于你的
《验方新编》阅读服务方案

循序渐进式阅读？省时高效式阅读？深入研究式阅读？由你选择！
建议配合二维码一起使用本书

微信扫描二维码
免费获取阅读方案

◆ 本书可免费获取三大个性化阅读服务方案

1、轻松阅读：为你提供简单易懂的辅助阅读资源，每天读一点，简单了解本书知识；

2、高效阅读：为你提供高效阅读技巧，花少量时间掌握方法，专攻本书核心知识，快速掌握本书精华；

3、深度阅读：为你提供更全面、更深度的拓展阅读资源，辅助你对本书知识进行深入研究，透彻理解，牢固掌握本书知识。

◆ 个性化阅读服务方案三大亮点

⏱ 时间管理
科学时间计划
📁 阅读资料
精准资料匹配
💬 社群共读
阅读心得交流

★不论你只是想循序渐进，轻松阅读本书，还是想掌握方法，快速阅读本书，或者想获取丰富资料，对本书知识进行深入研究，都可通过微信扫描【本页】的二维码，根据指引，选择你的阅读方式，免费获得专属于你的个性化读书方案，帮你时间花的少，阅读效果好。

图书在版编目(CIP)数据

验方新编 / 李春深编著 . 天津：天津科学技术出版社，2020.5

ISBN 978-7-5576-5923-3

Ⅰ.①验… Ⅱ.①李… Ⅲ.①验方-汇编 Ⅳ.①R289.5

中国版本图书馆 CIP 数据核字（2019）第 050951 号

验方新编
YANFANGXINBIAN

责任编辑：陈 雁 孟祥刚

出 版： 天津出版传媒集团
天津科学技术出版社

地 址：天津市西康路 35 号

邮 编：300051

电 话：(022) 23332390

网 址：www.tjkjcbs.com.cn

发 行：新华书店经销

印 刷：三河市恒升印装有限公司

开本 670×960 1/16 印张 20 字数 500 000

2020 年 5 月第 1 版第 1 次印刷

定价：68.00 元

前　言

　　验方是以民间流传，经过临床反复验证，对某种疾病具有确切疗效，而药物组成又较简单的药方，是祖国医药学的重要组成部分，属中医方剂学的范畴。验方属于祖国医药宝库中的重要组成部分，在预防和治疗疾病过程中发挥着重要作用。特别对一些地方病、常见病、多发病以及疑、难、杂症具有独特疗效，有着价格低廉、配制方便、应用灵活、使用简便等特点。

　　验方在某些地区或特定的人群中长期用于预防和治疗疾病，虽未形成系统的传统医药学理论，但有临床实践经验积累，具有独特的疗效。验方属于经验类的医方和医术，经过实践行之有效的、得以继承发展的并以文献形式保存在中医典籍之中，还有一部分以经验的形式存留在老中医的实践经验中，有的验方还散落在民间。它在历史上对于各民族人民群众的生命健康和民族的繁荣昌盛做出过重要贡献。它有可靠的诊疗技术与方法，经过数代人的反复实践、验证、升华、提高，成为普济之方，成为大众乐于接受的传统诊断和特色疗法。从古至今，历代医家都十分重视对民间验方及诊疗技术的搜集整理工作。

　　本书是一部博载民间习用奇验良方为主而兼收医家精论治验的医书，收集了民间流行的验方及各种治疗方法，按人体从头到足的顺序分部，内容包括内、外、妇、儿、五官、皮肤等科的医疗、预防、保健的方药与论述，以及怪症奇病的内外治法。本书详细介绍了如何应用好验方，在临床时切实贯彻"审证求因""对症下药"这个原则，达到相应的治疗目的。

　　本书具有"亦精亦博，既简既便，病者可按部稽症，按症投剂，犹如磁石取铁"的特点，得到名人学者的赞誉，并在民间广为流传，具有较高的研究价值和实用价值，是一部中医爱好者必备的参考书。

目　录

第一章　内科验方

第二章　外科验方

第三章　儿科验方

第四章　五官科验方

第五章　皮肤科验方

第六章　妇科验方

第一章　内科验方

一、上呼吸道感染

上呼吸道感染是鼻腔、咽喉部急性炎症的总称。临床表现以鼻塞、流涕、喷嚏、咳嗽、头痛、恶寒、发热、全身不适等为特征。大多数由病毒引起，少数为细菌所致。若全身症状较重，具有较强的传染性者，称为"流行性感冒"。感冒是感受风邪，出现鼻塞、流涕、喷嚏、咳嗽、头痛、恶寒、发热、全身不适等症状的一种疾病，如不及时治疗最易转变他症，为常见外感症之一。现代医学的普通感冒、病毒性、流行性感冒以及细菌性感染所引起的上呼吸道急性炎症与中医学感冒或时行感冒相似。

【方一】苏杏丸

【出处】《土、单、验方选编》

【组成】苏叶 10 份，杏仁 5 份。

【功用】发汗解表，止咳平喘。

【主治】风寒性流感、感冒，症见恶寒、咳嗽者。

【方解】苏叶发汗解表，杏仁润肺止咳，二者合用共奏解表止咳之效。

【药理】现代药理研究发现苏叶煎剂具有解热和抗菌作用，能减少支气管分泌物，缓解支气管痉挛。紫苏成分石竹烯对豚鼠离体气管有松弛作用，对丙烯醛或枸橼酸引起的咳嗽有明显的镇咳作用，小鼠酚红法实验表明有祛痰作用，紫苏成分沉香醇也有平喘作用。

【用法】共为细末，水泛为丸或打成片剂，每服 2 钱，日服 2 到 3 次，温水送服。

【方二】 **败毒散**

【出处】《小儿药证直诀》

【组成】柴胡 6 克，前胡 6 克，太子参 6 克，川芎 6 克，枳壳 6 克，茯苓 6 克，桔梗 6 克，羌活 5 克，独活 5 克，薄荷 3 克，生姜 3 片。

【功用】扶正祛邪，祛风解表，开肺降气。

【主治】病毒性上呼吸道感染。

【方解】本方是益气扶正解表的方剂，适用于感冒风寒湿邪而体虚不耐发散的病症。方中羌活、独活、川芎、生姜发散风寒湿邪，羌、独、川芎又善除头、身之痛；柴胡、薄荷升清透表，能散肌表之热；前胡、枳壳、桔梗下气化痰，可除咳嗽胸闷等症；党参、茯苓、甘草益气健脾，尤其是在表散药中配用太子参一味扶正祛邪，可鼓邪从汗而解。前人以感冒时行，为疫毒所致，故以"败毒"名方。

【药理】柴胡有较明显的解热、镇静、抗惊厥、镇痛、镇咳作用；前胡有较强的祛痰作用，能显著增加呼吸道的黏液分泌；羌活有解热、镇痛、抗炎、抗过敏和抗菌作用。

【用法】每日 1 剂，水煎服。

【方三】 **流感合剂**

【出处】《四川中医》

【组成】板蓝根 30 克，鱼腥草 30 克，茵陈蒿 30 克，贯众 15 克，虎杖 15 克，牛蒡子 10 克，黄连 10 克，薄荷 10 克（后下）。

【功用】清热解毒，利咽消肿，疏风利湿。

【主治】病毒性上呼吸道感染。

【方解】方中板蓝根、鱼腥草、茵陈蒿、贯众清热解毒，牛蒡子、薄荷利咽消肿，虎杖、黄连疏风利湿，本方虽以清热解毒药为主，但清中寓散，表里双解，并入渗利之品，故有清热解毒、疏风利湿等功效，与本病大多由于感受风热疫毒，且多兼夹湿邪的病因病机吻合，故获效显著。

【药理】板蓝根、鱼腥草有抗病原微生物、抗内毒素、免疫增强的作用；茵陈蒿有解热、镇痛抗炎、抗菌、抗病毒等作用；贯众、虎杖有抗柯萨奇病毒、流感病毒、抗菌作用；牛蒡子煎剂对金黄色葡萄球菌、肺炎球菌、乙型链球菌和伤寒杆菌有不同程度的抑制作用。

【用法】每日 1 剂，水煎服。

【方四】 一马煎

【出处】《福建中医》

【组成】一枝黄花 50 克，马鞭草 50 克。

【功用】疏风清热，解毒消肿，活血散瘀。

【主治】病毒性上呼吸道感染。

【方解】一枝黄花功善疏风清热，解毒消肿，浙江省民间多用于以治疗上感咽喉肿痛，效果显著；马鞭草功能清热解毒，散瘀消肿。两药配伍，对流行性感冒、上呼吸道感染有较好的疗效，尤其适用于发热、咽喉肿痛（急性扁桃体炎、急性咽喉炎）。

【药理】一枝黄花煎剂对金葡菌、伤寒杆菌有不同程度的抑制作用、对红色癣菌及禽类癣菌有极强的杀灭作用，并能缓解喘息症状、有祛痰作用；马鞭草水及醇提取物有抗炎作用，水煎剂有一定的镇咳作用。

【用法】每日 1 剂，水煎服。

二、慢性支气管炎

支气管炎包括急性支气管炎和慢性支气管炎，均以咳嗽为主要症状，应从中医所说的咳嗽病去辨证施治。中医认为急性支气管炎属外感咳嗽，病因为风寒和风热。慢性支气管炎与肺脾肾三脏有关。由于病因不同，内脏虚实不同，故症状各异，常见肺虚寒夹痰饮、气虚痰浊、痰热、阴虚等症。

【方一】 止咳汤 （沈炎南）

【出处】广东省广州市中医院

【组成】桑叶 9 克，北杏仁 9 克，桔梗 12 克，甘草 8 克，紫菀 9 克，款冬花 12 克，百部 9 克，白前 9 克。

【功用】疏风散寒，止咳化痰。

【主治】咳嗽。痰多色白，或痰虽不多，而难咯出，喉痒，或伴气促，尤宜于感冒之后，久咳不愈之症。

【方解】本方由《医学心悟》止嗽散化裁而成，随症加减，对新久寒热咳嗽皆宜。桑叶疏风清肺，北杏仁、桔梗止咳化痰，紫菀、款冬花、百部、白前宗止嗽散之意，疏风清肺，润肺止咳。

【用法】 先将上药用水浸泡30分钟，再煎煮30分钟，每剂煎2次，将2次煎出的药液混合。每日1剂，早晚各服1次。

【按语】 若表寒仍在，恶风鼻塞，流涕者，加荆芥9克，薄荷6克，如肺热壅盛，咳嗽痰黄，咽干，口渴者去紫菀、冬花，加鱼腥草15克，如气逆，喘促，加苏子9克，五味子6克，如气阴已虚，咳而少痰，气短多汗，倦怠乏力者，加党参15克，麦冬9克，五味子3克；如久咳痰少，而难咯者，可另用款冬花10克，加冰糖适量，泡开水，代茶饮，以作辅助治疗，如表证明显，临床表现以感冒症状为主时，当应先行治疗感冒，待表证基本解除，咳嗽成为主证时方可应用本方。

【方二】 **宣痹加贝汤（孟澍江）**

【出处】 南京中医学院

【组成】 枇杷叶9克，郁金8克，豆豉6克，射干5克，通草8克，川贝4克。

【功用】 轻宣肺气，止咳化痰。

【主治】 咳嗽。风邪内伏；咳嗽不畅，夕咳甚则气急面红，咳势阵作而类顿咳，痰少胸痞者。

【方解】 宣痹汤源出《温病条辨》，为湿温闭肺，清阳郁闭致哕而设，轻宣肺痹，清阳宣畅，肺气肃降，则哕而止。本方用于外邪闭肺，肺失宣降而咳嗽，实有"轻可去实"之意。用本方轻清宣通肺气，肺气一通其咳自平，药量宜轻不宜重。若痰多色白而黏加法半夏9克，陈皮6克，闷气加苏子8克。

【用法】 先将药物用水浸泡30分钟，再在火上煎煮30分钟，每剂煎2次，将2次药液混合。每日1剂，分2次温服。

【方三】 **清肺化痰健脾汤**

【出处】 《浙江中医杂志》

【组成】 鱼腥草30克，黄芩9克，薏苡仁30克，贝母9克，杏仁9克，桑白皮15克，丹参15克，茯苓12克，炒白术12克，甘草6克。

【功用】 清肺化痰，健脾燥湿。

【主治】 慢性支气管炎继发感染，咳嗽、气喘、发热，咯吐黄痰。

【方解】 鱼腥草、黄芩、桑白皮、薏苡仁清肺热，化湿痰；贝母、杏仁、桔梗止咳化痰；茯苓、炒白术健脾燥湿，丹参活血凉血。

【用法】水煎服 2 次，每日 1 剂，分 2 次早服。

【方四】辛润止咳汤

【出处】《吉林中医药杂志》

【组成】半夏 6 克，细辛 3 克，生姜 5 片，炙远志 6 克，麦冬 10 克，炙马兜铃 10 克，炙枇杷叶 12 克，五味子 6 克，炒瓜蒌皮 15 克，天竺黄 10 克，炙甘草 6 克。

【功用】清热化痰，止咳平喘。

【主治】慢性支气管炎，干咳频作，喉痒无痰。

【方解】细辛、生姜辛温散寒；炙远志、炙马兜铃、炙枇杷叶、炒瓜蒌皮、天竺黄清热化痰；半夏燥湿化痰，五味子敛肺止咳。该方甘凉清热，不燥不凉。

【用法】水煎服 2 次，每日 1 剂，分 2 次早服。

三、肺炎

肺炎是指肺实质的炎症，按病因可分为细菌性、霉菌性、病毒性和支原体性肺炎。临床常见的是细菌性肺炎，其中 90%～95% 是由肺炎球菌引起。临床有突发的寒战、高热、咳嗽、血痰、胸痛等症状。肺炎的诱发因素有受寒、病毒感染、酒醉、全身麻醉、镇静剂或麻剂过量等。这些因素会削弱全身抵抗力和会厌的反射作用，破坏呼吸道黏膜—纤毛运动，减损细胞吞噬作用，使致病物能轻易地吸入而引起感染。此外，心力衰竭、有害气体的吸入、长期卧床的肺水肿、肺淤血，以及脑外伤等都有利于细菌的感染和生长繁殖，导致肺炎。

【方一】白头翁汤

【出处】《伤寒论》

【组成】白头翁 16 克，黄连 6 克，黄柏 6 克，秦皮 9 克。

【功用】发汗解表，止咳平喘。

【主治】大叶性肺炎。症见：高热汗出，气促痰鸣，痰色铁锈，口渴喜冷饮，大便干结，舌红，苔黄腻，脉弦数。

【方解】白头翁、秦皮凉血解毒；黄连、黄柏燥湿清热。

【用法】上药水煎服，每日 1 剂，分早晚 2 次服。

【方二】**活肺汤**

【出处】《新中医》

【组成】丹参 30 克，毛冬青 30 克，桃仁 15 克，赤芍 15 克，牡丹皮 15 克，生地黄 20 克，川芎 10 克，柴胡 9 克，红花 9 克，枳壳 9 克，甘草 6 克。

【功用】活血化瘀，清热化痰。

【主治】病毒性肺炎。症见：发热，头痛，乏力，咳嗽咯黄痰，胸闷气急，发绀，舌暗红，苔黄腻，脉滑数。肺听诊可听见湿性罗音。

【方解】丹参、赤芍、牡丹皮、毛冬青、生地黄凉血解毒；桃仁、川芎、红花活血化瘀；柴胡、枳壳开提肺气。

【用法】上药水煎服，每日 1 剂，分早晚 2 次服。

【方三】**贝龙银黄汤**

【出处】《甘肃中医》

【组成】银花 30 克，连翘 10 克，知母 10 克，浙贝母 10 克，地龙 10 克，甘草 10 克，黄连 5 克。

【功用】宣肺平喘、清热化痰。

【主治】支气管肺炎。症见壮热烦渴，喉鸣痰涌，咳嗽喘憋，甚则鼻翼翕动，颜面口唇发绀。

【方解】支气管肺炎属于中医"肺炎喘嗽"，肺气郁闭是其主要病理机制，痰热是其主要病理产物。方中银花、连翘辛凉透表，清热解毒，重用银花，意在清热解毒，抑制细菌、病毒。黄连清热燥湿，泻火解毒，药理实验证实其对多种细菌和各型流感病毒均有一定抑制作用，特别是组成复方后抗菌效力明显提高。知母清热滋阴；浙贝母、地龙、甘草化热痰利咽喉，其中地龙解毒力强，并有显著舒张支气管平滑肌和镇静抗惊厥的作用，对肺炎喘嗽欲内陷厥阴之变证有防微杜渐的作用。方中银花、连翘、知母、黄连是针对"热"字而设，贝母、地龙、甘草是针对"痰"字而用，诸药化瘀清热，功效颇佳。

【用法】水煎分次温服，每日 1 剂。

【方四】 **龙虎汤**

【出处】《中国中医药信息杂志》

【组成】麻黄 5 克，生石膏 10～15 克，知母 10～15 克，杏仁 10 克，地龙 10 克，甘草 15 克。

【功用】清热解毒，止咳祛痰。

【主治】支气管肺炎。

【方解】龙虎汤为麻杏石甘汤、白虎汤加地龙而成，其中生石膏、知母对细菌、病毒、支原体等有广谱治疗作用；杏仁、甘草祛痰止咳；麻黄、地龙、甘草具有抗过敏、解痉定喘作用。诸药配伍，既有清热解毒抗感染，又有止咳祛痰定喘，标本兼治的综合功效。

【用法】水煎分次温服，每日 1 剂。

四、肺脓肿

肺脓肿是由多种病原菌所引起的肺组织化脓性病变。早期为化脓性肺炎，继而形成脓肿。本病起病急骤，以高热、咳嗽和咳吐大量脓臭痰为主要症状。体温可高达 39℃～40℃，常伴有出汗、畏寒、胸痛、气急，其他还有精神萎顿，周身无力，食欲减退。有时痰中带血或中等量咯血，约 1 周左右，脓肿自行破溃，痰量骤增，往往每日可咳出 300～500 毫升的脓性臭痰。此外，有一小部分病人还可出现胸膜炎，支气管不同程度的扩张，脓气胸或脑脓肿。现代医学认为本病的病因与细菌、原虫或免疫机能降低等因素有关。祖国医学则认为本病多由外感风热，或疮疡热毒客于营血，内传肺脏，热壅血瘀，郁结而成。本病属"肺痈"范畴。

【方一】 **桔梗汤，大瓜蒌散，养阴清肺汤**

【出处】来源临症经验

【组成】（一）桔梗汤

桔梗 6 克，防己 6 克，炙桑皮 6 克，川贝母 6 克，枳壳 9 克，炙黄芪 9 克，生姜 3 片，炙杏仁 6 克，瓜蒌仁 9 克，炙百合 6 克，甘草 3 克，当归 6 克，薏苡仁 9 克。

（二）大瓜蒌散

大瓜蒌一个，炒杏仁数同蒌子，去皮尖，白蔻仁粒数与患者年龄相同，川贝母30克。

（三）养阴清肺汤

西洋参3克，生地6克，白芍6克，麦冬6克，元参6克，川贝母6克，牡丹皮6克，甘草3克。

【功用】清热涤痰，排脓解毒。

【主治】肺痈，咳嗽，咯脓状痰而有恶臭；发热、咽干，喘促难卧，胸肋疼，或便秘等。

【方解】桔梗汤清热涤痰，重在化痰，故方中集中了桔梗、川贝母、瓜蒌仁、薏苡仁等清热化痰药，炙桑皮清肺中伏火，炙黄芪、当归托毒益气，适用于肺痈初期。大瓜蒌散重在排脓解毒，药力集中，适用于肺痈成痈期。养阴清肺汤益气养阴，气血兼顾。肺痈即肺脓疡。肺痈初起，尚未化脓，宜清肺为主（身体健壮，亦可攻下），清肺即可预防化脓。一经化脓，即当排脓。脓排出以后，宜顾气血，应用清阴清肺补气法。临症应用，须根据病情，灵活施治。

【用法】大瓜蒌散：将大瓜蒌开一孔，倾出蒌仁；蒌仁多少粒，再配合装入去尖的杏仁等量；按患者年龄数，选大粒蔻仁米等数。杏仁和蔻仁米调匀，装入瓜蒌内。将瓜蒌孔用原皮盖住，用湿纸密封，再用黄泥在湿纸外密封。置微火上烧，存性。候冷去泥、纸，和川贝母共研为细末。以上为一料，先服桔梗汤一、二剂；次用大瓜蒌散，每服二克，白开水送服，每日早晚各一次，如便秘可用白蜜调服。连服一至三料。见效后，改服养阴清肺汤。

【方二】张一士验方

【出处】《全国名老中医验方选集》

【组成】苇根15克，生石膏12克，知母9克，甘草4.5克，金银花15克，全瓜蒌9克，牛蒡子9克，黄芩9克。

【功用】清热解毒，排脓消痈。

【主治】肺痈（肺脓疡），热壅于肺，蕴毒化脓型。

【方解】苇根，金银花，全瓜蒌清热解毒，排脓消痈；生石膏、黄芩、知母、牛蒡子清泄肺热。全方以甘寒的苇根与生石膏为君药，清热不伤阴。

【用法】水煎服。

【方三】张濂卿验方

【出处】《全国名老中医验方选集》

【组成】葶苈 50 克，柴胡 15 克，黄芩 15 克，川贝 15 克，瓜蒌皮 15 克，款冬花 15 克，连翘 15 克，青蒿 15 克，杏仁 15 克，苏子 15 克，白芥子 15 克。

【功用】清热解毒，化痰排脓。

【主治】包裹性脓胸、饮证，热邪与痰水互结者。

【方解】葶苈、瓜蒌皮、连翘清热解毒，杏仁、川贝、款冬花润肺化痰，柴胡、黄芩入肝经，治胁下之水，青蒿退虚热，苏子、白芥子温肺化痰，正所谓"病痰饮者，当温药和之"。

【用法】水煎服。

【方四】李鸣皋验方

【出处】《全国名老中医验方选集》

【组成】葶苈、冬瓜仁、薏仁各 20 克，桃仁 9 克，贝母、鱼腥草各 15 克，黄芩 10 克。

【功用】清热解毒，化痰排脓。

【主治】肺脓疡，肺痈，咳嗽，发热胸痛者。

【方解】葶苈、冬瓜仁、薏仁、桃仁、鱼腥草、贝母清热解毒，化痰排脓，黄芩清肺泄热。

【用法】水煎服。

五、支气管哮喘

本病是在支气管高反应状态下由变应原或其他因素引起的气道广泛狭窄的疾病，其临床特点为间歇发作，往往经治疗或自行缓解。属于中医学的"哮证"范畴。主要由于中小型支气管平滑肌痉挛、黏膜充血，水肿，管腔内黏稠分泌物增多，使管腔狭窄，空气进出不畅，而表现为阵发性带有哮鸣音的呼吸困难。本病好发于冬秋季节，并常反复发作，不少病人自幼年即得病，延续多年，屡发不愈。日前认为哮喘发作的原因如下：

1. 机体对某些动物、尘埃、食物、花草、药物等过敏而发生。即祖国医学认为平素肺肾阴虚所致。

2. 大部分病人是由于呼吸系统的感染而诱发哮喘，可因受寒、热气候变化、情绪波动而诱发，即祖国医学所指肺有伏痰。

【方一】复方石英冲剂

【出处】《上海中医药杂志》

【组成】蚤休 15 克，旋覆梗 15 克，麻黄 9 克，紫石英 30 克，白石英 30 克，皂荚 3 克，生甘草 8 克。

【功用】温肺平喘。

【主治】哮喘，对寒喘型及过敏型疗效显著。

【方解】麻黄、紫石英、白石英、皂荚温肺平喘，温化寒痰；蚤休、旋覆梗解毒降逆。

【用法】将上药浓煎成膏后和入珍珠层粉 3 克，制成冲剂，分成 4 包。1 日服 2~3 次，每次 1 包，哮喘发作时加服 1 包，连服 2 周为 1 个疗程。

【方二】龙胆截喘方

【出处】《中西医结合杂志》

【组成】地龙 20 克，胆南星 15 克，北杏仁 15 克，桔梗 15 克，防风 15 克，瓜蒌 10 克，枇杷叶 12 克，川贝 12 克，甘草 8 克。

【功用】清热化痰，止咳平喘。

【主治】哮喘。

【方解】胆南星、瓜蒌、枇杷叶清热化痰；地龙、北杏仁、桔梗、川贝止咳平喘；防风以辛温稍制其寒凉。

【用法】每日 1 剂，水煎 1 次服。

【按语】寒痰加款冬花 12 克、细辛 10 克；气喘重加葶苈子 15 克、苏子 15 克；热痰加连翘 15 克、制南星 15 克。

【方三】哮喘外熨散

【出处】《广西中医药》

【组成】白芥子 40 克，紫苏子 40 克，莱菔子 40 克，生姜 5 片，食盐 250 克。

【功用】温肺化痰平喘。

【主治】小儿顽固性咳喘。

【方解】白芥子、紫苏子、莱菔子、生姜性辛温，善散寒痰、顽痰。

【用法】将上药焙干，混合并共研细末，炒热至50℃左右，装入薄纱布袋，扎紧袋口，在患儿背部两侧肺区及腋下来回熨烫，30~40分钟/次，日2~3次。1剂药可连续使用2日。每次治疗前，药末必须经过再加热。

【方四】 加味止喘灵
【出处】《黑龙江中医药》
【组成】炙麻黄（发热者用生麻黄）3克，杏仁3克，白果3克，半夏3克，地龙3克，甘草3克，射干12克，五味子2克，茶叶1克，生姜1片，葱白半支。
【功用】宣肺清热，敛肺止咳。
【主治】小儿支气管哮喘。
【方解】炙麻黄、杏仁宣肺，白果、五味子敛肺止咳，地龙、射干、茶叶、半夏清热化痰，生姜、葱白、辛温解表，温化寒饮。
【用法】每日1剂，水煎代茶频服。此为3~5岁小儿用量，视年龄大小适当调整剂量。

六、高血压病

高血压病是最常见的心血管疾病之一，又称原发性高血压。临床表现为原因不明的体循环动脉血压持续增高，伴有不同程度的脑、心、肾等脏器病变。高血压病的病因迄今未明。研究提示，高血压病与遗传、食盐摄入过高、高度集中及精神紧张的职业、缺少体力活动、肥胖、吸烟、大量饮酒、某些营养成分缺乏等有关。近来发现，较多高血压患者有胰岛素抵抗和高胰岛素血症。

高血压病在中医学中多见于"眩晕""头痛"等病中。由于饮食劳倦、情志内伤、先天不足、后天失养、年老体衰而致肝肾阴阳失调，心脾冲任虚损，气血逆乱，风火内生，痰瘀互阻而发病。病初以邪实或本虚标实为主，晚期以虚证为主。治疗方法有：清肝泻火、温补脾肾、化痰祛湿、活血化瘀、滋水清心、补肾泻火等。

【方一】 育阴助阳方（刘亦选）

【出处】《中国名医名方》

【组成】熟地黄 15 克，桑寄生 15 克，麦冬 15 克，巴戟天 15 克，杜仲 15 克，山萸肉 12 克，肉苁蓉 12 克，党参 15 克，桂枝 10 克。

【功用】育阴温阳，补肾益精。

【主治】高血压病。肾精不足、阴阳两虚证。症见眩晕，心慌气短，神疲健忘，夜尿频多，腰膝酸软，胸闷作呕，阳痿遗精，畏寒肢冷，面色苍白，肢体浮肿，舌质淡嫩少苔。

【方解】熟地黄养血滋阴，补精益髓；麦冬益胃润肺，养阴生津；桑寄生、杜仲、山萸肉补益肝肾；巴戟天补肾助阳，祛风除湿；肉苁蓉补肾助阳，润肠通便；桂枝温经通阳；党参补中益气，生津养血。

【药理】现代药理研究表明：熟地黄、麦冬可调节机体免疫功能。桑寄生、杜仲、山萸肉具有降压利尿作用。肉苁蓉水浸液对实验动物有降低血压作用。巴戟天有类皮质激素样作用及降低血压作用。

【用法】水煎服，日 1 剂。

【方二】 益心健脑汤（周次清）

【出处】《中国名医名方》

【组成】黄芪 30~60 克，葛根 15~30 克，桑寄生 15~30 克，丹参 20~40 克，生山楂 9~15 克，川芎 6~9 克。

【功用】益气活血。

【主治】高血压病，气虚血瘀证。

【方解】黄芪补心肺之气，葛根升脾胃之气，桑寄生益肾气；丹参活心血，生山楂消中积，川芎行肝血。诸药合伍，益诸脏之气，活一身之血，使气旺血活，心脉得通，脑以得养，从而达到益心健脑之功能。

【药理】现代药理研究表明：黄芪可能通过直接扩张外周血管起降压作用。葛根煎剂、浸剂和总黄酮都有一定的降压效果。山楂黄酮、水解物、三萜酸对麻醉猫均有降压作用。丹参、川芎可改善血液循环，抗血栓形成，降低血脂。

【用法】水煎服，日 1 剂，分 2~3 次温服。

【方三】 双降汤

【出处】《中国名医名方》

【组成】黄精 20 克，首乌 20 克，山楂 15 克，菊花 10 克，草决明 15 克，丹参 5 克，桑寄生 20 克，豨莶草 15 克，泽泻 20 克。

【功用】补益肝肾，活血泄浊。

【主治】高血压病、高脂血症、肝肾阴虚、痰浊阻滞证。

【方解】方用首乌、黄精、桑寄生补肝肾固精气；配泽泻、豨莶草清利下焦湿浊；草决明、菊花平肝潜阳、平降冲逆；山楂健脾渗湿，消食导滞；更用丹参活血，与山楂相伍行气解郁活血，斡旋阴阳。诸药相伍，补中有行，补而不腻，固而不涩，行而不散，共奏补益肝肾，行滞通脉，泻浊洁腑，降脂降压之功效。

【药理】药理研究表明：黄精煎剂可明显降低高脂血症家兔甘油三酯、β-脂蛋白和血胆固醇。首乌、泽泻可改善脂质代谢，减少肠道胆固醇的吸收。山楂降压降血脂。决明子水浸液及醇浸液对实验动物有降压及利尿作用。豨莶草具有扩张血管，降低血压作用。桑寄生利尿降压。

【用法】水煎服，日 1 剂。

【方四】八味降压汤（周次清）

【出处】《中国名老中医药专家学术经验集》

【组成】何首乌 15 克，白芍 12 克，当归 9 克，川芎 5 克，炒杜仲 18 克，黄芪 30 克，黄柏 6 克，钩藤 30 克。

【功用】益气养血，滋阴降火。

【主治】高血压病，表现为阴血亏虚，头痛、眩晕、神疲乏力、耳鸣心悸等症者。

【方解】方中首乌补益精血；白芍、当归、川芎养血活血；杜仲补益肝肾；黄芪益气；黄柏清热燥湿；钩藤清热平肝。

【药理】何首乌能降血脂，防止动脉粥样硬化的发生和发展。芍药苷能明显扩张冠状血管和外周血管，降低血压。杜仲有较好的利尿降压作用。当归、钩藤能扩张外周血管，降低阻力。川芎改善外周血液循环，抑制血小板聚集，抗血栓形成。

【用法】水煎服，每日 1 剂。

七、高脂血症

由于脂肪代谢或运转异常使血浆中一种或多种脂质高于正常称为高脂血症，表现为高胆固醇血症、高甘油三酯血症或两者兼有。脂质不溶或微溶于水，必须与蛋白质结合以脂蛋白形式存在，因此，高脂血症常为高脂蛋白血症的反映。临床上分为两类：①原发性，属遗传性脂代谢紊乱疾病；②继发性，常见于控制不良的糖尿病、饮酒、甲状腺功能减退症、肾病综合征、透析、肾移植、胆道阻塞、口服避孕药等。长期高脂血症易导致动脉硬化加速，尤其是引发和加剧冠心病及脑血管疾病等。

高脂血症属中医的"痰证""肥胖""瘀血"等范畴。中医学认为本病为饮食偏嗜，脾胃失调；情志内伤，肝胆不利；年老体衰，肾元亏虚；生活安逸，多静少动等，最终导致膏脂停聚，痰浊瘀血内盛。其病机总属正虚邪实之证。正虚即脏腑气血虚衰，其重点在肝、脾、肾；邪实主要为痰浊、湿浊和瘀血。因此，治疗上多以扶正与祛邪并用。通过扶正，调整脏腑气血功能，以祛除过多的膏脂。

【方一】 清利湿热方（郭士魁）
【出处】《名义方证真传》
【组成】葛根 20 克，川芎 12 克，菊花 15 克，生地黄 15 克，丹参 12 克，泽泻 15 克，草决明 20 克，陈皮 10 克，茯苓 10 克，忍冬藤 20 克，全瓜蒌 30 克。
【功用】清利湿热。
【主治】高脂血症，属湿热内蕴，浊气上扰者。
【方解】方用葛根、菊花、草决明清热；茯苓、泽泻利湿；配合全瓜蒌、陈皮、忍冬藤，导湿浊下行；丹参、川芎与生地黄合用，行气活血助泄热之功。
【药理】葛根素能明显降低血清胆固醇。川芎可减少胆固醇在肠道的吸收，加速胆固醇在体内的转化。菊花既可抑制胆固醇的合成，又能促进其分解，从而使血中胆固醇水平下降。丹参、泽泻降血脂，抗动脉粥样硬化。
【用法】水煎服。

【方二】 通冠降脂汤（李辅仁）

【出处】《名义方证真传》

【组成】生黄芪20克，丹参20克，炒白术15克，生首乌15克，生山楂15克，荷叶5克，泽泻15克，枸杞子10克，川芎10克，红花5克，草决明30克。

【功用】益气通痹，活血化瘀。

【主治】高脂血症、冠心病。胸闷、气短、腹胀、心烦、四肢作胀、腰腿酸痛等症。

【方解】方以黄芪、枸杞子、丹参、川芎、红花益气补肾，活血化瘀；生首乌、草决明、泽泻、荷叶、山楂、白术健脾降脂。全方能使血脉通畅，脾气健运，肾气充足，达到标本同治的疗效。

【药理】丹参降血脂，抗动脉粥样硬化。首乌能减少肠道 TC 的吸收，阻止 TC 在肝内沉积，缓解动脉粥样硬化的形成。山楂通过抑制胆固醇的合成而发挥降血脂作用。泽泻通过干扰外源性胆固醇的吸收、酯化和影响内源性胆固醇的代谢降低胆固醇。枸杞可降低大鼠血中胆固醇，对家兔实验性动脉粥样硬化形成有抑制趋势，能抑制脂质过氧化。

【用法】水煎服。

【方三】 降脂通脉饮（邵念方）

【出处】《中华名医名方薪传·心血管病》

【组成】制首乌、金樱子、决明子、生苡仁各30克，茵陈、泽泻各24克，生山楂18克，柴胡、郁金各12克，酒军6克。

【功用】滋阴降火，通脉泄浊。

【主治】高脂血症、冠心病，肝肾阴虚，痰瘀阻络者。症见胸痛心悸、头痛、不寐、多梦、纳少、便秘溲赤。舌红、苔白、脉弦细等。

【方解】方中用何首乌、金樱子补肝肾固精气；泽泻、茵陈清利下焦湿热；以决明子、酒军润肠通便，导滞泄浊；生苡仁、生山楂健脾渗湿，消食导滞；更用柴胡、郁金行气解郁活血，斡旋阴阳。全方补而不腻，固而不涩，行而不散，共奏滋阴降火，行滞通脉，泄浊洁腑，降低血脂之效。

【药理】首乌能减少肠道 TC 的吸收，阻止 TC 在肝内沉积，缓解动脉粥样硬化的形成。金樱子煎剂有降血脂作用。决明子能抑制血清胆固醇升高和主动脉粥样硬化斑块的形成。柴胡皂苷肌肉注射能使实验性高脂血症动物的胆固醇、甘油三酯和磷脂水平降低。郁金有减轻高脂血症的作用，并能明显防止家兔主动脉、冠状动脉及其分支内膜斑块的形成。

【用法】每日 1 剂，用水 500 毫升文火煎至 250 毫升，分 2 次服，每 2 周为 1 个疗程。

【方四】**激浊扬清滋阴方**（傅宗翰）

【出处】《中华名医名方薪传·心血管病》

【组成】枸杞子 15 克，熟地黄 15 克，何首乌 15 克，桑寄生 15 克，黑芝麻 10 克，葛根 20 克，泽泻 15 克，山楂 15 克。

【功用】滋阴养肝，化浊生津。

【主治】高脂血症，阴虚浊泛者。症见血脂高，但形体瘦削，头晕耳鸣，口干腰酸，少寐健忘，舌红脉细。

【方解】方中枸杞子、熟地黄、何首乌、桑寄生、黑芝麻以补肾滋阴，养液益血；葛根、泽泻、山楂激浊扬清，升提清阳。

【药理】枸杞可降低大鼠血中胆固醇。熟地黄抗脂质过氧化。首乌的有效成分是磷脂、羟蒽醌类和均二苯化合物，其通过促进肠蠕动增加 TC 的排泄而减少其吸收。葛根素、泽泻能明显降低血清胆固醇。山楂通过抑制胆固醇的合成而发挥降血脂作用。

【用法】每日 1 剂，水煎服，每早晚 2 次服。

【按语】如出现阴虚阳亢之象或出现阴虚内热诸症，加珍珠母、罗布麻、决明子或加鳖甲、青蒿、白薇平肝清热。

八、慢性胃炎

慢性胃炎系指不同病因引起的胃黏膜的慢性炎症或萎缩性病变，可分为慢性浅表性胃炎和慢性萎缩性胃炎。发病原因尚未完全阐明，一般认为与周围环境的有害因素及易感体质有关，如长期饮浓茶、烈酒、咖啡，食过热、过冷、过于粗糙的食物；长期大量服用非甾体类消炎药、吸烟；细菌尤其是幽门螺旋杆菌（HP）感染；免疫因素；继发于其他疾病等。慢性胃炎缺乏特异性症状，大多数病人常无症状或有程度不同的消化不良症状如上腹隐痛、食欲减退、餐后饱胀、返酸等。萎缩性胃炎患者可有贫血、消瘦、舌炎、腹泻、出血等。

该病属中医学"胃痛""胃痞"等范畴。其病位在胃，与肝、脾、肾等脏腑有关。本病病因繁多，饮食所伤、情志不遂、脾胃素虚、失治误治等皆可引发。

【方一】**加味香苏饮**（董建华经验方）

【出处】《中国名老中医经验集萃》

【组成】香附10克，橘皮10克，枳壳10克，炒鸡内金5克，香橼皮10克，佛手5克，大腹皮10克，砂仁5克，焦三仙各10克，木香6克。

【功用】调气和胃，疏肝止痛。

【主治】慢性胃炎。症见胃胀多气，时伴隐痛，反复发作，食后脘胀尤甚，不思饮食者。

【方解】本方以香附、橘皮为主药。香附入肝，解郁理气止痛；橘皮理气和胃化湿，为脾胃宣通疏利之要药，具有能散、能燥、能泻、能补、能和之功，与香附相配，既能调气和胃，又可舒肝止痛。配枳壳以破气消积，利膈宽中，能消胃脘胀满、通大、小肠；佐大腹皮下气行水，调和脾胃；香橼皮、佛手宽胸除胀止痛。诸药相伍，共奏行气、和胃、通降、舒肝、止痛之功。

【药理】陈皮挥发油对胃肠道有温和的刺激作用，能促进消化液分泌和排除肠内积气。鸡内金可增高胃液的分泌量、酸度和消化力，使胃运动加强、排空加快。砂仁挥发油能促进胃液分泌，可排除消化道积气，故能行气消胀。木香、佛手能调整胃肠运动。

【用法】水煎服，日1剂。

【按语】如伴见胁肋胀痛、口苦泛恶、肝郁不舒症状者，可加柴胡、青皮、郁金等味以舒肝解郁；若伴便秘、腹胀、腑行不畅者，可入酒军或瓜蒌、莱菔子以导滞通腑；如伤食生冷，胃寒作痛者，可加良姜或荜澄茄等品以行气散寒止痛；如顽固腹胀，反复不愈，则可配用鸡金散（鸡内金、沉香或木香、砂仁、香橼皮等量研末，每服3克，日2次），健胃消胀化滞（亦可用于汤剂）。

【方二】**平胃散**

【出处】《太平惠民和剂局方》

【组成】苍术15克，厚朴9克，陈皮9克，甘草4克，生姜3片，大枣2枚。

【功用】燥湿运脾，行气和胃。

【主治】慢性胃炎。症见脘腹胀满，不思饮食，恶心呕吐，嗳气吞酸或口苦无味，肢体倦怠，胸闷气短，大便溏薄，舌淡胖，苔白腻而厚者。

【方解】苍术除湿运脾；厚朴行气化湿，消胀除满；陈皮理气和胃，芳香醒脾；甘草甘缓和中，调和诸药；煎加姜枣，其调和脾胃之功益佳。诸药相合，使湿浊得化，气机调畅，脾气健运，胃得和降，则诸症自除。

【药理】苍术、厚朴可调整胃肠运动。陈皮挥发油对胃肠道有温和的刺激作用，能促进消化液分泌和排除肠内积气。生姜可止吐，促进胃液分泌，松弛肠平滑肌。甘草对胃平滑肌有解痉作用。

【用法】水煎服，日1剂。

【方三】楂梅益胃汤
【出处】《江西中医药》
【组成】沙参30克，麦冬、玉竹、生地黄、木瓜各10克，山楂、山药各15克，石斛、乌梅、白芍各12克，甘草6克。

【功用】养阴益胃。

【主治】慢性胃炎。症见胃脘嘈杂，似饥非饥，似痛非痛，口干舌燥，少苔、无苔或花剥苔。证属脾阴不足、胃土燥热型者。

【方解】方中用乌梅、山楂、木瓜、白芍之类以酸甘化阴，配沙参、麦冬、玉竹、生地黄、石斛等养阴益胃，伍山药健脾和胃，甘草调和诸药。

【药理】沙参、麦冬、生地黄具有增强免疫，调节免疫平衡的功能。木瓜似有缓和胃肠肌痉挛的作用。山楂促进消化，对胃肠功能具有一定的调节作用。乌梅煎剂能促进胆汁分泌，增强机体免疫功能。白芍与甘草合用，可解除胃肠平滑肌痉挛、镇痛。

【用法】水煎服，日1剂。

【方四】一贯煎加味（赵清理经验方）
【出处】《中华名医名方薪传·胃肠病》
【组成】辽沙参15克，生地黄12克，麦冬12克，枸杞子15克，太子参12克，焦山楂30克，乌梅肉15克，鸡内金12克，广木香6克，甘草3克。

【功用】甘寒养阴，和中益胃。

【主治】慢性萎缩性胃炎。症见胃脘灼痛，嘈杂干呕，不思饮食，食后胃脘痞满胀痛，口燥咽干，体倦乏力，舌质红苔少，脉细数无力。证属胃阴不足，胃失濡养。

【方解】 本方取太子参、枸杞、山楂、乌梅、甘草之酸甘以化阴，助沙参、生地黄、麦冬滋阴生津之力；鸡内金补胃体；广木香理气，防酸甘之滞，助生生之机。以上诸药合用，益胃阴、养胃体。

【药理】 沙参、麦冬、生地黄、枸杞多糖具有增强免疫，调节免疫平衡的功能。乌梅煎剂能促进胆汁分泌，增强机体免疫功能。鸡内金可增高胃液的分泌量、酸度和消化力，使胃运动加强、排空加快。木香能调整胃肠运动，促进胃的排空。

【用法】 水煎服，日再服，早晚各一次。

九、胃与十二指肠溃疡

胃与十二指肠溃疡是常见的慢性消化系统疾病，又称消化性溃疡。溃疡的形成有各种因素，其中酸性胃液对黏膜的消化作用是溃疡形成的基本因素。研究表明，胃酸分泌过多、幽门螺杆菌感染和胃黏膜保护作用减弱等因素是引起胃与十二指肠溃疡的主要环节。胃排空延缓和胆汁返流、胃肠肽的作用、遗传因素、药物因素、环境因素和精神因素等，都和溃疡的发生有关。临床表现主要有上腹部疼痛，呈慢性、周期性、节律性发作，多为钝痛、灼痛或饥饿样疼痛。此外可伴有唾液分泌增多、烧心、反胃、嗳酸、嗳气、恶心、呕吐等其他胃肠道症状。

胃与十二指肠溃疡属中医学"胃脘痛""嘈杂""吞酸"等的范畴。发病机制较为复杂，但总不外乎脾胃气机壅滞、升降失常、气滞血瘀为患。治疗原则以"理气止痛"为常法，兼以审证求因，辨证施治。根据寒、热、虚、实、在气、在血的不同，分别施以温、清、补、泻、行气、活血等法。

【方一】 金延桔槟汤加减（董建华经验方）

【出处】 《中国名老中医经验集萃》

【组成】 金铃子 10 克，延胡索 5 克，香附 10 克，青陈皮各 5 克，枳壳 10 克，黄连 2.5 克，吴萸 1.5 克，乌贼骨 10 克，煅瓦楞 12 克，佛手片 5 克，炒五灵脂 10 克。

【功用】调血和气，疏肝止痛。

【主治】十二指肠球部溃疡，辨证属肝胃不和、气血瘀阻者。症见胃脘疼痛、呕吐酸水、空腹痛甚、口渴干苦、纳差、大便结、小便黄，舌边紫，苔中心黄腻，脉弦。

【方解】金铃子入肝，行气通滞；香附理气开郁，主入气分，行气之中兼行气中血滞，为气中血药；延胡索活血利气，主入血分，行血之中兼行血中气滞，为血中气药。以上三味配合，活血止痛，理气宽中；陈皮理气和胃化湿，与元胡索、香附、金铃子为伍，既能活血止痛和胃，又能舒肝理气；配以枳壳，消胀除满，通利大小肠；黄连、吴萸清火解郁行气；乌贼骨、煅瓦楞止酸；佛手宽胸除胀止痛；炒五灵脂活血化瘀。

【药理】延胡索有明显的镇痛作用，还可以抑制胃酸分泌，保护实验性胃溃疡。乌贼骨、煅瓦楞含碳酸钙能中和胃酸，减轻胃溃疡之疼痛。黄连及小檗碱均具有抗实验性胃溃疡作用。吴茱萸具有对抗胃溃疡，镇痛抗炎作用。

【用法】水煎服，日1剂。

【方二】 **温胆汤加味（步玉如经验方）**

【出处】《中国名老中医经验集萃》

【组成】竹茹20克，生姜10克，法夏10克，茯苓16克，陈皮10克，生甘草6克，炒枳壳10克，元胡10克，川楝子10克。

【功用】清化痰热，行气止痛。

【主治】胃溃疡，证属痰热郁阻者。胃脘胀闷疼痛，饥时减轻，食后加重，不喜按压。时有恶心、嘈杂、腹胀、口苦、不思饮、大便干溏不调，舌苔黄白相兼而厚腻，脉滑。

【方解】方中竹茹清热化痰；生姜、法夏降逆止呕；茯苓、陈皮健脾除湿；枳壳、元胡、川楝子行气止痛。

【药理】生姜可止吐，促进胃液分泌，抗溃疡。半夏能显著抑制胃液分泌，抑制胃液酸度，抑制胃蛋白酶活性，对急性胃黏膜损伤有保护和促进恢复作用，促进胃肠运动，止呕。茯苓对大白鼠实验性胃溃疡有防治作用，可降低胃酸浓度。炒枳壳水煎液能明显促进小鼠胃肠蠕动。川楝子调节胃肠平滑肌，改善微循环和血液流变学指标。

【用法】水煎服，日1剂。

【方三】 化瘀生肌汤

【出处】《北京中医》

【组成】 五灵脂 6 克，当归、延胡索各 10 克，没药 5 克，黄芪 12 克，珍珠末 0.3 克（冲服），冬虫夏草 2 克。

【功用】 活血化瘀，益气生肌。

【主治】 胃、十二指肠溃疡。

【方解】 方中灵脂、当归、延胡索、没药行气活血，化瘀止痛；黄芪补中益气，且有托疮生肌之用；配珍珠末生肌敛疡，促使溃疡面愈合；冬虫夏草大补阴阳之气。

【药理】 五灵脂具有抗血小板聚集，镇静镇痛作用。延胡索有明显的镇痛作用，还可以抑制胃酸分泌，保护实验性胃溃疡。黄芪能降低胃液和胃酸分泌。珍珠末含碳酸钙，能中和胃酸，减轻胃溃疡之疼痛。

【用法】 水煎服，日 1 剂。10 天为 1 个疗程。如症状得到控制改服粉剂，每次服 6 克。早、午、晚饭前各服 1 次，3 个月为 1 个疗程。

【按语】 胃返酸有烧灼感者，加海螵蛸、瓦楞子；神疲气短者加党参；嗳气频作者，加丁香、柿蒂；大便潜血试验阳性者，加阿胶珠、艾叶炭、地榆炭。

【方四】 肝胃百合汤（夏度衡经验方）

【出处】《常见消化系统疾病的中医治疗》

【组成】 百合 15 克，甘草 6 克，柴胡 10 克，郁金 10 克，乌药 10 克，川楝子 10 克，黄芩 10 克，丹参 10 克。

【功用】 疏肝理胃，化瘀敛疡。

【主治】 消化性溃疡，属肝胃气机失常，气血瘀阻，胃络损伤者。症见上腹部疼痛，吞酸嗳腐，神疲乏力，舌淡红苔薄黄，脉沉小而弦。

【方解】 方中百合、甘草调中利气而扶土抑木；柴胡疏肝解郁，活血而止痛；黄芩性味虽属苦寒，但与辛温之乌药相配，能避寒凉之性而取苦降之用，以降胃气；丹参、郁金、川楝子活血通络调气。综观全方，从调畅肝的气机入手，以复其脾胃之升降，从而达到治肝安胃敛疡之功。

【药理】 甘草有抗溃疡作用，可改善胃溃疡面环境、吸附盐酸、改变胃酸胃液浓度，并对胃平滑肌有解痉作用。柴胡有增强机体免疫、镇痛的作用。川楝子调节胃肠平滑肌，改善微循环和血液流变学指标。黄芩明显拮抗乙酰胆碱所致回肠痉挛。

【用法】 水煎服，日 1 剂。

十、急性胃肠炎

急性胃肠炎是胃肠黏膜的急性炎症，由于饮食不当，食入过多生冷不易消化、刺激性食物，或摄入被细菌或毒素污染的食物所致。此病好发于夏秋季节，起病急，临床表现以恶心、呕吐、腹痛、腹泻、发热为主，严重者可出现脱水、休克等。此症可分为三型：以胃痛、恶心呕吐为主者，称急性胃炎；以腹痛、腹泻为主者，称急性肠炎；二者兼有者，称急性胃肠炎。

本病属中医学"呕吐""胃脘痛""泄泻""腹痛""霍乱"等范畴。多由中焦元气素亏，外感风寒暑湿之邪；或饮食不洁，损伤脾胃，以致运化失职，脾失健运，胃失和降，浊阴内阻，清浊相干，乱于胃肠而成。临床本着"急则治其标"的原则，突出止呕、止泻、止痛，然后针对病因采用散寒、理气、清热、消食、活血、祛湿、收涩、健脾、疏肝、和胃等方法，调畅胃肠气机，使邪去正安。

【方一】葛根芩连汤

【出处】《伤寒论》

【组成】葛根 15 克，甘草 6 克，黄芩 9 克，黄连 9 克。

【功用】解表清里。

【主治】急性胃肠炎，属表证未解，里热甚者。症见身热汗出，泻下急迫，气味臭秽，肛门灼热，胸脘烦热，口渴，舌红苔黄，脉数或促。

【方解】方中重用葛根，既能解表退热，又能升发脾胃清阳之气而止下利，为君药；臣以黄芩、黄连清热燥湿，厚肠止利；使以甘草甘缓和中，调和诸药。

【药理】葛根芩连汤对内毒素所致的发热家兔有显著的解热作用；对福氏痢疾杆菌、伤寒杆菌、金黄色葡萄球菌、人轮状病毒等有抑制作用；对内毒素所致小鼠腹泻有抑制作用；能促进小鼠胃排空；使家兔离体肠肌松弛，并能对抗乙酰胆碱对肠管的兴奋作用。

【用法】水煎服，日 1 剂，早晚分服。

【方二】 藿香正气散

【出处】《太平惠民和剂局方》

【组成】大腹皮、白芷、紫苏、茯苓各 5 克；半夏曲、白术、陈皮、厚朴、苦桔梗各 10 克，藿香 15 克，炙甘草 12 克，生姜 3 片，大枣 1 枚。

【功用】解表化湿，理气和中。

【主治】急性胃肠炎，外感风寒，内伤湿滞证。症见脘腹疼痛，上吐下泻，泄泻清稀，甚如水样，或伴恶寒发热，头痛，舌苔白腻。

【方解】方中藿香辟秽和中，升清降浊，为君；配以紫苏、白芷辛香发散，助藿香外散风寒，兼可芳化湿浊；半夏曲、陈皮燥湿和胃，降逆止呕；白术、茯苓健脾运湿，和中止泻；厚朴、腹皮行气化湿，畅中除满；桔梗宣肺利膈；姜、枣、甘草谐营卫而调药和中。

【药理】研究表明，藿香正气水有抑制离体肠管收缩、抑制胃肠推进功能和体外抑菌作用，对金黄色葡萄球菌，甲、乙型副伤寒杆菌，痢疾杆菌有明显的抑制作用。

【用法】水煎服。

【方三】 连朴饮

【出处】《霍乱论》

【组成】制厚朴 6 克，姜川连、石菖蒲、制半夏各 3 克，炒香豉、焦栀子各 9 克，芦根 60 克。

【功用】清热化湿，理气和中。

【主治】急性胃肠炎，湿热并重者。症见上吐下泻，胸脘痞闷，心烦躁扰，小便短赤，舌苔黄腻，脉滑数等。

【方解】芦根清热和胃，除烦止呕；又以黄连清热燥湿，厚朴理气祛湿，菖蒲芳香化湿，半夏和胃燥湿，四者合用，可使湿去热清，气机调和；佐以栀子、豆豉清宣胸脘郁热，而除烦闷。诸药配伍，使湿热除，脾胃和，吐泻立止。

【药理】厚朴可调整胃肠运动，对肠管，小剂量出现兴奋，大剂量则为抑制。高浓度黄连小檗碱可抑制离体豚鼠回肠痉挛。石菖蒲煎剂对豚鼠离体回肠有很强的解痉作用，还能促进消化液分泌，制止胃肠的异常发酵。制半夏可抑制呕吐中枢而止呕。

【用法】水煎温服。

【方四】木香槟榔丸

【出处】《儒门事亲》

【组成】木香、槟榔、青皮、陈皮、莪术、黄连各3克，黄柏、大黄各5克，炒香附子、牵牛各10克。

【功用】行气导滞，攻积泄热。

【主治】急性胃肠炎，属湿热食积者。症见脘腹痞满胀痛，嗳腐酸臭，泻下黏腻臭秽，里急后重，舌苔黄腻，脉沉实等。

【方解】方中木香、槟榔行气导滞，消脘腹胀满，除里急后重；大黄、牵牛攻积导滞泄热；青皮、香附行气化积；莪术疏肝解郁，破血中之气；陈皮理气和胃，健脾燥湿；黄连、黄柏清热燥湿。全方以行气导滞为主，配以清热、攻下、活血之品，共奏行气导滞，攻积泄热之功。

【药理】木香能调整胃肠运动促进胃的排空。槟榔、牵牛子增加肠蠕动。陈皮挥发油对胃肠道有温和的刺激作用，能促进消化液分泌和排除肠内积气。黄柏可增强家兔离体肠管收缩。大黄小剂量可促进胃液分泌，对离体胃有促进胃运动的作用。

【用法】水煎服。

十一、胃下垂

胃下垂是指人体直立时胃的下缘达盆腔，胃小弯弧线的最低点降到髂嵴连线以下。是由多种因素导致胃组织及韧带松弛和胃壁的迟缓而形成。轻者临床表现不明显。重者可见胃脘隐痛、腹胀，食后加重；消化不良，厌食、恶心，消瘦乏力，嗳气，便秘或溏；腹部有重坠感，平卧或以手托腹部则感舒适；胀痛以立位较重，卧位时即减轻或消失，劳累后加重。久病后可见心烦失眠、焦躁、心悸、眩晕、血压低等症状。亦可有其他内脏下垂表现。

中医学无胃下垂病名，根据其临床特点，属于"胃痞""胃脘痛""胃缓"的范畴。近代医家将本病的病机概括为脾胃失和，中气下陷。病因有饮食不节、内伤七情、劳累过度或脾胃虚损等。治疗以补中益气，升阳举陷为基本方法，兼以消食导滞、养阴和胃、疏肝解郁、温阳助运、活血化瘀等法。

【方一】补中益气汤

【出处】李杲《脾胃论》

【组成】黄芪18克，炙甘草9克，人参6克，当归3克，橘皮6克，升麻6克，柴胡6克，白术9克。

【功用】补中益气，升阳举陷。

【主治】胃下垂。

【方解】方中重用黄芪，补中益气，升阳固表；配人参、炙甘草、白术补气健脾，与黄芪合用，增强其补中益气之功；当归养血和营；陈皮理气和胃，使诸药补而不滞；少量升麻、柴胡升阳举陷。诸药合用，使气虚者补之，气陷者升之。

【药理】黄芪具有增强小肠运动和平滑肌紧张度的效应。白术煎剂有明显促进小鼠胃排空及小肠推进功能的作用。当归及其成分当归多糖、阿魏酸均有增强机体免疫功能作用。柴胡能调节胃肠运动机能，如柴胡粗皂苷能明显增强乙酰胆碱对豚鼠离体小肠和家兔离体肠肌的收缩作用。升麻提取物能轻度增强氯乙酰胆碱及血管收缩素引起的胃肠平滑肌收缩。

【用法】水煎服，日1剂。

【方二】枳术汤

【出处】张仲景《金匮要略》

【组成】枳实30克，白术30克。

【功用】益气健脾，行气消痞。

【主治】胃下垂。症见脘腹胀满隐痛，嗳气、纳少。舌淡，苔薄腻，脉细。

【方解】方中枳实行气导滞，消痞除胀；白术益气健脾，燥湿和中。共奏消补兼施，升降并用之功效。

【药理】药理研究证明，枳实对动物胃肠有兴奋作用，能使胃肠蠕动增强而有节律。白术可促使胃肠分泌旺盛，蠕动增速。

【用法】水煎服。

【方三】柴平汤

【出处】《湖南中医杂志》

【组成】柴胡、枳实、黄芩、法半夏、厚朴、陈皮、苍术各10克，大黄 6 克，白芍、蒲公英、芦根各 15 克，甘草 5 克。

【功用】清热燥湿，行气止痛。

【主治】胃下垂。症见形体消瘦，脐下隆起，胃脘部痞满，灼热痛牵引两胁肋，小腹坠胀，舌质红、苔黄腻，脉弦细滑。

【方解】柴平汤是以大柴胡汤清肝胆郁热；平胃散燥湿运脾健胃，行气宽中；白芍、甘草缓急止痛；蒲公英清热利湿；芦根清热生津和胃。诸药合用，使郁热得清，湿化热退。

【药理】柴胡粗皂苷能明显增强乙酰胆碱对豚鼠离体小肠和家兔离体肠肌的收缩作用。苍术醇提液对正常大鼠胃平滑肌有轻度兴奋作用。厚朴煎剂对家兔离体肠肌有明显兴奋作用。大黄小剂量对离体胃有促进胃运动的作用，还可兴奋结肠平滑肌。

【用法】水煎服，日 1 剂，分早、晚服。15 天为 1 个疗程，间隔 3 天，行下 1 个疗程，共治疗 3 个疗程。

【方四】调中益气汤

【出处】《新中医》

【组成】黄芪 45 克，人参（另煎）、升麻各 9 克，苍术、木香各 30 克，橘皮 12 克，甘草 6 克。

【功用】调中益气，行气降逆。

【主治】胃下垂。

【方解】方中黄芪、人参、柴胡、升麻、甘草具有补中益气、升阳举陷之功；木香、橘皮具有行气、调中降逆之功；苍术燥湿健脾。

【药理】黄芪具有增强小肠运动和平滑肌紧张度的效应。人参对免疫功能有明显的促进作用。木香能使血中胃动素升高而促进胃排空，其提取液可使离体兔肠蠕动幅度和肌张力明显增强。

【用法】水煎服，日 1 剂。15 天为 1 个疗程，疗程结束后，停药 3 天，再进行第 2 个疗程。治疗期间忌食生冷辛辣刺激食物。此外，药渣趁热用布包外敷于胃脘部，同时自行按顺、逆时针方向各按摩 15 分钟，力量要适中，每天 2 次。

【按语】脾肾阳虚者，加熟附子、干姜；胃阴虚者，加沙参、石斛；瘀血者，加蒲黄、五灵脂。

十二、肝硬化

肝硬化是常见的慢性肝病，由各种病因长期损害肝脏，引起肝脏慢性、进行性、弥漫性纤维性病变。以肝组织弥漫性纤维化、假小叶和再生结节形成为特征。临床上分为肝功能代偿期和失代偿期。代偿期症状轻，主要表现为乏力、食欲减退、腹胀不适、上腹隐痛、轻微腹泻、肝脾轻度肿大等。失代偿期症状显著，主要为肝功能减退和门静脉高压症两大类临床表现，可见脾大、腹水、肝脏硬、出血、贫血等。晚期常出现消化道出血、肝性脑病、继发感染等严重并发症。

肝硬化属中医的"积聚""鼓胀"等范畴，在代偿期多属"积聚"，失代偿期多属"鼓胀"。积聚的发生主要关系到肝、脾两脏；气滞、血瘀、痰结是形成积聚的主要病理变化。鼓胀的病机重点为肝脾肾三脏功能失调，气滞、瘀血、水饮互结于腹中。治疗时，根据疾病不同阶段，在辨别虚实的基础上，灵活采用攻法和补法，或以攻邪为主，或以扶正为主，或攻补兼施。

【方一】 软肝汤（姜春华经验方）

【出处】《临床中医家姜春华》

【组成】 生大黄6~9克，桃仁9克，丹参9克，地鳖虫3~9克，鳖甲9克，炮山甲9克，黄芪9~30克，白术15~60克，党参9~15克。

【功用】 活血化瘀，软肝散结，益气健脾。

【主治】 早期肝硬化，轻度腹水。

【方解】 方中大黄荡涤瘀血，桃仁活血化瘀，地鳖虫逐瘀破结，三味相合，破血之力颇猛；丹参活血祛瘀，凉血消肿；炮山甲咸能软坚，性善走窜，鳖甲味咸气寒，入肝脾血分，既能滋阴退热，又可软坚散结，两药均对肝硬化肝脾肿大有较好治疗效果；佐以黄芪、白术、党参健脾益气之品，符合仲景"见肝之病，当先实脾之旨"。上药共具攻补兼施，活血化瘀，软肝散结之功。

【药理】 现代药理研究证明，大黄抑制血小板聚集，改善微循环；并具有保肝作用，可使急性肝损伤大鼠肝细胞肿胀、变性及坏死明显减轻，促进肝细胞再生。丹参可促进肝脏生理机能好转，并能使肝脾肿大缩小变软。鳖甲能抑制肝脾结缔组织增生，提高血浆白蛋白水平。白术有明显的利尿作用，故能消肿。

【用法】水煎服，日 1 剂。

【方二】软肝煎（邓铁涛经验方）

【出处】《中国名老专家学术经验集》

【组成】太子参 30 克，白术 15 克，云苓 15 克，川萆薢 10 克，楮实子 12 克，菟丝子 12 克，鳖甲（先煎）30 克，土鳖虫（研末冲服）3 克，丹参 18 克，甘草 6 克。

【功用】健脾护肝，化癥软坚。

【主治】早期肝硬化。

【方解】本方取四君子汤补脾气，健运脾阳以"实脾"；用川萆薢入肝胃两经升清降浊；加楮实子、菟丝子、鳖甲以养肝肾。病已及血分，故用土鳖、丹参以祛瘀活血。

【药理】四君子汤具有增强免疫、护肝作用；并可促进代谢，提高小鼠肝糖原的含量。鳖甲能抑制肝脾结缔组织增生，提高血浆白蛋白水平。丹参可改善肝脏微循环，且能清除自由基，保护肝细胞。

【用法】水煎服，每剂药煎二次，日二服。

【方三】苍牛防己汤（方药中经验方）

【出处】《当代名老中医临证萃（第一册）》

【组成】苍、白术各 30 克，川、怀牛膝各 30 克，汉防己、大腹皮各 30 克。

【功用】健脾疏肝，活血利水。

【主治】肝硬化腹水。症见腹胀尿少，面色灰暗，下肢水肿，舌暗红苔薄白，脉弦细数。

【方解】方以苍、白术补脾燥湿治其本；以川、怀牛膝益血活血，缓肝疏肝以利补脾；以汉防己、大腹皮行水利尿以治其标。诸药合用，共奏健脾活血，行水之效。

【药理】苍术保肝，对鼠肝细胞损害有显著的预防作用，对肝脏蛋白质合成亦有明显促进作用。白术有明显的利尿作用，故能消肿。牛膝增强免疫，加速肝脏蛋白质合成能力。防己具有抗肝纤维化作用，能抑制胶原蛋白合成，对成纤维细胞的增殖亦有抑制作用，还可维护肝细胞的稳定性。

【用法】水煎服，日1剂，早晚分服。可连服2~3周。

【方四】 **消水丹（李昌源经验方）**
【出处】《当代名老中医临证萃（第一册）》
【组成】甘遂10克，枳实15克，沉香10克，琥珀10克，麝香0.15克。

【功用】行气利水。

【主治】肝硬化腹水。症见胁下痞块胀痛，腹胀，小便短少，大便秘结。

【方解】本方以甘遂泻腹水而破瘀血为主；辅以枳实破结气而逐停水；沉香降逆气而暖脾肾；佐琥珀利小便而通经络；麝香通诸窍而活血滞。上药装入胶囊，枣汤送服，其旨在顾护脾胃，免伤正气。诸药合用，气滞散则腹水消，气血脏腑可望恢复。

【药理】枳实理气消胀的功效与其增强小肠电活动的效应、兴奋胃肠平滑肌等药理作用有关。沉香所含挥发油有促进消化液分泌及胆汁分泌等作用。

【用法】上药共研细末，装空心胶囊，每次4粒，隔日1次，兑大枣汤空心平旦吞服。

十三、急性肾小球肾炎

急性肾小球肾炎（简称"急性肾炎"）是由免疫反应而引起的弥漫性肾小球毛细血管内增生性损害，多由链球菌感染或其他细菌、病毒及寄生虫感染后引起。好发于学龄儿童及青少年，男多于女。其特点为急性起病，患者出现血尿、蛋白尿、水肿和高血压，并可伴有一过性氮质血症。本病大多预后良好。

急性肾炎一般属于中医"水肿"（阳水）、"尿血"等范畴。其发病机理，多因感受外邪，肺失宣肃，不能通调水道，风遏水阻，溢于肌肤而发水肿；湿热蕴结膀胱、灼伤血络而发尿血；脾失健运、肾气不固而现蛋白尿。病位在肺、脾、肾，累及膀胱、三焦。治疗上根据辨证，分别采用宣肺利尿、凉血止血、清热解毒、健脾利湿、收涩固精等方法。

【方一】 坤草茅根汤（钟新渊）

【出处】《名医名方录第四辑》

【组成】 白茅根 30 克，白花蛇舌草 30 克，益母草 30 克，车前草 30 克。

【功用】 清热解毒，活血利水。

【主治】 急性肾小球肾炎。

【方解】 茅根能"除瘀血血闭寒热、利小便"，与益母草"消水行血"为主导，辅以车前草通五淋，利小便，白花蛇舌草清热解毒。四药合方，集甘寒、辛微苦之味，俾利气机灵动，行而不伤正，奏澄本清源、邪去正安之功效。

【药理】 白茅根能缓解肾血管痉挛，使肾滤过增加而产生利尿作用。白花蛇舌草能刺激网状内皮系统增生，促进抗体形成，使网状细胞、白细胞的吞噬能力增强，而达到抗菌消炎的目的。益母草可以改善肾脏微循环、改善细胞膜通透性，从而消除水肿、蛋白尿。车前草可抗菌消炎利尿，降低血肌酐水平。

【用法】 上方分 2 次煎，合两煎药液浓缩约 150 毫升，分 3 次空腹服，日 2 次、夜 1 次。

【方二】 芳化清利汤

【出处】《河北中医》

【组成】 白花蛇舌草 30 克，连翘 15 克，黄芩 10 克，蝉蜕 10 克，牛蒡子 20 克，佩兰 10 克，苍术 20 克，薏苡仁 30 克，白茅根 30 克，益母草 30 克，萆薢 20 克，牛膝 15 克，陈皮 6 克。

【功用】 清热利湿，祛风解毒。

【主治】 急性肾小球肾炎，湿热证。

【方解】 方中白花蛇舌草、连翘、黄芩、蝉蜕、牛蒡子清热解毒，宣利上焦肺气，盖肺主一身之气，气化则湿亦化；佩兰、薏苡仁、苍术、萆薢利湿热而健脾；益母草、白茅根、牛膝活血利水而益肾；陈皮芳香醒脾，疏利气机。全方清热利湿，祛风解毒，消散血结气聚。

【药理】 药理研究证实，白花蛇舌草等清热解毒中药具有清除抗原、抑制抗体、抑制活性免疫细胞产生及抑制过敏介质的释放等作用；白花蛇舌草等还能刺激网状内皮系统增生，增强吞噬细胞功能。牛蒡子等可清除尿蛋白，抑制免疫复合物形成对肾脏的损害；益母草、牛膝等活血化瘀药物具有增加肾血流量，改善微循环，调节免疫功能，并有对抗自由基损伤作用。

【用法】 水煎服，日1剂。

【方三】 麻桂苏蝉白术汤

【出处】 《河南中医》

【组成】 麻黄、桂枝、苏叶各10克，蝉衣6克，白术30克，生姜3片。

【功用】 解表利水。

【主治】 急性肾小球肾炎，初起有风寒表证者。

【方解】 方中麻黄发汗解表；桂枝调和营卫；配苏叶、蝉衣宣通气机；白术、生姜健脾利水。诸药合用，共奏"开鬼门，洁净府"，宣上达下之功。

【药理】 麻黄扩张肾血管使肾血流增加，并阻碍肾小管对钠离子重吸收而发挥利尿作用。桂枝抗炎、抗过敏，且有一定的利尿作用。苏叶、蝉衣对于链球菌有抑制作用。白术水煎剂和流浸膏灌胃或静脉注射对大鼠、家兔、犬有明显而持久的利尿作用。

【用法】 水煎温服，每日1剂，分2~4次服。

【方四】 麻黄连翘赤小豆加丹参汤

【出处】 《湖北中医杂志》

【组成】 麻黄4~9克，连翘8~15克，赤小豆15~25克，桑白皮9~12克，苦杏仁6~9克，生姜3~6克，益母草9~15克，大枣4~6枚，丹参9~15克。

【功用】 清热解表，活血利水。

【主治】 急性肾小球肾炎，湿热兼表证者。

【方解】 方中麻黄宣肺利水消肿，杏仁降肺气；连翘清热解毒，与桑白皮合用泻肺行水；生姜既能助麻黄宣散水气，又可助杏仁降肺逆；大枣安中和中，赤小豆利水，两药合用可使脾肾功能渐复；益母草活血利水；丹参活血祛瘀。诸药合用，共奏疏风消肿利水之功。

【药理】 现代药理研究证实，麻黄使肾血流增加而利尿。连翘抗菌、消炎利尿。桑白皮有利尿作用，可使动物尿量及钠、钾、氯化物排出量均增加。益母草可以改善肾脏微循环、改善细胞膜通透性，从而消除水肿、蛋白尿。丹参是氧自由基的强力清除剂，还有降血脂、降压、强心、抗炎、抑菌等作用。

【用法】每日 1 剂，水煎服，分早晚 2 次口服。

十四、慢性肾小球肾炎

慢性肾小球肾炎简称慢性肾炎，本病为一多因素导致的慢性、进行性肾损害。临床表现有水肿、高血压、贫血、蛋白尿、血尿及肾功能下降，至晚期，由于肾小球大部分被破坏导致肾功能衰竭。仅有少数慢性肾炎是由急性肾炎发展所致，绝大多数慢性肾炎的确切病因尚不清楚，起病即属慢性。起始因素多为免疫介导炎症。本病可发生于任何年龄，但以青中年为主，男性多见。

慢性肾小球肾炎属中医"水肿"（阴水）、"虚劳"、"腰痛"等范畴。病机主要是肺、脾、肾的虚损，气血、阴阳的失调。肺脾肾亏虚，气化不利，水湿内泛；久病入络，气滞血瘀；瘀血、水湿相互转化，互为因果，致病势缠绵，经久不愈。病变由虚致实，因实更虚，虚实夹杂。治疗上常应用益气、温阳、育阴、活血、健脾、益肾、固涩诸法，以利水消肿，固摄精微，扶正祛邪。

【方一】资肾益气汤（盛国荣）

【出处】《中华当代名医妙方精华》

【组成】生晒参 10 克（药汤炖），黄芪 30 克，车前子 20 克，茯苓皮 30 克，杜仲 20 克，地骨皮 15 克，泽泻 15 克。

【功用】扶正祛邪，益气养阴。

【主治】慢性肾炎属气阴两虚者。

【方解】方用人参、黄芪补气益血；茯苓皮、车前子、泽泻渗湿利尿；杜仲补肝肾；地骨皮凉而不峻，气轻而清，去浮游之邪。本方补而不滞，利而不伐，气阴正常而邪自去。

【药理】人参对免疫功能有明显的促进作用，可改善血液流变学，防止动脉粥样硬化，并对急慢性炎症均有显著抑制作用。黄芪能增强免疫机能，缓解肾小球血管痉挛，使肾血流量及滤过率增加。杜仲对狗、大小鼠均有利尿作用，还有增强机体免疫功能。泽泻利尿，可使尿中钠、钾、氯及尿素的排泄量增加。

【用法】水 400 毫升，先浸药 10 分钟，煎 20 分钟，去药渣，将汤炖生晒参 10 分钟，分两次服。

【方二】 加减参苓白术散（邓铁涛）

【出处】《中华当代名医妙方精华》

【组成】党参、薏苡仁各 15 克，黄芪 20 克，茯苓皮 25 克，白术、山药、牛膝、猪苓、桂枝各 12 克，甘草 4 克。

【功用】健脾化湿利水。

【主治】慢性肾炎，脾虚湿阻证。症见面色㿠白，或面色萎黄不华，身重倦怠，胸闷纳呆，气短自汗，大便时溏，小便短少，舌边有齿印，苔白腻，脉缓弱。

【方解】方用黄芪、党参、山药健脾益气；茯苓皮、白术、猪苓、薏苡仁健脾渗湿消肿；甘草调中和胃；桂枝温阳化气；牛膝引水下行。群药相伍，能健脾化湿利水。

【药理】黄芪、党参、山药、薏苡仁调节机体免疫。茯苓调节机体水盐代谢。白术有明显而持久的利尿作用。猪苓抑制肾小管对电解质和水的重吸收，从而发挥利尿作用。牛膝提取物有降压及利尿作用。

【用法】每日 1 剂，水煎分服。

【方三】 益肾汤

【出处】《深圳中西医结合杂志》

【组成】黄芪 15～30 克，熟地黄 15～30 克，淮山药 10 克，茯苓 10 克，泽泻 15～30 克，半边莲 30 克，雷公藤 15 克，山茱萸 6 克，葫芦巴 15 克，益母草 30 克，苏叶 30 克。

【功用】益气养阴，祛湿化瘀。

【主治】慢性肾小球肾炎，气阴两虚、兼湿浊瘀血者。

【方解】方中黄芪，补气、固表、利水；熟地黄补血滋阴；淮山药补脾胃，益肺肾；茯苓健脾化痰，利水渗湿；泽泻利水渗湿；半边莲利尿消肿；雷公藤有大毒，能祛风除湿，活血通络；山茱萸补益肝肾；葫芦巴温补肾阳；益母草活血化瘀，利水消肿；苏叶行气宽中。全方合用，共奏益气养阴，祛湿通络之功效。

【药理】现代药理研究，黄芪有提高机体免疫力的作用，有助于肾病的恢复及预防并发的作用；雷公藤有激素样的作用，而无激素的副作用；益母草有消除蛋白尿的作用。半边莲、苏叶有抑菌作用。

【用法】水煎服。

【方四】蛋白宁汤

【出处】《实用中医内科杂志》

【组成】生黄芪 30 克，芡实 30 克，茯苓 15 克，金樱子 15 克，黄精 15 克，百合 15 克。

【功用】健脾补肾，固摄精微。

【主治】慢性肾小球肾炎，蛋白尿长期不退者。

【方解】方中黄芪、白术、茯苓、党参健脾益气、统摄精微；山药、菟丝子、黄精补肾助封藏精微；芡实、金樱子涩精止遗，直接治疗尿蛋白下泄；百合养阴清心。

【药理】现代药理研究证实百合对尿蛋白有治疗作用。黄芪、黄精有提高机体免疫力的作用。

【用法】每日 1 剂，水煎 2 次混合后分 3 次服。

十五、风湿性关节炎

风湿性关节炎是风湿热的临床表现之一，多见于青少年。风湿热是一种与 A 族乙型溶血性链球菌感染有关的自身免疫性疾病，病变主要累及心脏、关节、皮下组织。风湿性关节炎呈游走性，受累关节常为大关节，尤其是膝、踝、肘和腕关节。典型表现为红、肿、热、痛、压痛和活动受限。炎症消退后，关节功能完全恢复而很少出现关节畸形。

本病属中医"痹证"范畴，系由先天不足或后天失养，致正气不足，卫外不固，风、寒、湿、热外邪侵袭人体，或壅滞于经，或郁塞于络，气血凝滞，脉络痹阻而成。治疗以祛邪为主，兼以扶正。

【方一】清热宣痹汤（张沛虬）

【出处】《名医名方录第四辑》

【组成】生石膏 30 克，知母 10 克，生甘草 5 克，桂枝 10 克，防己 15 克，忍冬藤 30 克，天花粉 30 克，威灵仙 30 克，豨莶草 15 克，黄柏 12 克。

【功用】清热通络，宣痹胜湿。

【主治】风湿性关节炎急性期（热痹），症见高热，关节肿痛，口渴，苔白腻或黄腻。

【方解】本方由仲景白虎加桂枝汤化裁而成。方中石膏、知母清泄肌热；忍冬藤、豨莶草、威灵仙、防己、黄柏清热宣痹，舒筋通络；桂枝辛温，在大队寒药中，能增强该方祛风湿通经络的效果。天花粉、生甘草清热生津，调和诸药。共奏清热通络、宣痹胜湿的作用。

【药理】白虎汤有显著解热作用，并可抗感染。桂枝有明显的抗炎、抗过敏作用，桂枝总挥发油对急性炎症有明显的抑制作用，对过敏性炎症模型大鼠佐剂型关节炎有抑制作用。防己有抗炎作用，能明显减轻甲醛性关节炎大鼠的踝关节肿胀程度；还有抗过敏和免疫抑制作用。

【用法】上药先煎石膏，约半小时后，将其余药物一起兑入，再煎半小时取服，每剂煎 2 次，日服 1 剂，分 2 次温服。如病情严重，可日服 2 剂，分 4 次服用。

【方二】五桑四藤防己汤（魏长春）

【出处】《名医方证真传》

【组成】桑叶 10 克，桑白皮 10 克，桑枝 15 克，桑椹子 12 克，桑寄生 10 克，钩藤 10 克，鸡血藤 15 克，忍冬藤 15 克，天仙藤 15 克，防己 10 克。

【功用】清热除湿，舒筋活络。

【主治】本方适用于风湿性关节炎，属阴虚血热或久服辛燥走窜之品致阴液亏虚者。症见风湿性痹痛，骨节酸楚，脉弦细，舌苔白滑。

【方解】本方以五桑为主，四藤及防己为辅。方中桑寄生补肾健腰；桑椹子补肝肾、养气血；桑枝祛风湿、利关节；桑白皮清热利湿；桑叶疏风散热；鸡血藤活血养血，通痹止痛；忍冬藤清热祛风；钩藤平肝熄风舒筋；天仙藤疏通气血、利湿蠲痹；防己治关节肿痛。10 味合用，具挟正达邪，驱除风湿，舒筋活络，调和气血之功。

【药理】桑叶煎剂体外实验对金黄色葡萄球菌、乙型溶血性链球菌等多种致病菌有抑制作用。桑白皮有镇痛作用。忍冬藤、鸡血藤具有抗炎作用。防己有抗炎作用，能明显减轻甲醛性关节炎大鼠的踝关节肿胀程度；还有抗过敏和免疫抑制作用。

【用法】每日 1 剂，水煎分服。

【方三】 调湿方

【出处】《中华临床医学研究杂志》

【组成】地骨皮 30 克、羚羊骨 18 克、薏苡仁 30 克、云苓皮 30 克、桑枝 30 克、威灵仙 15 克、白茅根 18 克、生石膏 30 克、鸡血藤 30 克、穿破石 30 克、接骨木 30 克。

【功用】清热利湿，活血祛风，通络止痛。

【主治】风湿性关节炎，湿热痹阻经脉，气血运行不畅者。症见大关节红肿热痛，伴有全身酸困，发热，烦渴，纳差，尿黄、便干，舌质红，苔黄腻，脉弦数。

【方解】方中地骨皮清骨泻火，达肾凉血；羚羊骨、水牛角深入筋骨，熄风清热止痛；生石膏、鸡血藤缓筋通络，活血清热，气血两清，入筋止搐；云苓皮、白茅根善清温火，功专消肿，专利皮肤水结；老桑枝祛风活络，通利关节，善治周身风湿痹痛；接骨木、穿破石祛风利湿，舒筋通络，活血止痛，攻坚散结，壮骨和胃；蜈蚣、威灵仙通经达络，走而不守，引药力直达病所。诸药合用，可入络清热，入筋祛湿，入皮消肿，入血通脉，入骨止痛，入关利节。

【药理】地骨皮水、醇提取物对发热家兔有解热作用。薏苡仁抑制肌肉收缩，镇痛解热。白茅根可抗菌解热。生石膏对内毒素发热有明显的解热效果。鸡血藤有抗炎作用。

【用法】将上药用冷水浸泡 30 分钟，文火煎 30 分钟，取汁约 300 毫升，日服 2 次，1 次 150 毫升。每日或隔日 1 剂。

【方四】 独活寄生汤

【出处】《中华中西医学杂志》

【组成】独活 15 克、寄生 40 克、秦艽 15 克、防风 15 克、细辛 3 克（后下）、川芎 15 克、当归 15 克、熟地黄 20 克、白芍 40 克、桂枝 20 克、茯苓 15 克、杜仲 15 克、川牛膝 20 克、党参 20 克、甘草 10 克。

【功用】祛风除湿，散寒止痛，扶正祛邪。

【主治】慢性风湿性关节炎，表现为肌肉、关节酸痛、麻木、重着、屈伸不利，每遇潮湿或气候变化疼痛加重，舌质淡红，苔薄白，脉弦。

【方解】方中独活长于祛下焦风寒湿邪，蠲痹止痛，为君药；防风，秦芄祛风散湿，桂枝温经散寒，通利血脉，细辛祛寒止痛为臣药；佐以寄生、牛膝、杜仲补益肝肾，强壮筋骨；当归、白芍、熟地黄、川芎养血活血；党参、茯苓、甘草补气健脾，扶助正气均为佐药；甘草调和诸药，又为使药。本方特点以祛风散寒除湿为主，辅以补肝肾，益气血之品。攻补兼顾，祛邪扶正，扶正不碍邪。

【药理】药理研究显示，独活寄生汤有抗炎作用，对角叉菜胶和甲醛所致足跖肿胀有抑制作用；还可以镇痛；调节机体免疫功能，提高单核巨噬细胞吞噬功能。

【用法】水煎早晚温服，疗程 15~30 天。

十六、类风湿性关节炎

类风湿性关节炎是一个累及周围关节为主的多系统性炎症性的自身免疫病，其特征性的症状为对称性、周围性多个关节慢性炎性病变，临床表现为受累关节疼痛、肿胀、功能下降，病变呈持续、反复发作过程。

本病属中医"痹证"范畴，其发生主要由肝肾不足，气血虚弱，风、寒、湿、热诸邪侵袭人体，流注经络，致气血闭阻而成。治疗以祛邪活络，缓急止痛为大法，采用散风、散寒、祛湿、清热、活血通络等法以祛邪，佐以健脾、补益肝肾以扶正。

【方一】 *加减痛风方（汪履秋）*

【出处】《名医名方录》

【组成】生麻黄 10 克，川桂枝 10 克，制苍术 10 克，熟附片 10 克，防风 10 克，防己 10 克，威灵仙 10 克，制南星 10 克，桃仁 10 克，红花 10 克，鸡血藤 15 克，全蝎 3 克，露蜂房 15 克，雷公藤 15 克。

【功用】祛风宣湿，化痰消瘀。

【主治】类风湿性关节炎。症见手指、足趾关节肿胀疼痛，甚则强硬变形，张口不利，或伴四肢关节肿痛，舌苔淡薄微腻，脉象细弦带涩。

【方解】方中麻黄发散风寒；苍术苦温燥湿；附子温经散寒；防风祛风胜湿；桂枝祛在上之风；防己除在下之湿；威灵仙通行十二经脉，祛风通络；南星化痰燥湿；桃仁活血消瘀；鸡血藤活血养血；全蝎、露蜂房搜风剔络；雷公藤祛风解毒。

【药理】麻黄有解热抗炎作用，能明显降低腹腔毛细血管的通透性，抑制由致炎物角叉菜胶等引起的炎症反应；麻黄有镇痛作用；此外，麻黄可体外抑制溶血链球菌。桂枝有明显的抗炎、抗过敏作用。苍术可清除动物体内免疫复合物。附子具有肾上腺皮质激素样作用。

【用法】水煎，每日 1 剂，每剂煎服 2 次，首次煎煮时间不少于 45 分钟。

【方二】 热痹饮

【出处】《名医名方录第四辑》

【组成】当归 12 克，黄芩 9 克，连翘 12 克，忍冬藤 12 克，生苡仁 24 克，防风 12 克，防己 12 克，海桐皮 12~15 克，生甘草 12~15 克。

【功用】清热利湿，宣痹通络。

【主治】类风湿性关节炎。属湿热为主，风寒为兼，寒热虚实错杂，气血流通不畅的热痹证者。

【方解】方中当归养血活血，善止肌肉、关节、神经痛；黄芩清热燥湿；甘草调和诸药，缓急止痛；防风散风寒湿痹、解热镇痛，治一身尽痛；防己苦寒泄热；海桐皮祛风湿，通经络，消肿止痛；连翘升浮宣散，流通气血，泄诸经络之热；薏苡仁除湿而不助燥，清热而不伤阴，益气而不滋湿热；忍冬藤清热解毒，通经脉而调气血。九药合用，湿化热清，结散痹通。

【药理】当归对急性渗出性炎症有较显著的抑制作用，对变态反应性炎症也有一定影响，并可镇痛。黄芩抗炎，对大鼠佐剂型关节炎继发性损害有预防保护作用，能抑制骨质退化和破坏；并对链球菌有体外抑制作用。连翘具有显著的抗炎作用，能显著抑制炎性渗出、水肿。防风、防己亦有抗炎作用。

【用法】水煎，1 剂煎 2 次，上午煎头煎，下午煎二煎，煮开煎半小时，每次煎成 1 小碗，饭后 1 小时服，1 日 1 剂。

【方三】 乌头细辛汤

【出处】《湖北中医杂志》

【组成】黄芪 60 克，白术、枸杞、豨莶草各 30 克，制川乌、制草乌、红花各 12 克，生石膏 50 克，知母 20 克，制乳香、制没药、秦艽各 15 克。

【功用】清热祛风，散寒止痛，攻补兼施。

【主治】寒热错杂型类风湿性关节炎。

【方解】方中川乌、草乌散寒止痛；秦艽、豨莶草祛风除湿；黄芪、白术、枸杞益气养血，扶助正气；生石膏、知母清热解毒滋阴，并可制约二乌的偏性；乳香、没药、红花活血通络。

【药理】黄芪、白术、枸杞具有调节免疫功能的作用。制川乌对于实验性关节炎具有消炎和镇痛作用。豨莶草抗炎、抑制细胞免疫和体液免疫，扩张血管，改善微循环。乳香、没药、红花能改善血液循环，增加组织的血氧供给，促进炎症吸收。

【用法】每日 1 剂，浓煎 2 次，每剂药煎 1 小时，煎取药液 300 毫升，日服 3 次，每次 100 毫升，饭后温服。

【方四】痹通汤

【出处】《光明中医》

【组成】乌梢蛇 15 克，炙僵蚕 10 克，炙地鳖虫 10 克，炙蜂房 10 克，广地龙 10 克，当归 10 克，威灵仙 30 克，鸡血藤 30 克，甘草 6 克。

【功用】祛风散寒，除湿通络，涤痰化瘀。

【主治】类风湿性关节炎。

【方解】方中乌梢蛇、威灵仙祛风除湿、蠲痹通络止痛；地鳖虫、鸡血藤、当归散瘀通络、舒筋活血；炙僵蚕化痰消坚、通经活络；广地龙清热解毒，泄热通络；蜂房兴阳起痹，散肿定痛；甘草调和诸药药性。诸药合用，益肾壮督，祛风散寒，除湿通络，涤痰化瘀。

【药理】僵蚕在体内外具有较强的抗凝血作用。地龙直接抑制凝血酶-纤维蛋白原反应，具有很好的抗凝、抗血栓之功。

【用法】每日 1 剂，水煎分 2 次服用。

十七、贫血

在一定容积的循环血液内红细胞计数、血红蛋白量以及红细胞压积均低于正常标准者称为贫血。其中以血红蛋白最为重要，成年男性低于 120g/L（12.0g/dL），成年女性低于 110g/L（11.0/dL，一般可认为贫血。贫血是临床最常见的表现之一，然而它不是一种独立疾病，可能是一种基础的，有时是较复杂疾病的重要临床表现。一旦发现贫血，必须查明其发生原因。

中医学中没有贫血的名称，但从患者临床所呈现的症候，如面色苍白、身倦无力、心悸、气短、眩晕、精神不振、脉见细象等，则相似于"血虚""阴虚"诸疾。一般可将贫血划入"血虚"或"虚劳亡血"的范畴。

【方一】*海参猪骨大枣汤*

【出处】《广西中医药》

【组成】海参（干品）50 克，猪骨 10 只，大枣 200 克。

【功用】补益气血。

【主治】再生障碍性贫血。

【方解】海参益气养血，猪骨补髓生血，大枣健脾养血，共收补益气血之功。

【药理】现代药理研究发现，海参的活性成分具有抗凝血、抗肿瘤、增加免疫力及抗病毒等作用，猪骨、大枣能促进造血机能。

【用法】每天 1 剂，10 天为一疗程，每个疗程间隔 2~4 天。

【方二】*野菊猪肉汤*

【出处】《辽宁中医杂志》

【组成】野菊根茎 30 克，鲜精猪肉 30 克。

【功用】清热养血。

【主治】再生障碍性贫血。

【方解】野菊根茎清热，鲜精猪肉补气养血，共收清热养血之功。

【药理】现代药理研究发现，野菊花煎剂对多种致病菌有抑制作用，精猪肉含有丰富的蛋白质。

【用法】药同煎煮，去渣。

【方三】*参芪仙补汤*

【出处】《中医杂志》

【组成】人参 6 克，黄芪 24 克，补骨脂 15 克，仙鹤草 24 克。

【功用】益气养血。

【主治】慢性再生障碍性贫血。

【方解】参芪益气健脾，补骨脂、仙鹤草补肾养血，共收益气养血之功。

【药理】现代药理研究发现，参芪仙补汤具有促进机体造血功能，提高人体免疫力的作用。

【用法】水煎服，日1剂。

十八、肺结核

肺结核是由结核杆菌引起的一种慢性肺部感染性疾病。常见的全身症状有周身不适，精神萎靡，易倦乏力，性情烦躁，心悸、食欲减退，体重减轻，盗汗，不规则低热，两颧潮红，妇女月经不调等。本病中医属"痨瘵"范畴，亦称"肺痨"。

【方一】鸡汁救肺汤（黄一峰）

【出处】江苏省苏州市中医院

【组成】南沙参15克，天、麦冬各10克，炙百部10克，炙紫菀8克，桔梗8克，肥玉竹15克，茯苓10克，生甘草8克，地骨皮10克，生牡蛎30克（先煎），十大功劳叶10克，母鸡1只（重500克）。

【功用】培元固本，益气养阴。

【主治】空洞型肺结核。阴虚火旺，形瘦潮热，口干舌绛少津或见痰血者。

【方解】母鸡肉煮汁可补五脏，续绝伤，疗劳病，益气力。空洞型肺结核，形精俱亏，非血肉有情之品，难以复康，故以鸡汁大补五脏为主药，培元固本，以沙参、天麦冬等益气养阴，降火祛痰，标本兼顾。现代药理研究也证明；百部、紫菀、桔梗、玉竹、甘草、地骨皮、生牡蛎、功劳叶等都有不同程度的抗痨作用。

【用法】取母鸡净身之肉，不放盐酒等，文火煮浓汁6杯。余药用水浸泡30分钟，文火煎煮40分钟，滤取药液，加水再煎30分钟，过滤，将2次药液混合成2杯（约400毫升）。每日上下午各服中药1杯，鸡汁1杯。

【按语】空洞型肺结核是肺结核（肺痨）的一种证型，是由痨虫侵蚀损坏肺叶，耗伤肺络、肺体而形成的肺叶空洞之病。属肺阴亏耗，阴虚火旺之证。治痨多用杀虫、补虚两大原则：补虚培元、增强正气，以提高抗病能力；杀虫是针对病因治疗，以绝其根本。因此，长期坚持服用本方，对于空洞型肺结核可获良效。如伴咯血者，加茅针花、侧柏炭等凉血止血之品。服药期间应严忌烟、酒、辛辣及房事。遇有风寒表证、食积内停者，当先治新疾。

【方二】益脾滋肺膏（李聪甫）

【出处】 湖南省中医药研究院

【组成】 炙黄芪70克，西党参70克，淮山药70克，抱茯神70克，麦门冬（米炒）70克，熟地黄100克，山萸肉50克，炒枣仁70克，蒸苡米70克，肥玉竹70克，宣百合70克，阿胶珠（蛤粉炒）70克，当归身70克，川贝母50克，枇杷叶（炙）70克，川续断50克，紫菀茸50克，款冬花50克，炙甘草30克，净白蜜1000克，广冰糖500克。

【功用】 益脾滋肺，化痰降火。

【主治】 肺痨病（肺结核），咳嗽，吐血，咽喉燥痒，两颧泛赤，胃纳锐减，午后潮热，精神萎弱等。

【方解】 益脾滋肺膏虽未明言补肾，实亦在其中。方中以大量芪、参、地、归等补气益血滋阴，肺脾肾同补，以治其本，并以川贝、杷叶、紫菀、冬花等止咳化痰降火，咳痰兼疗，而治其标。用膏者，一则服用方便，二则缓补药力持久。

【用法】 将血驴胶用蛤粉炒成珠状，即阿胶珠，余药（除蜜、冰糖外）加入水浸泡24小时，浓煎3次，去渣，过滤再煎浓缩，加入阿胶珠、冰糖、白蜜收膏，装瓶备用。每日早中晚各服1汤匙，开水冲服。

【按语】 肺痨是痨虫侵蚀肺叶引起的慢性传染性疾患，病位在肺，久病可及脾、肾，对肺痨的治疗，一要补虚以补其元，二要杀虫以绝其根。补虚当补肺脾肾。临证若咳血甚者，加白茅根、侧柏炭、仙鹤草、生地炭；盗汗，加五味子、浮小麦；大便干结，加黑芝麻；低热心烦，加肥知母、地骨皮、川郁金。服药期间，严禁烟、酒、姜、椒及生冷等物品，亦忌房事。若患感冒，应暂停服用。

【方三】保肺露（黄如玉）

【出处】 江西中医学院附属医院

【组成】 百部10克，天浆壳10克，乌贼骨10克，龙胆草10克，石决明15克，白芍10克，麦冬10克，紫菀10克，秋石8克，潼沙苑10克，百合30克。

【功用】养肺阴，清肝火，益肾精。

【主治】肺痨（轻中型浸润型肺结核）。咳嗽痰血，五心烦热，形容消瘦或骨蒸潮热，颧红，舌质红，脉细数。

【方解】本方为自拟方，以百合、麦冬、天浆壳润肺宁心，清热止咳，百部、紫菀润肺杀虫，散结降气，秋石滋阴降火，潼沙苑益肾气，清肺气，乌贼骨味咸而涩，通经闭，治血枯，龙胆草清泻肝火，石决明清肝经风热而潜降；白芍补养肝血兼敛肺气。因典型的肺痨多有喘咳痰血，骨蒸潮热，五心烦热，胸胁掣痛等木火刑金之候，龙胆草配石决明清泻潜降肝火，肝火清，则诸火渐息，可见清泻肝火以保肺阴，较之滋肾水以养肺阴更捷。龙胆草系泻肝保肺常用之品，其用量 6～10 克为宜，因其大苦大寒，火势降，咯血止，即当停用，不可过服久服，以免苦燥伤阴。

【用法】先将上药用水浸泡 30 分钟，文火煎煮 40 分钟，滤汁。加水再煎 30 分钟。两煎共滤取药汁约 400 毫升，混合。用法：每日 1 剂，早晚分 2 次温服。

【按语】临证若咳血甚者，加三七粉、白芨粉、仙鹤草以止血，痰多者加川贝母、全瓜蒌以清热化痰。

十九、病毒性肝炎

病毒性肝炎是由肝炎病毒引起的急性传染病，目前可分为甲、乙、丙、丁、戊五型，传染性较强，传播途径复杂，发病率较高，乙、丙、丁三型易演变成慢性，或发展为肝硬化并有发生肝细胞癌的可能。

病毒性肝炎属于中医"黄疸""胁痛""郁证""癥积聚"等范畴。中医学认为本病多因脾湿内郁复感湿热疫邪所致。多因平素饮食不节，过食油腻或嗜好饮酒，损伤脾胃，以致脾胃运化功能失常，湿浊内生，郁而化热；加上外感湿热痰邪，蕴结脾胃，内外合邪，上而宣散不畅，下而利泄不及，湿热交阻，脾湿肝郁而发病。

【方一】茵陈散

【出处】《单验方选》

【组成】茵陈 120 克，鸡蛋 2 个，包谷面 30 克。

【功用】利胆消炎，健脾开胃。

【主治】急性黄疸性肝炎。

【方解】茵陈清热利湿，利胆消炎，包谷面、鸡蛋健脾开胃。

【药理】现代药理研究发现，茵陈有保肝、解热、降压、抗病毒的作用。

【用法】每次用15克茵陈面合鸡蛋、包谷面和蒸吃。

【方二】麻连汤

【出处】《黑龙江中医药》

【组成】净麻黄5克，连翘、杏仁各6克，赤小豆30克，桑皮、甘草各6克，茵陈15克，鲜生姜3片，红枣6枚。

【功用】健脾和胃，清热利湿。

【主治】急性黄疸性肝炎。

【方解】麻黄、连翘、杏仁、赤小豆、桑皮宣肺利湿，茵陈清热利湿退黄，姜、枣、草益气健脾，共收健脾和胃，清热利湿之功。

【药理】现代药理研究发现，麻连汤具有保肝、解热、抗病毒的作用。

【用法】水煎服，日1剂。

【方三】苦白汤

【出处】《江西中医药》

【组成】苦参12克，炒苍、白术各9克，白芍12克，木香9克，制香附9克，茵陈15克，当归12克，山楂15克，佛手9克，泽兰9克，生牡蛎15克，王不留行12克。

【功用】疏肝活血，健脾和胃。

【主治】慢性肝炎，证属肝滞血瘀，脾失健运型。

【方解】木香、香附、茵陈、佛手、山楂疏肝和胃，苦参、苍白术祛湿，当归、白芍、泽兰、生牡蛎、王不留行活血化瘀，诸药合用，共收疏肝活血，健脾和胃之功。

【药理】现代药理研究发现，苦白汤具有抗病毒保肝、抗肝纤维化的作用。

【用法】水煎服，日1剂。

【按语】此为关幼波教授验方。

【方四】参苓汤

【出处】《江西中医药》

【组成】党参9克，茯苓9克，制大黄9克，地鳖虫6克，桃仁6克，龙胆草6克，山栀9克，玉米须30克，阿胶9克（烊化冲服），炮山甲1.2克（另吞）。

【功用】疏肝行气，活血化瘀。

【主治】慢性肝炎肝硬化，证属肝气郁结，气滞血瘀型。

【方解】党参、茯苓益气健脾，山栀、龙胆草、玉米须祛湿，大黄、地鳖虫、桃仁、山甲、阿胶活血养血。

【药理】现代药理研究发现，参苓汤具有保护肝功能，抗肝纤维化，利尿，降低胆红素等作用。

【用法】水煎服，日1剂。

【按语】此为姜春华教授验方。

二十、痢疾

痢疾是指以腹部疼痛、里急后重、下赤白脓血便为主症的肠道传染性疾病。多发于夏秋季节，冬春两季也可见到。现代医学认为本病是由痢疾杆菌所引起的急性肠道传染病，简称菌痢。主要通过病人或带菌者的粪便污染水、食物和手传播，苍蝇来去于粪便、饮食之间，对散播菌痢也起着重要作用。

中医学认为本病的发生主要由于感受夏秋季节湿热之邪，湿热侵入肠胃，或饮食生冷不洁之物，积滞肠中，或脾胃素虚，大肠功能虚弱，使得风寒暑湿之邪乘虚而入，以上因素作用于肠间使大肠功能受损，传导功能失常，从而出现一系列消化道症状。

【方一】单味夏枯草

【出处】《浙江中医杂志》

【组成】夏枯草60克。

【功用】清热利湿，消炎杀菌。

【主治】痢疾。

【方解】本方以大剂量夏枯草清热利湿，消炎杀菌止痢。

【药理】现代药理研究发现，夏枯草具有消炎杀菌的作用。

【用法】水煎服，日1剂，分四次口服，7日为一疗程。

【方二】马鞭龙芽草饮

【出处】《浙江中医杂志》

【组成】马鞭草、龙芽草各900克，海蚌含珠600克，大蒜120克。

【功用】清热利湿，解毒杀菌。

【主治】痢疾。

【方解】本方以马鞭草、龙芽草清热利湿，海蚌含珠、大蒜解毒杀菌，共奏止痢之功。

【药理】现代药理研究发现，马鞭龙芽草饮具有消炎杀菌的作用。

【用法】将上药洗净，置锅内，加水10000毫升，煎至600毫升，去滓，浓缩至4400毫升，酌加食糖适量调味。

【方三】青葙草

【出处】《广东中医》

【组成】青葙全草（鲜品）150~180克、青葙全草（干品）30~60克。

【功用】清热利湿。

【主治】痢疾。

【方解】本方用大剂量青葙草清热利湿，以奏止痢之功。

【药理】现代药理研究发现，青葙草具有消炎杀菌的作用。

【用法】水煎服，日1剂，分4~5次服。小儿酌减。

【方四】椿根皮口服液

【出处】《上海中医药杂志》

【组成】椿根皮1000克。

【功用】清热利湿，杀菌止痢。

【主治】细菌性痢疾。

【方解】本方用大剂量椿根皮清热利湿，以奏止痢之功。

【药理】现代药理研究发现，椿根皮口服液具有消炎杀菌的作用，对金黄色葡萄球菌、肺炎球菌、伤寒杆菌、甲型副伤寒杆菌、费氏痢疾杆菌、绿脓杆菌及大肠杆菌有抑制作用。

【用法】将上药加温水5000毫升，温浸半小时后，加热煮沸1小时，过滤，滤液贮瓶保存，残渣再加水 2~3 倍，煮沸 40 分钟，过滤后与前滤液合并，蒸发浓缩至 1000 毫升，再加入 0.25% 苯甲酸钠液适量以防腐。每日 3 次，每次 10 毫升，极量不超过 15 毫升。

二十一、流行性腮腺炎

流行性腮腺炎是由腮腺炎病毒引起的急性、全身性感染，多见于儿童及青少年。以腮腺肿大、疼痛为主要临床特征，有时其他唾液腺亦可累及。脑膜脑炎、睾丸炎为常见并发症，偶也可无腮腺肿大。

流行性腮腺炎相当于中医学所称的"痄腮"，俗称"蛤蟆瘟"。中医学认为，它是由风热时毒引起的急性传染病。

【方一】 仙人掌外敷方
【出处】《中医单方验方选》
【组成】 仙人掌 1 块。
【功用】 清热解毒，消肿止痛。
【主治】 流行性腮腺炎。
【方解】 仙人掌味淡性寒，可起到清热解毒、消肿止痛的作用。
【药理】 现代药理研究发现，仙人掌有抑菌作用，对急、慢性炎症都有明显的抗炎作用，并是免疫增强剂。
【用法】 选鲜而多汁的仙人掌 1 块，剥掉外皮和小刺，捣烂如泥，外敷患处，1 日换敷 1 次，2~3 天可治愈。

【方二】 马齿苋泥
【出处】 流传民间或医界
【组成】 马齿苋适量。
【功用】 清热解毒。
【主治】 流行性腮腺炎。
【方解】 马齿苋清淡鲜香，风味独特，具有清热解毒，健脾养胃，散血消肿的功效。
【药理】 现代药理研究发现，马齿苋对痢疾杆菌、大肠杆菌和金黄色葡萄球菌等多种细菌都有较强抑制作用，有"天然抗生素"的美称。

【用法】将马齿苋洗净，捣烂如泥，敷于患处。每日换1次。

【按语】方名自拟。

【方三】**大黄葱白膏**

【出处】《陕西中医》

【组成】大黄粉30克，葱白2根。

【功用】泻火解毒。

【主治】流行性腮腺炎。

【方解】本方以大黄粉泻火解毒，葱白通阳散结解毒，共奏解毒散结之功。

【药理】现代药理研究发现，大黄葱白膏有抗菌、抗病毒、抗炎、解热、泻下、利尿、调节免疫功能等作用。

【用法】取葱白洗净，捣烂如泥，调入大黄粉成膏状，敷于患处。每日换1次。

【方四】**青根汤**

【出处】《山西中医》

【组成】大青叶20~30克，板蓝根20~30克，夏枯草20克。

【功用】清热解毒散火。

【主治】流行性腮腺炎。

【方解】方中以苦寒之品大青叶、板蓝根清热解毒，夏枯草泻火散结消肿，诸药合用，共奏解毒消痈之功。

【药理】现代药理研究发现，青根汤具有抗病毒、杀菌消炎的作用。

【用法】每日1剂，将上药浸泡1小时，用文火煎煮20分钟，一二煎兑匀，早晚分服。

二十二、中暑

中暑是指在高温和热辐射的长时间作用下，机体体温调节障碍，水、电解质代谢紊乱及神经系统功能损害的症状的总称。表现为骤然高热、出汗、神昏、嗜睡，甚则躁扰抽搐。

中暑属于"暑证"范畴。颅脑疾患的病人，老弱及产妇耐热能力差者，尤易发生中暑。

【方一】 绿豆汤

【出处】 流传于民间或医界

【组成】 绿豆适量。

【功用】 清热解暑。

【主治】 中暑。

【方解】 本方重用绿豆煎汤清热解毒利尿，以收防暑祛暑功效。

【药理】 现代药理研究发现，绿豆汤具有解暑利尿之功。

【用法】 水煎汤服。

【方二】 芳化汤

【出处】《新编单方验方大全》

【组成】 葛根、白芍、泽泻、鲜藿香、佩兰各12克，黄芩、广木香各9克，黄连6克。

【功用】 清暑化湿。

【主治】 中暑高热。

【方解】 暑易夹湿，故本方清暑化湿并用，以芩、连、葛根清热，藿香、佩兰醒脾化湿，泽泻利水，木香行气，芍药滋阴。

【药理】 现代药理研究发现，芳化汤中藿香、佩兰含有多种挥发油，可祛痰消炎，对流感病毒有直接抑制作用；黄连、黄芩对多种病毒有较强的抑制作用，并且抗病毒范围很广。

【用法】 水煎服。

【方三】 青蒿扁豆汤

【出处】《新编单方验方大全》

【组成】 青蒿、白扁豆各6克，连翘、云苓、西瓜翠衣各10克，通草、生甘草各3克。

【功用】 清暑利湿。

【主治】 中暑暑湿证。

【方解】 方中以青蒿、西瓜翠衣、连翘清热，扁豆、茯苓、通草祛湿，甘草和合诸药，共收清暑利湿之功。

【药理】现代药理研究发现，青蒿扁豆汤具有消暑、解热、利尿之功。

【用法】水煎服，日1剂。

【方四】**扁豆汤**

【出处】《新编单方验方大全》

【组成】扁豆15克，薏苡仁10克，莲叶梗30克，柳叶3克。

【功用】健脾祛湿，解暑。

【主治】中暑恢复期。

【方解】方中以扁豆、薏苡仁健脾祛湿，莲叶、柳叶解暑，以收祛暑醒脾之功。

【药理】现代药理研究发现，扁豆汤具有消暑、解热、利尿之功。

【用法】水煎服。

【方五】**天生白虎汤**

【出处】《冯氏锦囊》

【组成】西瓜汁。

【功用】清解暑热。

【主治】中暑。

【方解】本方重用大量西瓜汁来清解暑热，补气养阴。

【药理】现代药理研究发现，西瓜汁液中几乎包括了人体所需要的各种营养成分，如维生素A、B、C和蛋白质、葡萄糖、蔗糖、果糖、苹果酸、谷氨酸、瓜氨酸、精氨酸、磷酸及钙、铁、磷和粗纤维等，具有解暑、利尿作用。

【用法】捣西瓜取汁，滤去滓，灌之即醒。

【方六】**五物香薷汤**

【出处】《仁斋直指方录》

【组成】香薷3两，白扁豆、厚朴、白茯苓各1两5钱，炙甘草1两。

【功用】祛暑和中。

【主治】中暑。

【方解】香薷乃解暑要药，有化湿醒脾之功，伍以扁豆、厚朴、茯苓、甘草之品以和中，共收祛暑和中之功。

【药理】现代药理研究发现，五物香薷汤具有发汗解热作用，并可刺激消化腺分泌及胃肠蠕动，对肾血管能产生刺激作用而使肾小管充血，滤过压增高，呈现利尿作用。

【用法】每服三钱，水煎，温服。

【方八】六和汤

【出处】《普济方》

【组成】缩砂仁、半夏、杏仁、人参、甘草各1两，赤茯苓、藿香叶、白扁豆、木瓜各2两，香薷、厚朴各4两。

【功用】醒脾化湿。

【主治】冒暑伏热烦闷，心脾不调，气不升降，霍乱转筋，呕吐泄泻。

【方解】本方以香薷、厚朴解暑，伍以砂仁、半夏、杏仁、茯苓、藿香叶、白扁豆、木瓜醒脾化湿，人参、甘草益气健脾，诸药合用，共收解暑醒脾之功。

【药理】现代药理研究发现，六和汤具有解暑、抗炎、利尿等功能。

【用法】上药，每服四钱，水一盏半，加生姜三片，枣一个，煎至8分，去滓，不拘时候服。

二十三、黄疸

　　黄疸是由于胆红素形成过多或排泄障碍，使大量胆红素蓄积在体内，以面、目、皮肤熏黄，小便黄赤为主要表现的疾患。主要涉及病毒性肝炎，各种严重的细菌感染及其他微生物的感染，各种原因所导致的肝硬化、各种溶血性黄疸、胆石症、胆管炎、肿瘤等多种疾病。

　　从中医角度分析，黄疸主要的原因有肝、胆、脾、胃功能失调，寒湿阻遏、湿热蕴蒸、瘀血阻滞等，以及气机郁滞，胆失疏泄，胆汁渗溢于肌肤而发为黄疸。

【方一】枣矾丸

【出处】《实用单方验方大全》

【组成】大枣500克，皂矾120克（炒透研面），白面适量。

【功用】健脾利湿，消炎退黄。

【主治】黄疸。

【方解】方中皂矾气味酸、凉、无毒，有燥湿杀虫补血之功，合大枣健脾养血，共奏健脾利湿，消炎退黄之功。

【药理】现代药理研究发现，枣矾丸具有消炎退黄的作用。

【用法】共捣泥，做成丸如楝子大。每日服 1~3 丸。

【方二】**车茵柳汤**

【出处】《实用单方验方大全》

【组成】车前子 300 克，茵陈 15 克，鲜柳叶 500 克。

【功用】清热利湿。

【主治】黄疸。

【方解】本方以车前子、鲜柳叶利湿清热，茵陈利湿退黄，诸药合用，共奏祛湿邪，退黄疸之功。

【药理】现代药理研究发现，车茵柳汤具有利胆、促进胆红素排泄和利尿等作用。

【用法】水煎，不拘量，代茶饮。

【方三】**二香小豆散**

【出处】《实用单方验方大全》

【组成】苦丁香、公丁香、赤小豆各 49 粒。

【功用】芳香开窍，补血利湿。

【主治】黄疸。

【方解】本方以苦丁香、公丁香芳开窍，赤小豆利湿补血，吹鼻用以使湿邪从鼻窍流出。

【药理】现代药理研究发现，二香小豆散具有抑菌、解热、抗氧化、利尿等作用。

【用法】共为细末，吹鼻用，每日 3 次。

【方四】**马鞭草汤**

【出处】《常见病验方研究》

【组成】马鞭草 180 克（生熟各半）。

【功用】清热利湿，消炎退黄。

【主治】黄疸。

【方解】本方重用马鞭草清热利湿，以收消炎退黄之功。

【药理】现代药理研究发现，马鞭草汤具有消炎利胆退黄的作用。

【用法】水煎服，日 1 剂。

二十四、腹水

积聚于腹腔的过量游离液体叫作"腹水"，也称"水臌"，或"水臌胀"。腹水既可以单独出现，也可以是全身性水肿的一部分。分析腹水的病因，首位是肝硬化，占 42.5%，其次是肿瘤，占 25.9%，第三位是结核性腹膜炎，占 21.8%，其他病变占9.8%。

腹水属于中医学"水臌""臌胀"的范畴。每因肝不条达，失于疏泄，肝虚传脾，脾失健运，脾虚传肾，水湿停聚。肝、脾、肾三脏俱病，三焦决渎失常，膀胱气化不利，致水湿停留不化，水谷精微不能正常输布，水湿不能正常排泄于体外。

【方一】葫芦车前饮

【出处】《中医单方验方选》

【组成】陈葫芦 30 克，车前子 9 克。

【功用】利水消肿。

【主治】肝硬化兼腹水。

【方解】本方重用陈葫芦利水消肿，合用车前子增强利水之力，二药合用，共奏利水消肿之功。

【药理】现代药理研究发现，葫芦车前饮具有利尿消肿的功能。

【用法】水煎服，日 1 剂。

【方二】蝼蛄粉

【出处】《中医单方验方选》

【组成】蝼蛄适量。

【功用】活血通络，利水消肿。

【主治】肝硬化腹水。

【方解】蝼蛄性味咸寒，直入膀胱经，能利水消肿，活血通络。

【药理】现代药理研究发现，蝼蛄可促进肝脏生理机能好转，并能使肝脾肿大缩小变软。

【用法】水煎服，日 1 剂。

【方三】 白背树根汤

【出处】《新医药》

【组成】 白背树根 30 克，黄脚鸡 30 克，葫芦茶 30 克，五指毛桃 30 克，木通 12 克。

【功用】 健脾益肾，利湿消肿。

【主治】 肝硬化腹水。

【方解】 方中以白背树根、葫芦茶清热利湿，解毒清热，五指毛桃益气补虚、行气解郁、壮筋活络、健脾化湿，黄脚鸡益气养阴，木通利湿，诸药合用，共奏健脾益肾，利湿消肿之功。

【药理】 现代药理研究发现，白背树根汤具有利尿消肿功能。

【用法】 水煎服，日 1 剂。服至病人腹水消退，症状改善为止。

【按语】 治疗期间病人宜戒盐或低盐饮食。

【方四】 全猪汤

【出处】《实用单方验方大全》

【组成】 猪心、猪肝、猪肺各 1 具，柿子醋 1000 毫升，蒜瓣 24 个，砂仁 30 克。

【功用】 补益心肺，保肝和胃。

【主治】 肝硬化腹水、肝功能受损、球白倒置。

【方解】 本方以砂仁、醋、蒜瓣蒸制猪心、猪肝、猪肺，食用之可以补益心肺，保肝和胃，从而促进肝功能恢复，水肿消除。

【药理】 现代药理研究发现，本方具有改善肝功能，纠正血球蛋白倒置，提高机体免疫力等作用。

【用法】 将猪心、肝、肺放砂锅内水煮半熟，弃水加醋、蒜瓣、砂仁共蒸至醋干，用竹刀切片。吃猪心、肝、肺。忌食辣椒。

【按语】 义乌孙定邦验方。

二十五、水肿

水肿是中医病名，是指体内水液潴留，泛滥肌肤，而引起眼睑、头面、四肢、腹背甚至全身泛肿的病证。严重者还可以伴有胸水、腹水。在西医诊断中水肿只是一种症状，多见于内科的急慢性肾小球肾炎、肾病综合征等病，妇科常见的多为功能性水肿。

水肿的病机与肺、脾、肾、肝、三焦对水液代谢功能失调有关。常因风邪外袭，肺的治节、肃降失司，可以出现水肿，脾虚不能运化则水湿潴留也可发生水肿；肾虚不能化气，亦可水湿潴留而肿。

【方一】　五苓散

【出处】《方剂学》

【组成】猪苓9克，泽泻15克，白术9克，茯苓9克，桂枝6克。

【功用】利水渗湿，温阳化气。

【主治】蓄水证，水湿内停，痰饮。

【方解】方以茯苓、猪苓、白术、泽泻利水渗湿，桂枝温阳化气，上药合用，共奏利水消肿之功。

【药理】现代药理研究发现，五苓散具有利尿、调整水电解质代谢的作用。

【用法】水煎服，日1剂，分3次服。

【方二】　四苓散

【出处】《方剂学》

【组成】猪苓9克，泽泻9克，白术9克，茯苓9克。

【功用】渗湿利水。

【主治】水肿。

【方解】方以茯苓、猪苓、白术、泽泻利水渗湿，上药合用，共奏利水消肿之功。

【药理】现代药理研究发现，四苓散具有利尿、调整水电解质代谢的作用。

【用法】水煎服，日1剂，分2次服。

【方三】　胃苓汤

【出处】《方剂学》

【组成】五苓散、平胃散各3克。

【功用】祛湿和胃，行气利水。

【主治】水肿。

【方解】方以五苓散利水渗湿，温阳化气，平胃散祛湿和胃，二散合用，共奏行气利水之功。

【药理】 现代药理研究发现，胃苓汤具有利尿、调整水电解质代谢的作用。

【用法】 上和合，姜枣汤，空心服。

【方四】 **防己黄芪汤**

【出处】 《方剂学》

【组成】 防己 12 克，黄芪 15 克，甘草 6 克，白术 9 克。

【功用】 益气祛风，健脾利湿。

【主治】 风水或风湿。

【方解】 方以防己祛风利水，黄芪、白术、甘草益气健脾，运化水湿，上药合用，共奏祛风利湿消肿之功。

【药理】 现代药理研究发现，防己黄芪汤具有抗炎，镇痛，利尿，降血脂，调节免疫的作用。

【用法】 水煎服，日 1 剂。

二十六、腹泻

腹泻是指排便次数多于平日，粪便稀薄，水分增加，或含未消化食物或脓血。腹泻常见伴有排便急迫感、肛周不适、失禁等症状。根据病理生理可分四类：①肠腔内渗透压增加，超过血浆渗透压，引起高渗性腹泻；②收功能障碍引起的吸收障碍性腹泻；③分泌增多引起的分泌性腹泻；④运动功能失调，蠕动亢进，引起运动性腹泻。

腹泻属中医学"泄泻"范畴，以大便溏薄而势缓者为泄，以大便清稀如水而直下者为泻。中医学认为"泄泻之本，无不由于脾胃"，故多责之脾虚湿盛。

【方一】 **白术车前煎剂**

【出处】 《中医单方验方方选》

【组成】 土炒白术 30 克，车前子 15 克（包）。

【功用】 健脾益气，利水止泻。

【主治】水泻。

【方解】方中以白术健脾益气，土炒后入脾，车前子利水渗湿止泻。

【药理】现代药理研究发现，白术车前煎剂具有双向调节胃肠功能、利尿等作用。

【用法】水煎服，日1剂。

【方二】三鲜饮

【出处】《中医单方验方选》

【组成】鲜藿香15克，鲜荷叶9克，鲜扁豆叶9克，六一散9克（包）。

【功用】芳香化湿，祛暑止泻。

【主治】暑热泄泻。

【方解】方中以藿香、荷叶、扁豆芳香醒脾化湿，六一散利水，上药合用，共奏芳香化湿，祛暑止泻之功。

【药理】现代药理研究发现，三鲜饮具有解暑、利尿等作用。

【用法】水煎服，日1剂。

【方三】芍甘汤

【出处】《中医单方验方选》

【组成】杭芍药90克，甘草6克。

【功用】柔肝止痛。

【主治】腹痛腹泻。

【方解】方中重用芍药养阴柔肝，缓急止痛，体现了抑木扶土的治法。

【药理】现代药理研究发现，芍甘汤具有镇痛镇静、抗炎抗溃疡、解热解痉、利尿等作用。

【用法】水煎服，日1剂。

【方四】苍术砂仁散

【出处】《山西医刊》

【组成】苍术、砂仁各适量。

【功用】健脾开胃，燥湿止泻。

【主治】腹泻。

【方解】方以苍术燥湿健脾，砂仁养胃，二药合用，共奏健脾开胃，燥湿止泻之功。

【药理】现代药理研究发现，苍术砂仁散具有抗炎抗溃疡的作用。

【用法】研成细末，装瓶备用。每次 1 ~ 1.5 克，每日 3 次，白开水送下。

二十七、便秘

便秘是一种症状而非疾病的名称。便秘是指便次太少，或排便不畅、费力、困难、粪便干结且量少。

中医认为便秘是大便秘结不通，排便时间延长或欲大便而艰涩不畅的一种病证。在我国古代医学中，便秘有很多名称，如"大便难""后不利""脾约""闭""阴结""阳结""大便秘""大便燥结""肠结"等。古代医家对便秘的产生原因有许多论述，认为引起便秘的原因很多，其中，便秘与肾、脾、胃、大肠、肺、气血津液、寒热虚实等均有关。

【方一】瓜蒌饮

【出处】《中医单方验方选》

【组成】瓜蒌 30 克，玄明粉 10 克。

【功用】宽胸行气，泻下通便。

【主治】老年体弱便秘。

【方解】方以瓜蒌行气宽胸，玄明粉润下通便，二药合用，共收行气通便之功。

【药理】现代药理研究发现，瓜蒌饮能增加肠蠕动。芒硝经加工处理使之失去水分，即为玄明粉。芒硝的药理作用为硫酸钠水解后产生硫酸根离子，不易被肠壁吸收，存留肠内形成高渗溶液，阻止肠内水分的吸收，从而软化大便。

【用法】水煎服，日 1 剂。

【方二】单味肉苁蓉汤

【出处】《中医单方验方选》

【组成】肉苁蓉 30 克。

【功用】润肠通便。

【主治】年老体虚便秘。

【方解】方中重用大剂量肉苁蓉温润肠道，从而起到通便之功。

【药理】现代药理研究发现，肉苁蓉具有润肠的作用。

【用法】水煎服，日 1 剂。

【方三】 **大黄麻仁饮**

【出处】《中医单方验方选》

【组成】大黄 6 克，火麻仁 15 克。

【功用】通腑泄热，润肠通便。

【主治】一般便秘。

【方解】方以大黄通腑泄热，火麻仁润肠通便，二药合用，共奏泄热润肠通便之功。

【药理】现代药理研究发现，大黄麻仁饮具有消炎、抗病毒、润肠等作用。

【用法】水煎服，日 1 剂。

【方四】 **苏子汤**

【出处】《中医单方验方选》

【组成】苏子 10 克，蜂蜜 30 克。

【功用】降气通便。

【主治】习惯性便秘。

【方解】方以苏子降气，蜂蜜润肠，二药合用，共奏降气通便之功。

【药理】现代药理研究发现，苏子汤具有润肠的作用。

【用法】苏子炒焦研碎，清晨空腹用蜂蜜送服，连服 10 天。

二十八、盗汗、自汗

盗汗、自汗是汗液外泄失常的病证。不因外界环境因素影响，而白昼时时汗出，动辄益甚为自汗；寐中汗出，醒来自止者称为盗汗。

盗汗、自汗的中医学病机是由于阴阳失调，腠理不固，而致汗液外泄失常。病变脏腑涉及肝、脾胃、肺、肾。病理性质属虚者为多。自汗多属气虚不固，盗汗多属阴虚内热。因肝火、湿热等邪热所致者，则属实证。病程久者，或病变重者，则会出现阴阳虚实错杂的情况。自汗久则可以伤阴，盗汗久则可以伤阳，出现气阴两虚，或阴阳两虚之证。邪热郁蒸，病久伤阴，则见虚实兼夹之证等。

【方一】玉屏风散

【出处】《世医得效方》

【组成】黄芪15克，白术10克，防风6克，党参10克，浮小麦20克，糯稻根15克，麻黄根10克，煅牡蛎30克（先煎），大枣5枚，甘草6克。

【功用】益气固表。

【主治】自汗为主，伴有盗汗，以头、颈、肩背尤为明显，动则益甚，神倦乏力，面色少华，肢端欠温，易患感冒。舌质淡，苔薄白，脉细弱。

【方解】方以黄芪、白术、人参、甘草益气固表，浮小麦、糯稻根、麻黄根、煅牡蛎收敛止汗，大枣和中健脾，诸药合用，共奏益气固表之功。

【药理】现代药理研究发现，玉屏风散有很好的免疫调节和增效作用。

【用法】水煎服，日1剂。

【方二】黄芪汤

【出处】《儿科证治》

【组成】黄芪9克，党参9克，白术9克，白芍9克，五味子9克，龙骨15克，牡蛎15克，浮小麦30克，大枣3枚，炙甘草3克。

【功用】益气固表。

【主治】自汗，盗汗。

【方解】方以黄芪、党参、白术、大枣、甘草益气固表，芍药、五味子、龙骨、牡蛎、浮小麦敛阴止汗，诸药合用，共收益气敛阴之功。

【药理】现代药理研究发现，黄芪汤能兴奋中枢神经系统、增强网状内皮系统的吞噬功能、提高抗病能力。

【用法】水煎服，日1剂。

【方三】桂枝汤加减

【出处】《伤寒论》

【组成】桂枝6克，白芍10克，生姜2片，大枣5枚，黄芪10克，浮小麦15克，糯稻根15克，煅龙骨20克（先煎），甘草6克。

【功用】调和营卫。

【主治】自汗为主，汗出遍身，微寒怕风，低热或不发热，神疲纳呆。舌淡，苔薄白，脉缓。

【方解】方以桂、芍、姜、枣、草调和营卫，黄芪益气，浮小麦、糯稻根、龙骨收敛止汗，诸药合用，共奏调营卫，敛汗之功。

【药理】现代药理研究发现，桂枝汤对体温、汗液分泌、肠道蠕动、免疫功能等均具有双向调节作用，并有抗炎、镇痛、镇静、抗病毒的作用。

【用法】水煎服，日1剂。

【方四】加减黄芪桂枝五物汤

【出处】《实用中医儿科学》

【组成】桂枝6克，白芍6克，黄芪9克，大枣3枚，浮小麦15克，煅牡蛎20克，炙甘草6克。

【功用】调和营卫，收敛止汗。

【主治】自汗。

【方解】方以桂、芍、枣、草调和营卫，黄芪益气，浮小麦、牡蛎收敛止汗，诸药合用，共奏调营卫，敛汗之功。

【药理】现代药理研究发现，加减黄芪桂枝五物汤具有调节免疫功能、镇静、止汗的作用。

【用法】水煎服，日1剂。

【方五】加味生脉散

【出处】《内外伤辨惑论》

【组成】太子参15克，麦冬10克，五味子6克，乌梅6克，枸杞子10克，黄芪10克，碧桃干10克，糯稻根10克。

【功用】益气养阴，收敛止汗。

【主治】自汗盗汗属气阴两虚者。

【方解】方以黄芪、太子参、麦冬、五味子、枸杞子、乌梅、碧桃干益气养阴，糯稻根收敛止汗，诸药合用，共奏益气养阴，收敛止汗之功。

【药理】现代药理研究发现，加味生脉散具有提高机体适应性、抑菌以及止汗的作用。

【用法】水煎服，日1剂。

二十九、中风

中风是中医学的一个病名，也是人们对急性脑性管疾病的统称和俗称。它是以猝然昏倒，不省人事，伴发口眼歪斜、语言不利、半身不遂或无昏倒而突然出现半身不遂为主要症状的一类疾病。包括西医的脑出血、蛛网膜下腔出血、脑梗塞、脑血栓、短暂性脑缺血发作等。

中风的病因病机是虚在肝肾，因虚致瘀，瘀阻脑络，血瘀生风。肾虚是其病理基础，肾阴虚可致肝阳上亢；肾阳虚可致脾虚生湿，从而产生气血亏损、阴阳失调的病理变化，而七情内伤、风寒侵袭、烦劳过度、饮食不节等皆为本病的诱发因素。

【方一】牵正散合导痰汤

【出处】《杨氏家藏方》

【组成】白附子 12 克，僵蚕 10 克，全蝎 5 克，法半夏 15 克，胆南星 12 克，地龙 10 克，陈皮 6 克，钩藤 15 克，甘草 6 克。

【功用】祛风化痰通络。

【主治】中风中经络属风痰阻络型。

【方解】方以白附子逐风痰，伍以僵蚕、陈皮、半夏、南星增强化痰之力，地龙、全蝎活血通络，钩藤熄风，诸药合用，共奏祛风豁痰通络之功。

【药理】现代药理研究发现，牵正散合导痰汤具有镇静、解热、抗炎、降脂、改善血液循环、抗血栓形成等作用。

【用法】水煎服，日 1 剂。

【方二】熄风化痰汤

【出处】《湖南中医杂志》

【组成】钩藤 15 克，半夏、天南星、天麻、红花、生姜、桂枝各 10 克，竹沥 10 毫升，甘草 5 克，鸡血藤 30 克。

【功用】平肝熄风，化痰通络。

【主治】中风中经络属风痰阻络型。

【方解】方以天麻、钩藤平肝熄风，半夏、南星、竹沥化痰，红花、鸡血藤活血通络，桂枝、生姜通阳散结，诸药合用，共奏平肝熄风，化痰通络之功。

【药理】现代药理研究发现，熄风化痰汤具有镇静、解热、抗炎、降脂、改善血液循环、抗血栓形成等作用。

【用法】水煎服，日1剂。

【方三】 培元通经熄风汤

【出处】《湖南中医杂志》

【组成】当归10克，生黄芪30克，生地黄15克，赤芍15克，白芍15克，天竺黄10克（后下），全蝎8克，白蒺藜15克，地龙15克，胆南星10克，竹沥汁20毫升，天麻15克，钩藤15克，白附子10克，桂枝10克。

【功用】益气养血，活血通络，平肝熄风。

【主治】中风。

【方解】方以黄芪、当归、赤白芍、地黄益气养血活血，天竺黄、南星、竹沥、白附子化痰，天麻、钩藤、蒺藜平肝熄风，全蝎、地龙活血通络，桂枝温阳散结，诸药合用，共奏益气养血，活血通络，平肝熄风之功。

【药理】现代药理研究发现，培元通经熄风汤能改变血小板的结构和功能，改善血液浓、黏、聚状态，促进脂类物质的代谢，扩张血管，增加血流量，改善微循环。

【用法】水煎服，日1剂。

【方四】 散风通络汤

【出处】《辽宁中医杂志》

【组成】稀莶草15克，老鹳草12克，桑枝20克，牛膝12克，秦艽12克，木瓜10克，地龙10克，海风藤15克，丹参12克，赤芍10克，土鳖虫10克，全蝎6克，僵蚕10克。

【功用】散风活血通络。

【主治】中风中经络。

【方解】方以稀莶草、老鹳草、桑枝、秦艽、海风藤散风通络，木瓜柔筋缓急，牛膝、地龙、丹参、赤芍、土鳖虫、全蝎、僵蚕活血通络，诸药共用，以收散风活血通络之功。

【药理】现代药理研究发现，散风通络汤具有抗炎、改善血液循环、抗血栓形成等作用。

【用法】水煎服，日1剂。

三十、头痛

　　头痛是指额、顶、颞及枕部的疼痛，广义的头痛尚包括面部、颈部的疼痛，是由于头颈部痛觉末梢感受器受到某种致痛因素的刺激，产生异常的神经冲动，经痛觉传导通路（第Ⅴ、Ⅵ、Ⅹ对脑神经和第1~3对脊神经）至大脑皮层，经大脑的综合分析，产生的痛觉。头痛属于疼痛范畴，是人体对致痛因素的客观反映。可分为原发性头痛、继发性头痛、颅神经痛和中枢和原发性面痛及其他头痛。

　　中医理论认为引起头痛的原因很多，如六淫（风、寒、暑、湿、燥、火）之邪外袭，上犯巅顶，使气血运行受阻；或内伤病久，气血不足，失于充养；或痰浊瘀血，阻于经络，都可导致头痛。

【方一】 颅痛饮
【出处】《浙江中医杂志》
【组成】白芍、钩藤、川芎各30克，细辛15~18克，生石决明60克（先煎）。
【功用】平肝熄风，活血止痛。
【主治】血管性头痛。
【方解】方以石决明平肝，钩藤熄风，川芎、细辛散风止痛，白芍养肝阴，诸药合用，共奏平肝熄风，活血止痛之功。
【药理】现代药理研究发现，颅痛饮具有镇静、止痛等作用。
【用法】水煎服，日1剂。

【方二】 三生散
【出处】《四川中医杂志》
【组成】生草乌、天南星、生白附子各30克，葱白7个，生姜40克。
【功用】温经通络，散寒止痛。
【主治】偏头痛。
【方解】方以草乌温经通络，南星、白附子化痰，葱、姜散寒，诸药合用，共奏温经通络，散寒止痛之功。

【药理】现代药理研究发现，三生散能够扩张血管促进局部血液循环，促进血液及组织中组织胺和前列腺素的降解，具有松弛和激发肌肉，调节神经，从而达到抗炎、消肿、镇痛等作用。

【用法】将上药研末调匀，用一层纱布包好，放入锅内隔水蒸。热敷痛处，但勿敷眼处。

【方三】头痛散

【出处】《四川中医》

【组成】天麻、当归、菊花、白芷、川芎、丹参、茯苓、白芍、蔓荆子各12克，红花、生地黄各10克，桃仁6克。

【功用】清热祛风，活血止痛。

【主治】偏头痛。

【方解】方以天麻、蔓荆子、白芷、川芎、菊花祛风清热，当归、白芍、生地黄、牡丹参、桃仁、红花养血活血，茯苓健脾，诸药合用，共奏清热祛风，活血止痛之功。

【药理】现代药理研究发现，头痛散具有镇静、抗炎、降低血液黏稠度、改善微循环、镇痛等作用。

【用法】水煎服，日1剂。

【方四】活血止痛汤

【出处】《陕西中医》

【组成】当归10克，川芎35克，菊花12克，白芷、白芥子、香附、柴胡各3克，桃仁9克，甘草3克。

【功用】行气活血，化痰止痛。

【主治】偏头痛。

【方解】方以香附、柴胡疏肝理气，菊花、白芷疏风，白芥子下气消痰，川芎、当归、桃仁活血，甘草调和诸药，共奏行气活血，化痰止痛之功。

【药理】现代药理研究发现，活血止痛汤具有抗炎、降低血液黏稠度、改善微循环、镇痛等作用。

【用法】水煎服，日1剂，分3次服。

三十一、眩晕

　　眩是指眼花或眼前发黑，晕是指头晕甚或感觉自身或外界景物旋转。二者常同时并见，故统称为"眩晕"。轻者闭目即止；重者如坐车船，旋转不定，不能站立，或伴有恶心、呕吐、汗出，甚则昏倒等症状。眩晕的病因复杂，可由神经系统或其他系统的多种病因所引起。

　　中医学对本病的认识久远，认为眩晕属肝所主，与髓海不足、血虚、痰饮、邪中等多种因素有关。

　　【方一】张氏眩晕方
　　【出处】《中国中医秘方大全》
　　【组成】泽泻24克，生白术9克，钩藤15克。
　　【功用】健脾利水，消肿。
　　【主治】内耳眩晕。
　　【方解】方以泽泻利水消肿，白术健脾利水，钩藤平肝潜阳，诸药合用，共奏健脾利水，平肝熄风之功。
　　【药理】现代药理研究发现，张氏眩晕方具有利尿、消除内耳水肿、镇静等作用。
　　【用法】水煎服，日1剂。

　　【方二】半夏白术天麻汤
　　【出处】《中国中医秘方大全》
　　【组成】半夏9克，白术9克，天麻9克，茯苓9克。
　　【功用】化痰降浊，健脾和胃。
　　【主治】痰浊中阻型眩晕。
　　【方解】无痰不作眩。方以半夏燥湿祛痰，白术、茯苓健脾化湿，天麻熄风平肝，诸药合用，共奏豁痰降浊，健脾和胃之功。
　　【药理】现代药理研究发现，半夏白术天麻汤具有调脂、镇静等作用。
　　【用法】水煎服，日1剂。

【方三】天麻钩藤汤

【出处】《中国中医秘方大全》

【组成】天麻9克，钩藤9克，石决明30克，山栀9克，茯苓9克，菊花9克，白芍9克，代赭石15克，陈皮9克。

【功用】平肝熄风，和胃降浊。

【主治】肝阳上亢型眩晕。

【方解】诸风掉眩，皆属于肝。方以天麻、钩藤平肝熄风，石决明、代赭石镇肝潜阳，山栀、菊花清肝，芍药养阴敛肝，陈皮和胃，诸药合用，共奏平肝熄风、胃降浊之功。

【药理】现代药理研究发现，天麻钩藤汤具有降血压和调节血脂等作用。

【用法】水煎服，日1剂。

【方四】补中益气汤

【出处】《中国中医秘方大全》

【组成】党参9克，黄芪15克，白术9克，陈皮9克，升麻9克，归身9克，钩藤9克，半夏9克，茯苓9克。

【功用】补中益气，养血熄风。

【主治】中气不足型眩晕。

【方解】气血亏虚，清窍失养，则发为头晕目眩。方以参、芪、苓、术、草益气健脾，升麻、柴胡提升清气，半夏、陈皮理气和中，当归养血和血，诸药合用，共奏补中益气、养血熄风之功。

【药理】现代药理研究发现，补中益气汤具有改善微循环，增加血流量，降低血液黏稠度，改善脂质代谢等作用。

【用法】水煎服，日1剂。

【方五】二陈汤

【出处】《太平惠民和剂局方》

【组成】半夏、橘红各5两，白茯苓3两，甘草1两5钱。

【功用】燥湿化痰，理气和中。

【主治】湿痰为患，胸膈痞闷，头痛恶心。

【方解】痰湿困阻，则清阳不升，清窍失养，发为眩晕。方以半夏、橘红化痰理气，茯苓健脾利湿，甘草调和诸药，共奏燥湿化痰，理气和中之功。

【药理】现代药理研究发现，二陈汤具有改善脂质代谢的作用。

【用法】每服 4 钱，用水 1 盏，生姜 7 片，乌梅 1 个，同煎 6 分，去滓温服，不拘时候。

三十二、糖尿病

糖尿病是多种原因引起的糖、脂肪代谢紊乱所致多系统、多脏器功能损害的综合征。为常见的终身性病。糖尿病属祖国医学中"消渴"证范畴。近年来发现，降糖类西药能促进心、脑血管并发症的发生。因此中医中药治疗本病，具有广阔的前景。

【方一】 消渴方
【出处】《广西中医药》
【组成】茯苓 10 克，天花粉 12 克，苍术 9 克，玄参 9 克，三棵针 5 克，萆薢 10 克，党参 10 克，熟地黄 10 克，石斛 9 克，蛇床子 5 克，覆盆子 10 克，山药 12 克，生石膏 100 克。
【功用】益气养阴，清热祛湿。
【主治】糖尿病
【方解】茯苓、党参、山药、熟地黄、覆盆子补肾健脾；天花粉、石斛、玄参、生石膏养阴润燥，苍术、三棵针、萆薢、蛇床子、清热燥湿，利尿通淋。全方补中寓清，尤适用于阴虚兼有热象者。
【用法】水煎服，每日 1 剂。

【方二】 润燥活血汤
【出处】《辽宁中医杂志》
【组成】玄参，麦冬，生地蔆，赤芍，牡丹皮，黄芪，山药，桃仁，红花，柴胡。
【功用】润燥活血，益气活血。
【主治】糖尿病中、晚期。
【方解】玄参、麦冬、生地黄养阴润燥，赤芍、牡丹皮、黄芪、山药、桃仁、红花益气活血，柴胡条达气机。全方以润燥活血为主，因气为血之帅，气行则血行，故方中又加入一味柴胡以助血行。

【用法】水煎服，每日 1 剂。

【按语】原方无用量。

【方三】三消汤

【出处】《湖中医杂志》

【组成】花粉，葛根、生地黄、玄参、丹参、山药各 15~30 克，生石膏、黄芪各 15 克~50 克，苍术、黄柏、知母、泽泻、麦冬、五味子各 10~20 克。

【功用】清热养阴，三消并治。

【主治】糖尿病。

【方解】方名为"三消汤"，顾名思义，上中下三消同治，玄参、生石膏、五味子偏上消；花粉，葛根、麦冬、苍术偏中消；黄柏、知母、泽泻、生地黄、山药、黄芪、丹参偏下消，三消中又偏重于下消，为消渴病常用方剂。

【用法】1 日 1 剂，水煎 2 次，分 3 次饭前 1 小时服，15 日为 1 疗程，一般 2~6 个疗程即可控制病情，继续巩固 1-2 个疗程，采用 2~3 日服 1 剂的方法递减，逐渐停药。

【按语】气阴两虚型重用黄芪、山药，酌加黄精、太子参，人参；血糖下降缓慢重用苍术、玄参，加黄连、玉竹、乌梅；轻度酮症可加黄芩、黄连。

【方四】补阴固涩汤

【出处】《中医药》

【组成】生地黄 20 克，玄参 20 克，牡丹皮 20 克，莲须 20 克，花粉 30 克，黄芪 30 克，龙骨、牡蛎各 30 克，枸杞子 18 克，山茱萸 15 克，五味子 10 克。

【主治】糖尿病。

【用法】水煎服，日 1 剂，随症加减。

三十三、白血病

白血病是一种造血系统的恶性肿瘤，其特征是骨髓、淋巴结等造血系统中一种或多种细胞成分发生恶性肿瘤，并浸润体内各脏器组织，导致正常造血细胞受抑制，造血功能衰竭，产生贫血、出血、感染及白血病细胞浸润的各种症状。该病属中医学"血证""虚劳""积聚"等范畴。本病以虚为主，虚实夹杂。虚为肝肾阴虚，气血亏少；实为邪毒内蕴，血瘀痰凝。

【方一】

【组成】虎杖 30 克，花生衣 3 克，大枣 60 克，鸡血藤 30 克。

【功用】清热解毒，活血化瘀。

【主治】急性白血病。

【方解】虎杖：清热解毒，活血化瘀。花生衣：补血。鸡血藤：补血行血，通经络，强筋骨活血。大枣：健脾。

【药理】花生衣：能对抗纤维蛋白的溶解，促进骨髓造血机能，增加血小板的含量，对出血及出血引起的贫血有明显疗效。鸡血藤：增强小鼠肾脏及子宫的能量代谢及合成代谢的反映，体外实验对金黄色葡萄球菌、白色葡萄球菌、乙型链球菌、甲型链球菌、大肠杆菌、绿脓杆菌、卡他球菌等有敏感抑菌作用，对贫血家兔末梢红细胞、血色素及网织红细胞低有很好的疗效。虎杖有良好的抑菌作用，对金黄色葡萄球菌等有明显的抑菌作用。

【用法】水煎服，每日 1 剂。

【方二】青黄散方

【出处】《中西医结合杂志》

【组成】青黛、雄黄二者按照 9 : 1 比例研细末后混匀装胶囊。

【功用】解毒化瘀，凉血消积。

【主治】慢性粒细胞性白血病。

【方解】方中青黛消肿散瘀，凉血解毒；雄黄解百毒，消积聚，化腹中瘀血。

【药理】青黛：醇浸液（0.5克/毫升）在体外对炭疽杆菌、肺炎杆菌、志贺氏痢疾杆菌、霍乱弧菌、金黄色和白色葡萄球菌皆有抑制作用。雄黄：抗菌作用雄黄水浸剂（1∶2）在试管内对多种皮肤真菌有不同程度的抑制作用。

【用法】诱导缓解剂量每日6~14克，分3次饭后服；维持缓解剂量每日3~6克，分2~3次饭后服。

【按语】本方治疗发生疗效快，副作用较轻，未见骨髓抑制。但治疗缓解后不宜立即停药，以免病情复发。

【方三】消毒化血丸

【出处】《中国现代名医验方荟海》

【组成】乳香60克，没药60克，雄精30克。

【功用】化瘀消肿。

【主治】急性、亚急性、慢性白血病，有肝、脾、淋巴结和其他部位浸润者。

【方解】雄精（雄黄之上品）可化血为水，乳香、没药既能消肿止痛、又能化瘀止血，三药合用，全在化瘀消肿。

【药理】乳香：能促进心血管功能，使动物血细胞压积比明显降低，改善血液循环，有抗癌作用。没药：水浸剂（1∶2）在试管内对堇色毛癣菌、同心性毛癣菌、许兰氏黄癣菌等多种致病真菌有不同程度的抑制作用。

【用法】乳香、没药去油，三药各研极细末，和匀以米饭适量捣和为丸，如莱菔子大小，晒干，收贮备用。每日1~3次，每次1~3g，开水送服。

【按语】由于雄精有毒，连服30~50天，可有瘙痒、皮疹、低热、口渴、头痛等副作用，应即停服。一般不能连续服药3周以上。孕妇以及有心、肝、肾器质性损害者忌用。

三十四、鼻咽癌

鼻咽癌号称"广东癌"，好发于我国南方各省，世界上80%的鼻咽癌发生在我国。鼻咽癌常见的症状为血涕，鼻出血，鼻塞，耳鸣和听力下降，头痛，颈部包块等，中晚期患者可出现颅骨及颅神经侵犯，出现相应症状，远处转移以扁骨转移最多，其次是肺、肝等。

【方一】

【出处】 河南名医邵梦扬介绍验方1首

【组成】 半枝莲60克，野区区根60克，紫草30克，白花蛇舌草30克，甘草6克，干蟾皮12克，急性子12克，天龙2条，姜半夏6克，丹参30克。

【功用】 清热解毒，活血化瘀。

【主治】 鼻咽癌。

【方解】 白花蛇舌草、半枝莲具有清热解毒之功效，紫草活血解毒，丹参活血化瘀，半夏消痞散结，燥湿化痰，天龙攻毒散结，诸药相配共凑清热解毒，活血化瘀之功效。

【药理】 白花蛇舌草、半枝莲、天龙、蟾皮具有抗肿瘤作用，紫草具有抗炎作用，半夏所含葡萄糖醛酸的衍化物有明显的解毒作用。

【用法】 口服，每日1剂，分头道、二道煎服。

【按语】 个别患者服药有便溏、恶心、纳差，应分3次徐徐服之。

【方二】

【出处】 惠阳区中医院何立耀医师介绍验方1首

【组成】 生地黄10克，石斛、百合、夏枯草、板蓝根各15克，麦冬、天冬、沙参、杭菊、连翘各12克，五味子6克。

【功用】 清热解毒，养阴益胃。

【主治】 鼻咽癌放疗后肺胃阴虚者。症见口干口苦，咽干，牙龈肿痛，便秘，午后潮热，鼻出血等。

【方解】 方中生地黄、石斛、沙参、天冬、麦冬共凑清热凉血，养阴生津之功效，连翘、板蓝根清热解毒，消痈散结，五味子上敛肺气，下滋肾阴。

【药理】 麦冬能增强网状内皮系统吞噬能力，升高外周白细胞，提高免疫力，天冬现代药理研究具有一定的抗肿瘤作用，石斛具有促进胃液分泌，增强代谢的功能。连翘、板蓝根具有广谱抗菌作用，且能抑制血小板聚集，增强免疫力。五味子能增强机体免疫力。

【用法】 水煎服，每日1剂。

三十五、甲状腺癌

甲状腺癌是对发生在甲状腺滤泡上皮、滤泡细胞及甲状腺间质的恶性肿瘤的统称。临床表现以颈前区肿块，常累及周围器官出现吞咽困难、呼吸不畅、声音嘶哑等症状为特征。本病较常见，其患病年龄在 25～65 岁，以青年及老年者多见，女性多于男性。

该病属中医学"石瘿"范畴，早期以实证者居多，病久则耗气伤血，阴精受损，常由实转虚，以阴虚、气虚多见，以致虚中有实、实中有虚之虚实夹杂证。

【方一】*消瘿抗癌酒*

【出处】《药酒汇编》

【组成】黄药子、海藻、昆布各 250 克，贝母 200 克，米酒（自酿）1000 毫升。

【功用】软坚散结、消瘿解毒。

【主治】甲状腺癌、诸恶疮及癌肿等症。

【方解】黄药子清热解毒，凉血止血，消肿散瘿；海藻、昆布能软坚、散结、消痰，适宜头颈部、甲状腺、消化道、肺部以及淋巴系统各种恶性肿瘤之人服用。

【药理】黄药子有抗癌、止血、抑菌、抗病毒等作用和增强免疫作用，尤其对于甲状腺癌疗效显著。海藻的药理活性很强，有抗菌、抗辐射、抗病毒、降血压、降血脂、扩冠状动脉血流量和改善心肌营养等多种作用，并有提升肠道解毒、止血、抗菌、抗癌等作用。昆布与海藻相似，两者都有降血脂、抗肿瘤及抗病原微生物作用。

【用法】将前 4 味捣碎，入布袋，置瓦坛中，加入米酒，密封，以木热灰火煨酒坛 24 小时，取出，待冷，即可取用。口服。不拘时，徐徐饮用，常令有酒气相续为妙。

【按语】凡肝炎患者慎用。

【方二】

【出处】《中医偏方大全》

【组成】黄药子 200 克。

【功用】解毒散结。

【主治】甲状腺癌。

【方解】药子清热解毒，凉血止血，消肿散瘿。

【药理】岩白菜素为黄药子主要有效成分，有抗癌、止血、抑菌、抗病毒，免疫增强作用。

三十六、肺癌

肺癌是一种常见的肺部恶性肿瘤，其死亡率已占癌症死亡率之首。临床表现为咳嗽、咯血、胸痛、发热、胸闷、气短等。"息贲""肺壅""息积""肺积"均是可归为支气管肺癌的中医病名。

【方一】 *清肺解毒汤*

【出处】民间流传

【组成】人参、西洋参、桔梗、天冬、知母、百合、七塔。

【功用】清肺解毒益气养阴。

【主治】肺脾气虚型、肺肾阴虚型、气阴两虚型、气滞血瘀型、热毒炽盛型肺癌。

【方解】人参、西洋参、天冬、百合益气养阴，桔梗、知母、七塔清肺解毒。

【药理】人参、西洋参补脾益肺，养阴生津。

【用法】人参、西洋参能增强神经活动灵活性，且有抗休克、抗疲劳促进蛋白质 RNA、DNA 的合成，增强机体免疫力，和抗癌等作用。百合含有秋水仙碱，与天门冬一起应用具有抗肿瘤和抑制多种细菌作用。

【方二】 *肺癌方*

【出处】民间流传

【组成】桔梗 12 克，枇杷叶 15 克，百合 12 克，地骨皮 12 克，麦冬 12

克，黄芪 24 克，鱼腥草 20 克，白术 18 克，北沙参 18 克，款冬花 12 克，七叶一枝花 15 克，猫爪草 18 克，百部 12 克，陈皮 6 克，野荞麦 12 克。

【加减】①咳嗽气促者，加麻黄 9 克，旋覆花（包煎）15 克，葶苈子 10 克。②咯血者，加仙鹤草 18 克，蒲黄 10 克，白茅根 15 克。③有胸积水者，加猪苓 15 克，车前子 18 克，苍术 20 克。④高烧者，加黄芩 9 克，水牛角 30 克。⑤胸疼痛者，加三七末 5 克，莪术 9 克，延胡索 10 克。⑥气阴不足者，加太子参 15 克，蛤蚧 1 对（另煎汤）。

【功用】活血化瘀，化痰散结。

【主治】肺癌。

【方解】方中桔梗、百合、枇杷叶、百部、麦冬、款冬花养阴润肺化痰止咳，陈皮、白术、黄芪理气健脾，猫抓草、七叶一枝花清热解毒。

【药理】款冬花有镇咳作用，桔梗含桔梗皂苷，有抗炎祛痰作用，陈皮能扩张支气管，黄芪增强机体免疫力，猫抓草、七叶一枝花具有抗肿瘤作用，桔梗、百合、枇杷叶、百部、麦冬缓解支气管痉挛。

【用法】水煎服，日 1 剂。

三十七、肝癌

原发性肝癌（简称肝癌）是由肝细胞或肝内胆管上皮细胞发生的恶性肿瘤。全世界每年新发现恶性肿瘤病人约 635 万例，其中肝癌占 26 万例（占恶性肿瘤的 4%），而且世界各地肝癌发病率有上升趋势。肝癌有原发性和继发性之分，具有起病隐匿、潜伏期长、高度恶性、进展快、侵袭性强、易转移、预后差等特点。其发病率有逐年上升趋势。因此早发现，早诊断，早治疗是减轻肝癌患者痛苦的一大帮助。临床表现以肝痛的主要临床表现是：肝区痛、纳差腹胀、上腹部有肿块、黄疸、腹水肿胀，以及脾肿大等。

【方一】

【组成】鸡骨草 30 克，田螺 250 克。

【功用】清热利湿，舒肝止痛。

【主治】黄疸型肝炎、慢性肝炎、脂肪肝、肝硬化和早期肝癌的防治。

【方解】鸡骨草清热解毒，舒肝散瘀，田螺甘、咸、寒，有清热，利水之效。

【药理】鸡骨草全草含相思子碱胆碱、甾醇化合物、黄酮类、氨基酸、糖。子碱腹腔注射，能降低小鼠肩部由葡萄球菌毒索引起的炎症反应，有抗病毒和细菌，有预防和治疗感冒、流感、病毒性肝炎、黄疸及乳腺炎的功效。田螺含蛋白质、脂肪、糖、无机盐、蒎酸及维生素 A、B_1、B_2，还富含维生素 D，对于黄疸型肝炎、慢性肝炎、脂肪肝、肝硬化和早期肝癌有很好的疗效。

【用法】先用清水养田螺 24~28 小时，勤换水以去除污泥，取田螺肉洗净，与鸡骨草一起作汤，佐餐食用。

【方二】

【组成】干燥鼠妇 60 克。

【功用】破血利水，解毒止痛。

【主治】肝癌剧痛。

【方解】干燥鼠妇有利水、解毒破血止痛之功。

【药理】鼠妇含还原糖与糖原，其黏多糖含软骨素硫酸 A 或 C，或含玻璃酸。另含各种脂类、胆甾醇，可能还含蚁酸，用大剂量单味鼠妇煎汁口服治疗肝癌晚期出现的剧痛，止痛效果明显，鸦胆子油乳对赘疣细胞有毒性作用，能使细胞破坏，细胞核团缩，细胞坏死脱落，从而缓解肿瘤疼痛。

【用法】加水适量，水煎 2 次，混合后分 4 次口服，每日 1 剂。

【方三】

【出处】《新中医》

【组成】活癞蛤蟆 1 只（去内脏），雄黄 30 克。

【功用】解毒化瘀，散结止痛。

【主治】肝癌疼痛。

【方解】蛤蟆清热解毒，化瘀散结，且有止痛之功效，配雄黄加强了清热解毒的功效。

【药理】蟾蜍含华蟾毒素就有抗肿瘤的作用，还能杀菌升高白细胞，有明显镇痛作用，雄黄主要成分是硫化砷，有毒，对多种真菌及细菌有抑制作用。

【用法】将雄黄放入蛤蟆腹内，加温水少许捣成糊状，敷在肝区最痛处，夏天敷 6~8 小时换 1 次，冬天可 24 小时换 1 次。

三十八、胃癌

胃癌是指发生在胃上皮组织的恶性肿瘤。临床早期70%以上毫无症状，中晚期出现上腹部疼痛、消化道出血、穿孔、幽门梗阻、消瘦、乏力、代谢障碍以及癌肿扩散转移而引起的相应症状，任何年龄均可发生，以50~60岁居多，男女发病率之比为3.2~3.6：1。

胃癌具有起病隐匿，早期常因无明显症状而漏诊，易转移与复发，预后差等特点。

我国胃癌发病率高，其死亡率又占各种恶性肿瘤之首位，因此，胃癌是一个严重危害我国人民健康的常见病，应引起重视。

胃癌属于中医学的伏梁、积聚、胃脘痛、噎塞及胃反等范畴。

【方一】
【组成】菱粉30克，粳米50克。
【功用】益肠胃，解内热，防癌肿。
【主治】用于年老体虚，慢性泄泻，胃肠道癌者食用。
【方解】粳米有补脾胃、养五脏、壮气力的良好功效。而菱粉则可以益气养阴，健脾化湿。
【药理】粳米中的蛋白质虽然只占7%，但因吃量很大，所以仍然是蛋白质的重要来源。粳米所含人体必需氨基酸也比较全面，还含有脂肪、钙、磷、铁及B族维生素等多种营养成分。菱粉含丰富的淀粉、葡萄糖、蛋白质。药理研究发现种子的醇浸水液有抗癌作用。
【用法】粳米淘洗干净，如常法煮粥，待米熟时，调入菱粉，用小火烧至粥成，每日2次。

【方二】
【出处】湖北中医学院
【组成】白花蛇舌草120克，煨莪术、煨三棱、赤芍各9克，代赭石粉、海藻、昆布、制鳖甲各15克，旋覆花9克（包煎），夏枯草60克，白茅根30克，蜂蜜60克。

【功用】清热解毒，化瘀散结。

【主治】适用于胃癌。

【方解】白花蛇舌草可以清热解毒，利湿通淋。三棱、莪术都有破血行气，消积止痛的功效。夏枯草可以清肝火，散郁结。白茅根可以凉血止血，清热利尿。

【药理】方中主药白花蛇舌草含齐墩果酸、对位香豆素、黄酮苷以及白花蛇舌草素等。有抗肿瘤的作用。莪术含挥发油，其中主要为莪术酮、莪术烯、姜黄素等。近年来又从挥发油中分离出抗癌有效成分莪术醇、莪术双酮。有抗癌作用，除直接作用外，还可使宿主特异性免疫功能增强而获得明显的免疫保护效应。

【用法】每日 1 剂，水煎服。

方三

【出处】上海中医学院曙光医院

【组成】焦楂曲、焦麦芽各 9 克，煅瓦楞 30 克，制内金 6 克，川楝子 9克，延胡索 15 克，陈皮、广木香、生枳实各 9 克，丹参 15 克，桃仁 12 克，生牡蛎 30 克，夏枯草 15 克，海带、海藻各 12 克。

【功用】消食健脾，理气散结。

【主治】适用于胃癌。

【方解】川楝子行气止痛，散寒调中。延胡索可以活血、行气、止痛。枳实可以破气除痞、化痰消积。丹参可以活血调经、凉血消痈，安神。

【药理】枳实能缓解乙酰胆碱或氯化钡所致的小肠痉挛。对有胃瘘、肠瘘的犬灌服枳实或枳壳煎剂对已孕未孕小白鼠子宫有抑制作用，对已孕、未孕家兔离体、在位子宫均呈兴奋作用。丹参可以扩张冠脉，增加冠脉流量、改善心缺血、梗塞和心脏功能，调整心律，并能扩张外周血管，改善微循环；有抗凝、促进纤溶，抑制血小板聚集，抑制血栓形成的作用。

【用法】每日 1 剂，水煎服。

方四

【出处】《中医杂志》

【组成】生党参 15 克，茯苓 12 克，生黄芪 15 克，炒白术 10 克，生白芍 12 克，炒当归、广郁金各 10 克，醋青皮 9 克，炒莪术、京三棱各 10 克，绿萼梅 6 克，香谷芽 10 克。

【功用】益气养血，化瘀散结。

【主治】对胃癌治疗有疗效。

【方解】方中白术可以补气健脾，燥湿利水，止汗，安胎。当归可以补血，活血，调经，止痛，润肠。郁金可以活血行气止痛，解郁清心，利胆退黄，凉血。

【药理】当归含有挥发油，油中主要成分为藁本内酯，当归酮，香荆芥酚等。当归挥发油和阿魏酸能抑制子宫平滑肌收缩，而其水溶性或醇溶性非挥发性物质，则能使子宫平滑肌兴奋。当归对子宫的作用取决于子宫的机能状态而呈双相调节作用。当归对实验性高脂血症有降低血脂作用。郁金含挥发油、姜黄素、淀粉、脂肪油等。郁金有减轻高脂血症的作用，并能明显防止家兔主动脉、冠状动脉及其分支内膜斑块的形成。

【用法】水煎服，每日1剂。

三十九、肠癌

大肠癌为结肠癌和直肠癌的总称，是常见的恶性肿瘤之一，其发病率仅次于胃癌和食管癌。起病较缓慢，早期症状主要是大便习惯改变，大便次数增多、腹泻或大便不畅，或腹泻便秘交替，粪便变细，大便中带有黏液和血液或便血。随病情发展，便时可伴有腹痛，直肠癌患者常有里急后重，肛门坠痛，同时消瘦、贫血等症状呈进行性加重，晚期因癌肿转移至不同部位而出现肝肿大、黄疸、腹块、腹水、肠梗阻、骶尾部持续性疼痛、排尿不畅或疼痛等症状。

现代医学认为本病的病因尚不明确，可能与大肠慢性炎症（主要是溃疡性结肠炎、日本血吸虫病）、大肠的息肉和腺瘤有关。近年资料表明，食物中致癌物质如长期摄食高脂肪、高蛋白、低纤维食物较易产生大肠癌。

本病在中医临床中属于"脏毒""肠覃""锁肛痔""症瘕""下痢"等范畴。祖国医学认为忧思抑郁，脾胃失和，湿浊内生，郁而化热；或饮食不节，误食不洁之品，损伤脾胃，酿生湿热，均可导致湿热下注，浸淫肠道，肠道气血运行不畅，日久蕴蒸化为热毒，血肉腐败故见腹痛腹泻，便中夹有黏液脓血或为便血，湿、毒、痰、瘀、凝结成块，肿块日益增大，肠道狭窄，出现排便困难，病情迁延，脾胃虚弱，生化乏源，气血亏虚，或由脾及肾，还可出现脾肾阳虚，虚实夹杂，甚至阴阳离决等变化。

【方一】

【组成】白头翁 30 克，马齿苋、白花蛇舌草、山慈菇各 15 克、黄柏、象贝母、当归、赤芍、广木香、炒枳壳各 10 克。

【加减】便脓血者，加贯众炭、侧柏炭、生地榆等；腹痛便秘者，加延胡索、瓜蒌仁、火麻仁等；便溏者，加诃子、赤石脂、石榴皮等；腹部触及肿块者，加鳖甲、龟甲、穿山甲等；淋巴转移者，加夏枯草、海藻、昆布等；气血衰败者，加党参，黄芪、黄精等。

【功用】凉血解毒滋阴，活血行气止痛。

【主治】晚期直肠癌。

【方解】白头翁、马齿苋、白花蛇舌草、山慈菇清大肠之热、散瘀结；当归、赤芍活血，广木香、炒枳壳行气，黄柏、象贝母清热散结。

【药理】白花蛇舌草具有明显抗肿瘤作用，还能刺激网状内皮系统增生，增强网状细胞、白细胞的吞噬能力，从而达到抗炎抗菌的作用；山慈菇所含秋水仙碱及其加入氨水后的合成物秋水仙酰胺均有与长春碱相似的抗肿瘤作用。

【用法】将上药水煎 3 次后合并药液，分早、中、晚内服，每日 1 剂。3 个月为 1 个疗程。并用槐花、鸦胆子各 15 克，败酱草、土茯苓、白花蛇舌草各 30 克、花蕊石 60 克，血竭，皂角刺各 10 克。浓煎后保留灌肠。每日 1 次。

【方二】

【组成】黄芪 30 克，黄精、枸杞子、鸡血藤、槐花、败酱草、马齿苋、仙鹤草、白英各 15 克。

【功用】益气养阴，活血解毒。

【加减】脾肾两虚型者，加党参 15 克，白术、菟丝子、女贞子各 10 克；脾胃不和者，加党参 15 克，白术、陈皮、茯苓、半夏各 10 克；心脾两虚者，加党参、枣仁各 15 克，茯苓、当归各 10 克。

【主治】大肠癌。

【方解】黄芪、黄精、枸杞子益气养阴，马齿苋、仙鹤草、白英清热解毒，鸡血藤活血，槐花、败酱草为治大肠病的常用之药，能止血消瘀。

【药理】槐花能减少毛细血管的通透性及脆性，缩短出血时间，增强毛细血管的抵抗力。败酱草对金黄色葡萄球菌、痢疾杆菌、伤寒杆菌、绿脓杆菌、大肠杆菌有抑制作用，并有抗病毒作用。

【用法】将上药水煎后，分 2~3 次内服，每日 1 剂。本方亦可随症加减。

【方三】

【组成】生大黄（后下）、玄明粉、枳实、厚朴各 9 克，白花蛇舌草、蒲公英各 30 克，金银花、玄参各 9 克。

【功用】清热解毒，活血祛瘀。

【主治】用于大肠癌患者术前准备。

【方解】白花蛇舌草、蒲公英、金银花、玄参清热解毒，枳实、厚朴行气除满，生大黄、玄明粉泻下逐瘀。

【药理】白花蛇舌草具有明显抗肿瘤作用，还有刺激网状内皮系统增生，增强网状细胞、白细胞的吞噬能力，从而达到抗炎抗菌的作用；有广谱抗菌作用。

【用法】将上药浓煎成 200 毫升。术前 3 日起每日下午服用本方头煎，至术前晚上再用原方二煎做一次性灌肠。均不再予泻药和抗生素，不再做清洁灌肠。

四十、膀胱癌

膀胱肿瘤是泌尿系中最常见的恶性肿瘤，男女比例约为 3：1。临床表现以血尿、尿频、尿急、排尿困难甚至尿潴留，或伴腰痛、贫血、发热等症状为特征。发病年龄高峰为 70 岁。

该病属中医学"尿血""癃闭""淋病"等范畴，基本病机为本虚标实，虚为肾阳虚多见，后期可见肺肾两亏；实以湿热瘀毒为主，但常有侧重。

【方一】

【组成】地榆炭 100 克，食醋 500 毫升。

【功用】凉血止血，解毒敛疮。

【主治】膀胱癌。

【方解】地榆炭：性寒味苦而酸，有凉血泄热、收敛止血之功。

【药理】地榆炭：含地榆糖苷 1、2，地榆皂苷 A、B、E。可缩短出血凝血时间，并能收缩血管，故有止血的作用；体外抑菌实验对金黄色葡萄球菌、绿脓杆菌、志贺氏痢疾杆菌、伤寒杆菌、副伤寒杆菌、人型结核杆菌以及某些致病真菌均有作用。

【用法】将上药煎至 300 毫升，每日 1 剂，分次服完，每次服量不限，经过滤及高压灭菌后也可以做膀胱灌注用，每次 20~30 毫升。

【方二】龙蛇羊泉汤

【出处】《肿瘤良方大全》

【组成】龙葵 30 克，白英 30 克，蛇霉 15 克，海金沙 9 克，土茯苓 30 克，灯心草 9 克，威灵仙 9 克，白花蛇舌草 30 克。

【主治】膀胱癌血尿，尿恶臭或尿中有腐肉，排尿困难，小腹疼痛等湿热毒蕴结之证。

【方解】龙葵：性寒，味苦、微甘；有小毒；具有清热解毒，利尿的功效。白英：苦、微寒，入肝、胃经，具有清热解毒、利尿、祛风湿的功效。蛇霉：清热解毒、活血散瘀、收敛止血作用，又能治毒蛇咬伤，敷治疔疮。海金沙：甘、寒，归膀胱、小肠经。海金沙：甘淡利尿，寒能清热，其性下降，能除膀胱、小肠二经血分湿热，尤善止尿道疼痛，功专利尿通淋止痛，为治淋证尿道作痛之要药。土茯苓：清热解毒，利湿通络。灯心草：味甘、寒，无毒，入心、小肠、膀胱经，通阴窍，利小便，此物用之以引经，并非佐使之药也。威灵仙：辛、咸、温，归膀胱经，有祛风湿、通经络的作用。白花蛇舌草：微苦、甘、寒，归大肠、小肠经，具有清热解毒、利湿通淋的作用。

【药理】龙葵：总碱对动物肿瘤的抑制率极强，龙葵叶提取物对小鼠（S180）腹水型有一定抑制作用，对小鼠子宫颈瘤（U14）、小鼠肉瘤（S180）、艾氏腹水癌（Ec）转实体型均有抑制作用。白英：对金黄色葡萄球菌有抗菌作用。蛇霉：对金黄色葡萄球菌、绿脓杆菌有抗菌作用。海金沙：对金黄色葡萄球菌、绿脓杆菌、福氏痢疾杆菌、伤寒杆菌等均有抑制作用。土茯苓：清热除湿，更长于解毒，徐长卿有镇痛作用。灯心草：有抗氧化及抗微生物等药理作用。威灵仙：含有白头翁素和白头翁醇，具有镇痛抗利尿的作用。白花蛇舌草：有抗菌消炎作用，能刺激网状内皮系统增生和增强吞噬细胞活力。

【用法】水煎服，日1剂。

【方三】

【出处】《中华泌尿外科杂志》

【组成】党参15克，黄芪、茯苓、女贞子、寄生、白花蛇舌草各30克。

【功用】健脾益气，补肾解毒。

【主治】用于膀胱癌之体质较差，正气虚弱者。

【方解】党参：甘、平；归脾、肺经，有益气、生津、养血的作用。黄芪：味甘，微温，具有补气固表，托疮生肌、利水的功效。茯苓：甘、淡、平，具有渗湿利尿、健脾安神的作用。女贞子：甘、苦、凉，归肝肾经，具有补肝肾阴、乌须明目的作用。寄生：苦、甘、平；具有补肝肾，强筋骨，除风湿，通经络，益血，安胎的作用。白花蛇舌草：微苦、甘、寒，归大肠、小肠经，具有清热解毒、利湿通淋的作用。

【药理】党参：对血细胞（血球）影响，动物实验发现党参能够增加红细胞（红血球）和血红蛋白，升高血糖，降低血压等。黄芪：主要成分为黄芪皂苷、黄芪多糖、γ-氨基丁酸，微量元素（硒、锰、铁、钙等），为临床各科应用较为广泛的中药之一。黄芪具有增强肌体的免疫功能，强心、降压、降血糖、利尿、抗衰老、抗肿瘤、抗疲劳、抗病毒、镇静、镇痛等作用。茯苓：是利水渗湿药中的常用药，主要含多聚糖类、β-茯苓聚糖、羧甲基茯苓多糖、茯苓多糖、茯苓素、茯苓酸、三萜类、卵磷脂、蛋白质及多种微量元素等成分，功效利水渗湿、健脾和胃、宁心安神。女贞子：含女贞苷、10-羟基女贞苷、橄榄苦苷、10-羟基橄榄苷、洋丁香酚苷、新女贞子苷、8-表金银花苷、有旋-花旗松素、槲皮素、外消旋圣草素、齐墩果酸、乙酰齐墩果酸、熊果酸、乙酰熊果酸、女贞子酸、女贞苷酸、β-谷甾醇等，具有抗炎作用、促进免疫功能的作用、有降低血脂，预防AS（动脉粥样硬化）的作用等。寄生：含黄酮类化合物：槲皮素、槲皮苷、萹蓄苷及少量的右旋儿茶酚，具有扩张冠状动脉，降压作用。白花蛇舌草：有抗菌消炎作用，能刺激网状内皮系统增生和增强吞噬细胞活力。

【用法】水煎服，日1剂。

四十一、乳腺癌

乳腺癌是危害妇女健康的主要恶性肿瘤，全世界每年约有一百多万妇女患有乳腺癌。男性也可患乳腺癌，但男性患乳腺癌的机会比女性要少100倍。乳腺癌的好发部位以乳房外上占多数。早期乳腺癌可无任何自觉症状，病变晚期可出现乳腺肿块，肿块部位以外上方多见，质地硬韧，边界不甚清晰，无包膜感，推之移动性小，多数无明显疼痛，乳头出现回缩、偏位，离乳头 2~3 厘米处乳头溢流黄水或血水，癌性湿疹样改变。

乳腺癌在中医病学中称之为"乳岩"。其病因主要为正气不足，外邪乘虚侵袭，或因七情内伤，肝气郁结，痰凝血淤，结于乳房而成。

【方一】
【出处】苏州民间方
【组成】童子鲫鱼 1 条。
【功用】健脾生肌。
【主治】乳腺癌。
【方解】鲫鱼入脾、胃、大肠经，有益气健脾、利水消肿、清热解毒、通络下乳等功能。
【用法】童子鲫鱼 1 条，加酒酿捣烂，外敷于乳腺肿瘤处，每日一换。

【方二】
【出处】北京中医院郁仁存
【组成】川郁金、玫瑰花、桔叶、赤白芍各 10 克，青陈皮各 3 克，当归 15 克，瓜蒌 30 克。
【功用】舒肝理气，消肿散结。
【主治】乳腺癌初期，或术后化疗。
【方解】郁金行气解郁、凉血破瘀，青皮舒肝理气，且有散结之功，陈皮理气健脾、燥湿祛痰，当归补血活血，赤芍行瘀、止痛、凉血、消肿，白芍养血柔肝、缓中止痛，瓜蒌清热散结。
【药理】郁金有镇痛抗炎及抗肿瘤，白芍具有免疫调节作用及抑制细菌的作用，还有镇静、镇痛、扩血管作用。当归有抑制平滑肌，抗血小板聚集，抗炎作用，增强机体免疫功能、脑缺血损伤的保护，抗肿瘤，使细胞增殖，保护肝脏和肾脏等作用。瓜蒌有祛痰和抑制细菌作用。

【用法】水煎服，日1剂。

【方三】

【出处】《江苏中医》

【组成】全蝎160克，瓜蒌25个。

【功用】抗癌，清热解毒，散结。

【主治】乳腺纤维腺瘤。

【方解】全蝎清热解毒，散结，止痛；瓜蒌清热化痰散结。

【药理】瓜蒌含三萜皂苷、有机酸、树脂、糖类和色素。具有抗菌、抗癌作用，并能增加冠状动脉血流量和降低血脂。全蝎蝎毒对神经系统、脑血管系统疾病以及对恶性肿瘤、顽固病毒等有特殊疗效，可用于治疗痉挛抽搐、中风、半身不遂、口眼歪斜、破伤风、淋巴结核、疮疡肿毒等疾病还能增强免疫力和对结肠癌细胞、肝癌细胞等有抑制作用。

【用法】全蝎纳入25个瓜蒌中，焙存研细末，每日3次，每次3克，连服一个月。

【方四】

【组成】山慈菇250克，核桃仁500克。

【功用】清热解毒，活血化瘀。

【主治】乳腺癌和乳腺增生。

【方解】山慈菇清热解毒，化痰散结，核桃仁温补肺肾。

【药理】山慈菇含秋水仙碱，有抗肿瘤作用，核桃仁含脂肪油，主成分为亚油酸、油酸、亚麻酸的甘油酯；另含蛋白质、碳水化合物、α-及γ-维生素E、维生素B_2，具有清除自由基、抗衰老、健脑益智、美容、补肾壮阳等功能。

【用法】磨成粉，和匀后炼蜜为丸，每丸6克重，每日早晚各一丸。

四十二、宫颈癌

宫颈癌是指发生在子宫阴道部及宫颈管的恶性肿瘤。宫颈癌的转移，可向邻近组织和器官直接蔓延，向下至阴道穹窿及阴道壁，向上可侵犯子宫体，向两侧可侵犯盆腔组织，向前可侵犯膀胱，向后可侵犯直肠。宫颈癌是最常见的妇科恶性肿瘤，占女性生殖系统恶性肿瘤的半数以上，其死亡率为妇女恶性肿瘤的首位。原位癌及早期浸润癌常无任何症状，多在普查中发现。子宫颈癌的主要症状是阴道流血、阴道分泌物增多和疼痛等。其表现的形式和程度与子宫颈癌病变的早晚及病理类型有一定的关系。

宫颈癌是来自宫颈上皮的恶性肿瘤，是常见的女性恶性肿瘤。临床表现以阴道流血、白带增多、稀薄如水样或米汤样，混有血液、有腥臭味等为特征。晚期病灶波及盆腔结缔组织、骨盆壁、压迫输尿管或直肠、坐骨神经时，常有尿频、尿急、肛门坠胀、大便秘结、里急后重、下肢肿痛等症状。

该病属中医学"五色带下""崩漏"等病范畴。局部临床表现如出血、带下等为标，肝肾亏虚，冲任失调为本。

【方一】

【组成】白英 30 克。

【功用】清热解毒。

【主治】宫颈癌。

【方解】白英清热解毒，散结消肿。

【药理】白英含 β-羟基甾体生物碱，蛇果草提取物对体外培养的人食管癌 Eca-109 的生长有较强的抑制作用，对细胞集落形成有抑制作用，对细胞有丝分裂有抑制。

【用法】水煎服。

【方二】

【组成】花椒 30 克，大枣 30 克。

【功用】解毒散寒。

【主治】宫颈癌。

【方解】花椒功能温中散寒，杀虫解毒。

【药理】花椒有明显的抗菌、杀虫、燥湿止痒作用，可抑制和杀灭多种致病菌，通过毛细血管降低组织通透性间液，减低炎症反应以及显著提高动物的致痒阈，还有镇痛抗炎和局部麻醉作用。

【用法】水煎常服。

【方三】

【出处】《抗癌本草》

【组成】人参、生鳖甲各 18 克，花椒 9 克。

【功用】滋阴益气，散结消肿。

【主治】子宫颈癌。

【方解】人参性味甘、微苦，具有大补元气、补脾益肺功效，适用于癌症后期元气虚者。历代本草无不充分肯定，人参有补虚、抗衰老和延年益寿的作用。配伍生鳖甲养阴清热，软坚散结可以起到对肿瘤的消和散的作用，使肿瘤缩小。且人参得生鳖甲，补气而不滞气，生鳖甲得人参破结消肿之力更强。花椒具有温中散寒，除湿，止痛作用。三者合奏滋阴益气，散结消肿作用。

【药理】人参包含有人参皂苷、糖类、蛋白质、低分子肽、多胺、氨基酸、有机酸、维生素、脂肪酸、果胶、β-谷甾醇等。人参蛋白合成促进因子能促进机体各器官组织的 RNA 和蛋白质的合成，提高 RNA 多聚酶活性，提高血清蛋白合成率，增高白蛋白芨 γ-球蛋白含量，刺激了 RNA 和蛋白质的合成，同时也促进 DNA 的合成。RNA、DNA 和蛋白质的生物合成是机体和生命活动的重要生化过程，人参对其合成的促进作用具有重要的意义。人参皂苷能促进动物生长、体重增加，可能与促进蛋白质和 RNA 合成作用有关。人参还能刺激胆固醇和脂质的合成，同时又能加速胆固醇随胆汁经肠道排出体外，组织学发现能减轻肝脏脂肪浸润程度。花椒的药理作用有止痛抗炎，局部麻醉、降血压、助消化；可内服，可外用；花椒中提取的芳油，可分离出 20 种化合物：菌芋碱、青椒碱、香柑内脂等成分有散瘀活络、祛风解毒之功效。芳香精油中主要含有烯类，如柠檬烯、蒎烯、松油烯、月桂烯、桧烯、罗勒烯、侧柏烯等；醇类，如芳樟醇、松油醇和沉香醇等；酮类，如胡椒酮和薄荷酮等；另外还有醛类、环氧化合物（如 1，8-桉树脑）、酯类和芳烃等。药理研究证实，生鳖甲具有抗癌活性，能抑制人体肝癌、胃癌细胞呼吸。

【用法】共为细粉，分为 6 包，每服 1 包，开水送下，每晚 1 次。

【方四】

【出处】《肿瘤的防治》

【组成】斑蝥、车前子、滑石、木通各30克。

【功用】活血行瘀，清热除湿。

【主治】子宫颈癌。

【方解】斑蝥：辛、寒，有毒，入大肠、小肠、肝、肾经，有攻毒，逐瘀的功效，外用治恶疮，顽癣，口眼歪斜，喉蛾；内服治瘰疬，狂犬咬伤。配伍车前子、滑石、木通三者清热利湿。因为癌肿多是湿热瘀毒互结，故三者配伍可以具有很好的治疗效果。

【药理】斑蝥虽非临床常用内服药物，但因误服或制药时防护不慎从皮肤及口、鼻黏膜吸收而引起中毒者并不罕见。中毒者的临床表现，在消化系主要有口、咽部烧灼感，恶心、呕吐或呕出血水样物、血丝、血块，腹部绞痛等剧烈反应，在泌尿系有不同程度的血尿和毒性肾炎症状。皮肤、黏膜吸收中毒者，局部常发生水泡或充血、灼痛等。车前子含有多量黏液质，车前子酸、琥珀酸、腺嘌呤、胆碱。并含有少量维生素 A 类物质及维生素 B 等。车前子能抑制痢疾杆菌及皮肤真菌的生长，且有显著的利尿作用，其不但能增加水分的排泄，而且使尿素、氯化物及尿素的排泄量也同时增加。关木通中含有马兜铃酸为一类含硝基的菲类有机酸，主要存在于马兜铃科马兜铃属植物中，是该属植物的重要特征性成分。含马兜铃酸的中药如木通、广防己、青木香等曾广泛用于临床，引起肾脏损害。

【用法】共研细末，水研为丸，每服 1 克，每天 1~2 次。

四十三、卵巢癌

卵巢癌是发生在卵巢组织的恶性肿瘤，早期多无自觉症状，晚期可有腹痛、腹胀、腹部肿块及腹水、月经失调或闭经等临床表现。由于卵巢的胚胎发育，组织解剖及内分泌功能较复杂，它所患的肿瘤可能是良性或恶性。

该病属中医学"癥瘕""积"等范畴，本病以虚为本，以实为标，脏腑阴阳气血失调、正气虚损是致病基础，痰、湿、气、血瘀滞于冲任，久之导致该病。

【方一】

【出处】《肿瘤病手册》

【组成】菝葜、半枝莲、虎杖、白花蛇舌草各 30 克。

【功用】清热解毒。

【主治】缓解卵巢癌刺激症状，使瘤体缩小。

【方解】半枝莲、白花蛇舌草具有清热解毒，散瘀，止血之功效，菝葜解毒消肿，以利湿祛痰、化痰软坚、削减肿块，虎杖清热解毒，活血祛瘀。

【药理】半枝莲对动物实验性肿瘤、肉瘤、艾氏腹水癌、子宫颈癌、脑瘤等均有一定抑制作用，白花蛇舌草具有抗肿瘤活性，虎杖有良好的抑菌作用，对金黄色葡萄球菌等有明显的抑菌作用。

【用法】水煎服，日 1 剂。

【方二】

【出处】《肿瘤病手册》

【组成】蛇霉 15 克，鳖甲、白英、龙葵、半支莲各 30 克。

【功用】清热解毒，散结消肿。

【主治】卵巢癌，可使坠痛及压迫症状缓解，缩小肿块。

【方解】白英、龙葵、蛇莓、半支莲清热解毒，鳖甲滋阴潜阳，软坚散结。

【药理】半枝莲对动物实验性肿瘤、肉瘤霉、艾氏腹水癌、子宫颈癌、脑瘤等均有一定抑制作用，鳖甲中主含动物胶、角蛋白、碘质、维生素 D 等，其余尚有磷酸钙、碳酸钙等。鳖甲粉末对小鼠移植实质性癌具抑制作用。鳖甲能增强体液免疫，抑制结缔组织增生，并有消结块及增加血浆蛋白等作用。白英能引起癌细胞凋亡的作用，白英水提液具有较强的体外抑瘤活性，而其抑瘤活性并不局限于直接的细胞毒作用，龙葵全草含生物苷、龙葵碱、澳洲茄碱、澳洲边茄碱等多种生物碱，还含有皂苷、较多的维生素 A、维生素 C 等多种成分，对小鼠子宫颈癌 U14、肉瘤 S180、艾氏腹水癌转实体癌有抑制作用。

【用法】水煎服，日 1 剂，分 3 次服。

【方三】

【组成】炮穿山甲 100 克，生水蛭 60 克，三棱、莪术、白芥子各 30 克，肉桂 20 克。

【功用】 活血行气，散结消肿。

【主治】 卵巢囊性肿瘤。

【方解】 生水蛭，三棱、莪术破血行气，消积止痛，水蛭、穿山甲活血消癥，消肿排脓，白芥子败毒抗癌、害痰利气、消肿散结，肉桂散寒止痛，温经通脉。

【药理】 水蛭含水质素、肝素、抗血栓素、蛋白质等，由抗凝血作用，莪术有抗炎、杀菌及增强免疫力和抗肿瘤作用，还能抑制血小板聚集。白芥子含白芥子甙、芥子酶、芥子碱及脂肪油。白芥子苷经酶水解产生挥发性白芥油、酸性硫酸芥子碱及葡萄糖，在体内有明显抗肿瘤的治疗作用，肉桂对免疫功能的影响：能显著增加巨噬细胞吞噬功能，并能对抗环磷酸胺引起的白细胞数的下降，从而增强机体免疫能力。

【用法】 将上药研为细粉，黄蜡为丸，早、晚各服 4.5~6 克。30 日为 1 个疗程。

第二章　外科验方

一、疮疥疔痈

疖是单个毛囊及其所属皮脂腺的急性化脓性感染。致病菌大多数为金黄色葡萄球菌或白色葡萄球菌。中医亦称疖，多由暑、湿、热毒蕴于肌肤所致。

痈是多个相邻的毛囊和皮脂腺的急性化脓性感染，或由多个疖融合而成。致病菌为金黄色葡萄球菌。其特点为初起即有多个粟粒样脓头，溃后状如蜂窝，易向深部及周围扩散，范围较大，甚者大于 30 厘米。属中医"有头疽"范围，多因外受风温热毒，内有脏腑蓄毒所致。

疔是发病迅速而且危险性较大的急性感染性疾病。多发生在颜面和手足等处。若处理不当，发于颜面者很容易走黄而危及生命，发于手足者则可以损筋伤骨而影响功能。包括西医的疖、痈、坏疽的一部分。蛇头疔，指疔毒发于手指末端，肿胀形如蛇头者。

【方一】 *清暑汤*
【出处】《外科全生集》
【组成】银花 20 克，连翘 10 克，黄芩 10 克，滑石 15 克，车前仁 10 克，花粉 10 克，赤芍 10 克，薄荷 6 克，荷梗 10 克，生甘草 5 克。
【功用】清暑利湿，消肿解毒。
【主治】夏秋季节，患处结块，形似如锥，单个或多个，胸闷少食，小便短少。
【用法】水煎服，日 1 剂。

【方二】 热疖方

【组成】银花20克。

【功用】清热解毒，凉营和血。

【主治】患处突起，形似如锥，灼热疼痛，脓成溃破，数日而愈，或有发热、口渴。

【用法】水煎服，日1剂。

【方三】 五味消毒饮

【出处】《医宗金鉴》

【组成】银花，地丁，紫背天葵，公英，野菊花，酒少量。

【功用】清热解毒。

【主治】轻者疖肿只有一二个，多则可散发全身，或簇集一处，或此愈彼起。

【方解】银花清气血热毒，地丁、紫背天葵、公英、野菊花清热解毒，清解之力尤强，并能令血散结，消肿痛。

【用法】水煎服，日1剂。

【方四】 防风通圣散

【出处】《宣明论方》

【组成】防风、川芎、当归、芍药、大黄、薄荷叶、麻黄、连翘各6克，石膏、黄芩、桔梗各12克，滑石20克，甘草10克，荆芥、白术、栀子各3克。

【功用】养阴清热解毒。

【主治】疖肿此愈彼起，不断发生。散发全身各处，疖肿较大，易转变为有头疽。

【方解】麻黄、荆芥、防风、薄荷疏风解表，大黄、芒硝泄热通便，滑石、栀子清热利湿，使里热从二便分消。石膏、黄芩、连翘、桔梗清热泻火解毒，以清肺胃之热，当归、川芎、白芍养血和血，白术、甘草益气和中，调和诸药。

【用法】水煎服，日1剂。

二、胆囊炎

【方一】**大柴胡汤加减**

【出处】《金匮要略》

【组成】柴胡、生姜各 12 克，黄芩、白芍、半夏、枳实各 9 克，大黄 6 克，大枣 10 克。

【功用】疏肝利胆，清热利湿。

【主治】右上腹持续性胀痛、胸腹痞满，黄疸，恶寒发热，恶心呕吐，小便黄，大便结。

【方解】本方由小柴胡汤去人参、甘草，加大黄、枳实、白芍而成。是治少阳病不解，邪气初入阳明，微成腑实之方。故仍以和解少阳为主，轻泄热结为次。方中主药柴胡、黄芩和解少阳，祛半表半里之邪；辅以大黄、枳实内泄热结，行气消痞，除阳明微实；佐以白芍助柴、芩清肝胆之热，白芍伍大黄，解腹中实痛，半夏、生姜和胃止呕；使以大枣益气和中，伍白芍以防热邪入里伤阴，亦可缓和枳实、大黄泻下伤阴之弊；姜枣调和营卫。诸药相伍，共奏和解少阳，内泄热结之功效。

【药理】解热，消炎，镇静，镇痛，镇吐，泻下，保肝，利胆，排石。其中柴胡解热，抗炎，镇痛，抗流感、牛痘病毒，抑制结核杆菌及钩端螺旋体；黄芩所含黄芩苷、黄芩素具显著解热作用，抗流感病毒和多种球菌、杆菌；大黄中所含番泻苷俱泻下作用，促进胆汁分泌，增加胆红素和胆汁酸，抗多种球菌、杆菌、真菌和病毒；枳实加强肠蠕动，以排泄积气；生姜、半夏善于镇吐，祛痰；白芍调整胃肠平滑肌运动，以解痉镇痛，抗菌，消炎；大枣具抗过敏作用。

【用法】水煎服，日 1 剂。

【方二】**龙胆泻肝汤加减**

【出处】《医方集解》

【组成】龙胆草 10 克，黄芩 10 克，山栀 12 克，生地黄 12 克，柴胡 10 克，车前草 15 克，黄连 10 克，大黄 12 克，木通 12 克，泽泻 12 克，当归 12 克。

【功用】疏肝利胆，清热泻火。

【主治】右上腹持续性胀痛，痛而拒按，或可触及肿大的胆囊，壮热不退，口苦心烦，小便短赤，大便燥结。

【方解】方中主药龙胆草大苦大寒，既泻肝胆实火，又清肝胆湿热；辅以黄芩、栀子苦寒泻火，助龙胆草之力。柴胡疏畅肝胆，助胆草清热泻火；佐以泽泻、木通、车前子渗利水湿，使湿邪从小便而出。当归、生地黄滋阴养血，以防苦寒药化燥伤阴；使以甘草调药和中，防苦寒伤胃。诸药合用，共收泻肝胆实火，清下焦湿热之功效。全方具泻中有补，清中有养，降中寓升，祛邪不伤正，泻火不伐胃的配伍特点。

【药理】解热，抗炎，抑菌，利尿，利胆，保肝，降压，镇静，健胃。其中龙胆草健胃，抗菌，促炎症细胞吞噬功能，保肝，利尿；柴胡镇静，镇痛，解热，抗炎，利胆，增强免疫力，抗病毒；黄芩、栀子抗菌，解热，消炎；当归抗炎，镇痛，降低血小板聚集；生地黄保肝，防止肝糖原减少，抗炎，利尿；泽泻、木通、车前子利尿；甘草所含甘草甜素和甘草次酸，具有保泰松样的抗炎作用。

【用法】水煎服，日1剂。

三、胆石症

【方一】

【出处】流传民间和医界。

【组成】绿茶1克，过路黄10克。

【主治】胆结石。

【用法】沸水冲泡，加盖，5分钟可饮，每天饮服，可反复冲泡至淡而无味为止。

【方二】

【出处】流传民间和医界。

【组成】绿茶。

【主治】胆结石。

【用法】晒干研末，沸开水冲，趁热连茶末一起饮下，每天晨起空腹和睡前各饮一次，其他时间随时可服，初服时每次 2 茶匙，每天服 6 次，约 2 年后，改为每次 1 茶匙，每日 4 次。

【方三】

【组成】柴胡 10 克，白芍 15 克，枳壳 15 克，枳壳 15 克，甘草 10 克，当归 10 克，金钱草 30 克，茵陈 15 克，厚朴 10 克，大黄 10 克，川楝子 10 克，郁金 10 克，元胡 10 克，党参 15 克。

【功用】利胆疏肝，消炎止痛，逐瘀排石。

【主治】肝胆结石及急慢性胆囊炎。

【用法】水煎服，每日 3 次。

【方四】

【组成】柴胡 10 克，白芍 15 克，枳壳 15 克，甘草 10 克，当归 10 克，金钱草 30 克，茵陈 15 克，厚朴 10 克，大黄 10 克，川楝子 10 克，郁金 10 克，元胡 10 克，党参 15 克。

【功用】利胆疏肝，消炎止痛，逐瘀排石。

【主治】肝胆结石及急慢性胆囊炎。

【用法】水煎服，每日 3 次。

四、急性乳腺炎

　　急性乳腺炎是乳房的急性化脓性感染，为细菌（金黄色葡萄球菌等）经乳头皲裂处或乳管口侵入乳腺组织所引起。本病以初产妇为多见，好发于产后第 3~4 周。发病前常有乳头皲裂，乳头隐畸形，乳房受挤压，乳汗淤积等诱因。本病初起乳房肿胀、疼痛，肿块压痛，表面红肿，发热；如继续发展，则症状加重，乳房搏动性疼痛。严重者伴有高烧，寒战，乳房肿痛明显，局部皮肤红肿，有硬结、压痛，患侧腋下淋巴结肿大，压痛。炎症在数天内软化，形成乳房肿，有波动感，脓肿深的皮肤发红及波动感不明显。形成本病的主要原因有乳腺管阻塞，乳汁淤积；或因婴儿吸乳时损伤乳头所导致。本病的临床特点为发病急，可伴有发热、畏寒，病侧乳房红肿热痛，出现硬块，最后形成脓肿等。该病属中医学"乳痈"范畴，乳汁郁积是最常见病因，感受外邪也是重要病因。

【方一】 瓜蒌牛蒡汤

【组成】 瓜蒌、牛蒡子、天花粉、黄芩、陈皮、生栀子、皂角刺、金银花、青皮、柴胡、甘草、连翘。

【功用】 疏肝清胃，通乳消肿。

【主治】 乳汁瘀积结块，皮色不变或微红，肿胀疼痛，伴周身酸楚，恶寒发热者。

【用法】 水煎服，日1剂。

【方二】 透脓散

【出处】《外科正宗》

【组成】 黄芪、当归、川芎、穿山甲、皂角刺、酒少许。

【功用】 清热解毒，托里透脓。

【主治】 乳房红肿热痛，肿块变软应指。

【方解】 黄芪长于大补元气而托毒排脓，当归养血活血，川芎活血行气，化瘀通络。穿山甲、皂角刺善于消散穿透。酒助药力。

【用法】 水煎服，日1剂。

【方三】 托里消毒散

【出处】《外科正宗》

【组成】 党参、黄芪、白术、茯苓、当归、白芍、川芎、金银花各5克，甘草、白芷、皂角刺、桔梗各3克。

【功用】 益气和营脱毒。

【主治】 溃脓后，乳房肿痛变轻，疮口脓水不断，脓汁清稀。

【方解】 方中黄芪、党参、白术、茯苓、甘草补气健脾；当归、白芍、川芎补血活血；白芷、皂角刺溃疡排脓。诸药合用，共奏补益和血，托里排脓之功效。临床应用：本方是治疗疮疡因气血虚弱、脓成不溃的方剂。以脓成不溃，脓毒不易外达为据。体弱者，去白芷，倍用党参。用于多种化脓性疾病属气血不足者。

【用法】 水煎服，日1剂。

【方四】 解表通乳汤

【出处】《实用外科手册》

【组成】瓜蒌 15 克、银花 20 克、连翘 10 克、牛蒡子 10 克、柴胡 10 克、香附 10 克、王不留行 10 克、蒲公英 30 克、花粉 10 克、皂角刺 5 克、甘草 5 克。

【功用】解表疏肝，解毒通乳。

【主治】乳房结块，自觉疼痛，皮肤微红或不红，伴畏寒发热，头痛胸闷者。

【用法】水煎服，日 1 剂。

五、阑尾炎

阑尾炎是指阑尾的化脓性疾病，但有急慢性之分。若有下腹固定压痛对急性阑尾炎具有重要诊断意义；若是慢性阑尾炎则多有急性阑尾炎史，仅有右下腹不适感或隐痛，可因活动、饮食不节而诱发。肠痈，系发生于肠道的痈肿，发病较急，多为上腹疼痛或脐周疼痛，数小时后转移到右下腹，呈持续性，伴阵发性加刷（部分患者起病即为右下腹痛），有明显的压痛，反跳痛。

【方一】

【出处】流传民间和医界。

【组成】大蒜 120 克、芒硝 60 克。

【主治】急性单纯性阑尾炎。

【用法】共捣烂如泥，另取大黄粉 50 克醋调成糊状。净皮肤，改敷大黄醋敷治疗时以右下腹压痛明显处或麦氏点为中心，盖 1 块小纱布保护皮肤，然后将大蒜芒硝泥摊在凡士林纱布上。放于痛处，上面再盖凡士林纱布，再盖纱布垫 1 块，胶布固定，2 小时后去药，用食醋洗剂，覆盖纱布垫如前，8 小时后揭去。

【按语】敷药后 24 小时不见效可再敷 1 次。

【方二】

【出处】流传民间和医界。

【组成】九里香草 12 克、酒 200 毫升、糖适量。

【主治】肠痈。

【用法】取九里香枝叶细切，干者 12 克，鲜者 20 克，加米酒 200 毫升，浸 1~2 日，滤过即成，每次饮 5~10 毫升，每日 1~2 次，糖茶过服。

【方三】

【出处】流传民间和医界。

【组成】鲜野菊花 60 克，败酱草 15~60 克，紫花地丁 30 克。任选其中 1 种，水煎；分 3~4 次服，每日 1 剂。

【主治】急性阑尾炎。

【方四】

【组成】金银花 12 克，蒲公英、紫花地丁各 15 克，白花蛇舌草、大黄各 10 克，川楝子、牡丹皮各 9 克，赤芍 10 克，虎杖 15 克。

【功用】清热解毒，化瘀消痛。

【主治】适用于热蕴所致阑尾炎，其主要症状如：腹痛拒按，右下腹压痛较明显，有反跳痛，腹皮挛急，或可扪及包块，伴身热、口渴、食少、脘痞，恶心呕吐，大便秘结或便溏不爽，小便短赤，苔黄少津或厚腻，脉弦数或滑数。

【用法】水煎服，每日 1 剂。

六、泌尿系结石

泌尿系结石属祖国医学的"石淋"，一般认为系湿热下注膀胱，膀胱气化不利，日久湿热煎熬蕴结成石，治疗多以清利湿热、通淋排石为主。在临床观察中发现有部分患者由于病久耗伤正气，表现为脾胃之气受损，加之多用清利攻下之品更伐中气，而无力推动结石下行排出体外，补气通淋汤意在补益脾胃之气，以助推动之力，再配以清利通淋排石之品，以利排石。本方适宜于病程长且有气虚症状者，并强调坚持较长时间治疗，通常需 1~2 月，或更长疗程，方可奏效。

【方一】八正散

【出处】《太平惠民和剂局方》

【组成】车前子、瞿麦、萹蓄、滑石、山栀、甘草梢、木通、制大黄各9克，灯心草2克。

【功用】清热利湿，通淋排石。

【主治】肾结石、输尿管结石、膀胱结石湿热蕴结型。

【方解】本方病机乃湿热下注膀胱。故治宜清热泻火，利水通淋。方中以车前子、瞿麦、萹蓄、木通、滑石为主药，以利水通淋，清利湿热；辅以山栀清利三焦湿热，大黄泄热降火，灯心草导热下行，甘草调和诸药，止痉中作痛。其中木通、灯心、栀子、大黄、车前子具有泻心火、利小便，使湿热从二便分消之效；故此方亦治心经邪热之口舌生疮，咽喉肿痛，烦躁不宁之症。

【药理】利尿，抗菌，促凝止血。其中瞿麦、萹蓄以煎剂口服，能明显利尿，瞿麦并增加氯化物的排泄；滑石、车前子，大黄均能利尿，车前子可增加尿量、尿素、尿酸及氯化钠的排泄；萹蓄、木通、车前子抗感染，车前子抗炎，降血脂；萹蓄、瞿麦降血压；大黄、栀子、萹蓄均能促凝止血，大黄酚能增加血小板，缩短凝血时间；大黄、甘草广谱抗菌，瞿麦、栀子、大黄抑制多种杆菌、球菌。故用于泌尿系感染，颇为有效。

【用法】水煎服，日1剂。

【方二】沉香散合五淋散加减

【组成】茯苓15克，猪苓10克，泽泻10克，白术10克，桂枝5克，沉香3克，金钱草30克，川牛膝10克，赤芍15克，桃仁10克，鱼脑石30克。

【功用】行气活血，散结通淋。

【主治】肾结石、输尿管结石、膀胱结石气滞血瘀型。

【方解】茯苓、猪苓、泽泻利水通淋，赤芍凉血活血。集清利于一方，标本兼顾，扶正与祛邪并用，为其配伍特点。

【用法】水煎服，日1剂。

【方三】右归饮加减

【出处】《景岳全书》

【组成】熟地黄24克，炒山药9克，山茱萸6克，杜仲9克，制附子7克，枸杞子9克，肉桂5克，炙甘草3克。

【功用】温补肾阳，填精补血。

【主治】治肾阳不足，精血亏损所致腰膝酸痛，神疲乏力，畏寒肢冷，小便清长，咳喘，泄泻，舌淡苔白，脉沉细；或阴盛格阳，真寒假热证。

【方解】方中主药附子、肉桂温补肾阳而祛寒；辅以熟地黄滋肾补精血，山茱萸、枸杞子滋肝肾，益精血；佐以杜仲补肝肾，强筋骨。山药、甘草补中益脾。诸药合用，共奏温补肾阳，填精补血之功效。

【药理】增强免疫、抗病和耐寒能力，兴奋和调节垂体-肾上腺皮质激素，增强消化和造血机能，扩张血管，促进血液循环，降血压，降血糖，强心，利尿，抗菌，抗病毒，镇静，镇痛。其中熟地黄、枸杞子增强免疫和造血功能，抗肿瘤。熟地黄还能强心，降血压。枸杞子又可降血脂，保肝，降血糖，增强耐缺氧能力，延缓衰老；杜仲调节免疫功能，增强吞噬功能，促性腺发育，增强垂体-肾上腺皮质功能，调节环核苷酸代谢，利尿，降低胆固醇，镇静，镇痛，安胎，抗菌。临床应用：本方是肾阳不足，精血亏损的常用方剂。以腰疫肢冷，神疲乏力，小便清长，脉沉细为据。若泄泻者，加肉豆蔻、补骨脂，以温阳止泻；气虚者，加党参、白术；火衰不能生土，呕吐吞酸者，加炮姜；少腹多痛者，加吴茱萸、茴香；淋带不止者，加破故纸；血少血滞，腰膝软痛者，加当归。用于慢性肾炎、高血压病，自身免疫功能低下，造血功能障碍，慢性支气管哮喘，贫血，神经衰弱，精子缺乏（加味）属肾阳不足，精血亏损者。如治阴盛格阳，真寒假热证，宜加泽泻 6 克水煎，冷服。

【用法】水煎，1 日 1 剂，于饭前 1 小时分 3 次服。

【方四】三金汤

【出处】上海中医学院《方剂学》

【组成】金钱草 30 克，海金沙 15 克，石苇、瞿麦、冬葵子各 9 克，鸡内金 6 克。

【功用】清热通淋，利尿排石。

【主治】治石淋，小便淋痛，尿血，尿中有砂石，腰痛。

【方解】方中主药金钱草，利尿通淋排石；辅以石苇、瞿麦、冬葵子、海金沙清热利水，促使结石从尿中排出。全方配伍特点：以利尿通淋排石为主，辅以清热利水之品。临床应用：常用于治疗泌尿系结石。以本方去冬葵子，加滑石、车前草、牛膝、王不留行、琥珀为基础方治疗。若肾虚者，加续断、淫羊藿、胡桃仁；气虚者，加黄芪、党参；血虚者，加当归、黄精；腰痛者，加乌药，并配合跳跃活动。运用时减去利尿药，加郁金、枳壳、木香疏肝理气药亦用于胆道结石症。排出结石后，以知柏地黄丸、大菟丝子丸补肾方剂调理；亦可经常用金钱草、陈皮泡茶饮，以防复发。

【用法】水煎，1日1剂，饭前1小时分3次服。

七、疝气

【方一】导气汤
【组成】槟榔10克，当归10克，苍术10克，木香6克，枳壳9克，小茴香5克，橘核10克，荔枝核12克，川楝子10克，路路通10克。
【功用】疏肝理气。
【主治】腹外疝肝气郁滞型。
【用法】水煎服，日1剂。

【方二】天台乌药散
【出处】《医学发明》
【组成】天台乌药18克，木香、炒小茴、青皮各6克，高良姜9克，川楝子12克，巴豆10克，槟榔9克。
【功用】温化寒湿，疏肝理气。
【主治】治寒凝肝脉，气机阻滞所致小肠疝气，少腹痛引睾丸，喜暖畏寒，舌淡，苔白，脉沉迟或弦。
【方解】方中主药乌药行气疏肝，散寒止痛；辅以小茴香暖肝散寒，高良姜散寒止痛，青皮疏肝调气，木香行气止痛；佐以槟榔直达下焦，行气化滞而破坚，川楝子与巴豆同炒，去巴豆而用川楝子，既减川楝子之寒，又增行气散结之功。诸药合用，共奏解寒凝，疏气滞，调肝络，止疝痛之功效。
【药理】加速肠壁血液循环，降低小肠紧张性，促进胃肠蠕动和消化液分泌，镇痛，消胀。其中乌药兴奋胃肠平滑肌，增强蠕动，排出积气，促消化液分泌；木香对抗和松弛肠痉挛；小茴香排出腹气，缓解痉挛，减轻疼痛；槟榔增强肠蠕动，有致泻效应；高良姜健胃，兴奋肠管；青皮促消化液分泌，排肠内积气；巴豆促进肠蠕动，导致腹泻，增加胆汁和胰腺分泌；川楝子镇痛。

【用法】水煎服，日1剂。

【方三】补中益气汤

【出处】《脾胃论》

【组成】黄芪15克，党参12克，白术、当归各10克，陈皮、炙甘草各6克，升麻、柴胡各3克。

【功用】补中益气。

【主治】腹外疝气虚下陷型。

【方解】方中主药黄芪补中益气，升阳固表；辅以人参、白术、甘草益气健脾；佐以陈皮理气和胃，当归补血活血，取其补而不滞，气血相生；使以升麻、柴胡升清举陷。诸药合用，共奏补中益气，升阳举陷之功效。

【药理】增强内脏肌张力，纠正贫血，护肝；解热，抗金葡球菌，抗癌，抗放射线损伤。其中黄芪、人参、白术促进白蛋白合成，降低麝香草酚浊度，兴奋中枢神经系统，增加机体耗氧量，增强心脏收缩力，升高红、白细胞及血色素。白术护肝，防止肝糖元减少；当归抗贫血，抑凝血，调节子宫肌张力；陈皮增加消化液分泌，促肠气排出；柴胡、甘草抗肝损害。柴胡加强回肠收缩，升麻兴奋膀胱和未孕子宫。升麻、柴胡解热，抗炎，抗病原微生物。柴胡抗病毒，抗过敏。

【用法】水煎服，日1剂。

【方四】暖肝煎

【出处】《景岳全书》

【组成】当归、枸杞子各9克，乌药、小茴香、茯苓、生姜各6克，沉香、肉桂各3克。

【功用】温补肝肾，行气逐瘀。

【主治】腹外疝治肝肾阴寒所致少腹冷痛，疝气痛，下元虚冷，四肢冷，舌淡苔白，脉沉迟。

【方解】方中主药肉桂大热，暖肝温肾，散寒止痛。小茴香暖肝散寒，行气止痛；辅以当归补肝养血，枸杞子补养肝肾，乌药、沉香行气散寒止痛；佐以茯苓渗湿健脾，生姜温散寒凝。诸药合用，温补肝肾以治其本，行气散寒以治其标，以温下元，散寒凝，畅气机，睾丸、少腹冷痛自愈。

【药理】解热，镇痛，改善血液循环，抑制平滑肌痉挛。其中乌药、小茴抑制平滑肌痉挛，排肠积气，促消化，缓疼痛；肉桂扩张皮肤血管，促汗腺排泄，解热镇痛；沉香调节胃肠蠕动；枸杞子护肝保肝，提高免疫力；当归抗贫血，抑制平滑肌痉挛，茯苓镇静，抗溃疡，降低胃酸分泌。

【用法】水煎服，日1剂。

八、血栓闭塞性脉管炎

血栓闭塞性脉管炎是周围动脉的慢性、持续进展性炎症病变，主要发生在下肢，以青壮年男性为多。其特点是初起患指（趾）怕冷，紫暗，剧痛，继则可变黑褐色，肢节脱落。属中医"脱疽"范畴。多由寒、湿、热、瘀诸邪阻滞于经络所致。

【方一】阳和汤
【出处】《外科证治全生集》
【组成】熟地黄10克，白芥子10克，鹿角胶10克，肉桂6克，姜炭10克，麻黄6克，牛膝30克，鸡血藤15克，甘草6克。
【功用】温经散寒，活血通络。
【主治】血栓闭塞性脉管炎阳虚寒凝型。
【方解】重用熟地黄，以温补营血；鹿角胶填精补髓，强壮筋骨，助熟地黄以养血；炮姜、肉桂温中有通，以温通经脉，解散寒凝痰滞；麻黄开腠理以达表；白芥子祛皮里膜外之痰，与温补药同用，则补而不腻，通而不散；生甘草有化毒之功。本方配伍特点，为温补营血不足，解散阴凝寒痰，使破阴回阳，消寒化痰。
【药理】抑制结核杆菌，扩张血管，强心，利尿。生地黄具糖皮质激素样作用；甘草浸膏具肾上腺皮质激素样作用。
【用法】水煎服，日1剂。

【方二】血府逐瘀汤
【出处】《医林改错》
【组成】桃仁10克，红花6克，当归10克，生地黄15克，川芎10克，赤芍10克，牛膝30克，桔梗10克，柴胡10克，枳壳10克，甘草6克，延胡索10克，五灵脂10克，地龙10克，土鳖虫6克。

【功用】活血化瘀，扶正解毒。

【主治】血栓闭塞性脉管炎血瘀阻络型。

【方解】主药当归、川芎、赤芍、桃仁、红花活血祛瘀，以祛除胸中瘀血；辅药桔梗、柴胡、枳壳流畅胸中气滞，气行则血行；佐以生地黄清血分瘀热，牛膝通血脉，引瘀血下行；使以甘草调和诸药，缓急止痛。全方配伍特点：行血分瘀滞，解气分郁结，活血不耗血，祛瘀能生新。

【药理】改善血液流变学，抗血小板聚集，改善微循环，加快血流速度，扩张血管，增加缺血器官血流量，尤能增加冠状动脉血流量，保护急性心肌梗死，降低脑血管阻力，对抗脑血管痉挛，抗慢性炎症，增加网状内皮系统吞噬功能，抑制巨噬细胞吞噬功能，增加抗体生成细胞，使抗体分泌增加，增强 T 细胞和 B 细胞功能，降低血清胆固醇。

【用法】水煎服，日 1 剂。

【方三】 茵陈赤小豆汤

【组成】茵陈 10 克，赤小豆 30 克，薏苡仁 30 克，苦参 10 克，苍术 10 克，黄柏 15 克，防己 10 克，泽泻 10 克，佩兰 10 克，白豆蔻 10 克，甘草 6 克。

【功用】清热利湿，活血通络。

【主治】血栓闭塞性脉管炎。

【用法】水煎服，日 1 剂。

【方四】 四妙勇安汤

【出处】《验方新编》

【组成】玄参 10 克，银花 15 克，当归 10 克，甘草 4 克，栀子 10 克，黄芩 10 克，牡丹皮 10 克，生地黄 10 克，板蓝根 15 克，蒲公英 10 克，地丁 10 克。

【功用】清热解毒，活血养阴。

【主治】血栓闭塞性脉管炎热毒阻络型。

【方解】方中主药金银花清热解毒为主；辅以玄参泻火解毒；佐以当归活血散瘀，使以甘草伍金银花加强清热解毒作用。本方具有量大力专、连续服用的特点。

【药理】抗炎消肿胀，镇痛，抑制葡萄球菌及绿脓杆菌。甘草解毒，扩张血管，增加循环血流量，抑制血小板聚集，抗血栓形成。

【用法】水煎服，日 1 剂。

九、痔疮

【方一】 凉血地黄汤
【出处】《外科大成》
【组成】细生地、当归尾、地榆、槐角、黄连、天花粉、生甘草、升麻、赤芍、枳壳、黄芩、荆芥。
【功用】清热凉血祛风。
【主治】一二期内痔，或内痔嵌顿伴继发感染，或年老体弱，或内痔兼有其他严重慢性疾病，不宜手术治疗者。
【用法】水煎服，日1剂。

【方二】 脏连丸
【出处】《证治准绳》
【组成】黄连240克（研静末）。
【功用】清热渗湿止血。
【主治】便血色鲜量多，肛内肿物外脱，可自行回缩，肛门灼热。
【用法】公猪大肠肥者一段，长36厘米，将黄连末装入大肠内，两头以线扎紧，放砂锅内，下煮酒1230毫升，慢火熬之，以酒干为度。将药肠取起，共捣为泥。每次3~9克，每天2次。

【方三】 止痛如神汤
【出处】《医宗金鉴》
【组成】秦艽、桃仁、皂角子、苍术、防风、黄柏、当归尾、泽泻、槟榔、熟大黄。
【功用】清热利湿，祛风活血。
【主治】肛内肿物脱出，甚或嵌顿，肛管紧缩，坠胀疼痛，甚则肛缘有血栓形成水肿，触痛明显。
【用法】水煎服，日1剂。

【方四】 补中益气汤
【出处】《脾胃论》

【组成】黄芪 18 克，甘草 9 克，人参 6 克，当归 3 克，橘皮 6 克，升麻 6 克，柴胡 6 克，白术 9 克。

【功用】补气升提。

【主治】肛门下坠感，痔核脱出须手法复位，便血色鲜或淡。面色少华，神疲乏力，少气懒言，纳少便溏。

【用法】水煎服，日 1 剂。

十、腰腿痛

【方一】

【出处】《医学理论与实践》

【组成】红花 50 克，威灵仙 50 克，三七 30 克，鸡血藤 30 克，桑枝 30 克，丹参 30 克，黄芪 60 克，党参 60 克，杜仲 60 克，枸杞 100 克，蜈蚣 2 条，乌梢蛇 20 克。

【功用】益气助阳补肾，祛风散寒除湿，通络止痛。

【主治】慢性腰腿痛。

【方解】方中用党参、黄芪、当归、狗脊、杜仲、鸡血藤益气助阳，滋补肝肾，用三七、红花、丹参、威灵仙、蜈蚣、乌梢蛇、桑枝祛风散寒除湿，化瘀通络止痛。

【用法】泡制方法和用法：每剂泡粮食白酒（或高粱酒）5 斤，约 15 天左右可饮用，每日晨起、睡前各服用 20 毫升加减。恢复期每日服 1 次。高血压患者在监测血压下服用。有强心升压作用，故对高血压病及快速型心律失常者慎用。

【方二】

【组成】熟地黄 15 克，白术 12 克，地龙 12 克，蒲黄 10 克（布包），杜仲 15 克，牛膝 12 克，木瓜 15 克，补骨脂 15 克（盐水炒），独活 10 克，当归 15 克，桃仁 10 克，附片 10 克（制），红花 6 克，续断 15 克，威灵仙 15 克。

【主治】腰腿痛。

【用法】水煎，日 1 剂，分 3 次服。

【方三】

【组成】熟地黄 100 克，白术 30 克，蒲黄 30 克，威灵仙 21 克，狗脊 30 克，当归 60 克，赤芍 30 克，土鳖虫 15 克，杜仲 50 克，青盐 6 克，牛膝 30 克，补骨脂 30 克，三七 50 克，地龙 20 克，元胡 100 克，淫羊藿 30 克，泽兰 50 克，续断 30 克，红花 12 克，穿山甲 30 克（炮珠）。

【用法】共研为细末，做为丸，每次 6 克，黄酒送服。

【方四】

【组成】桑寄生、独活、怀牛膝、木瓜、川断、红花、杜仲、苡仁、海风藤、鸡血藤、当归、熟地黄。

【功用】祛风湿、益肝肾、舒筋络、利腰腿。

【主治】适用于脊背腰腿部麻痹、疼痛、肿胀甚至肌肉萎缩不能行走者。

【方解】本方取"独活寄生汤"之义。方中以独活宣痹通络，行督脉，走下路，寄生补肝肾，荣血脉，合为主药；辅以熟地黄、川断、怀牛膝、杜仲益肾补肝之药，助荣筋壮骨之力；木瓜、海风藤祛风行湿、利关节。

【用法】水煎服，日 1 剂。

第三章 儿科验方

一、小儿消化不良

小儿消化不良为儿科多发病。临床上以腹泻、不消化便、食欲减退、腹胀、腹痛、伴有恶心、呕吐、粪便镜检可见大量脂肪球为特征，若治疗不得当，可迁延不愈，影响小儿生长发育，易演变成营养不良、佝偻病、贫血等慢性疾病。

【方一】疳泻验方
【出处】《辽宁中医杂志》
【组成】龟板、鳖甲、穿山甲、鸡内金、刺猬皮各10克，蛇蜕1条，雄猪肝中心叶1具。
【功用】消癥散结，益气止泻。
【主治】小儿消化不良气血两虚兼有瘀血者。
【方解】龟板、鳖甲性平味甘，滋阴补血，益肾健骨，消癥散结，主治骨痿、囟门不合、骨蒸潮热、癥瘕积聚；穿山甲味淡性平，活血通络而走窜，无处不至，能通脏腑经络，透达关窍，引诸药直达痛所，散癥瘕，破积聚；鸡内金为健脾胃、助消化、消积滞、除胀满、治呕吐、止泻利之佳品；蛇蜕性平味咸，祛风，定惊，杀虫，治解颅、目翳、弄舌、摇头；刺猬皮降气定惊、益肾、涩精、止泻；猪肝能补肝养血明目，医血虚萎黄、雀目夜盲、脾虚浮肿、泻利。以上7味药均为血肉有情之品，以猪肝为主，为佐为辅，补而不壅，香而不燥，攻而不猛，塞而不滞，对肝脾胃均有补益之功，并有消积聚、散癥瘕、益气血止泻利之效。
【药理】该方的构成具有增强消化与免疫功能、调整自主神经功能、改

· 109 ·

善营养状况和微循环等作用。

【用法】前6味药研末过箩；然后用竹刀（在整个制作过程中忌用铁器）把猪肝中心叶割下，放在砂锅内，置于文火上，再用竹筷将猪肝穿成无数小洞，撒上药粉并捣入小洞内，随熔随撒，直到药粉撒完，猪肝焙干黄为度（防止烤成焦黑），最后取出用石臼研粉过箩装瓶密封防潮。每日服3次，每次3克，温开水冲服或伴随饮食同吃亦可。

【方二】

【出处】《中国民间疗法》

【组成】葱白1根，生姜15克。

【功用】通阳散结。

【主治】小儿消化不良。

【方解】葱白为百合科植物葱的鳞茎，性味辛温，有发表散寒，通阳散结之功；生姜性味辛温，能发汗解表，祛风散寒。

【药理】葱白含挥发油，其挥发油对白喉杆菌、葡萄球菌等有抑制作用，并对多种皮肤真菌有抑制作用；生姜含挥发油，油中主要为姜醇、姜烯、水芹烯、柠檬醛、芳香醇、甲基庚烯酮、壬醛等，尚含辣味成分姜辣素，对伤寒杆菌、霍乱弧菌、阴道滴虫等均有不同程度的抑杀作用，并有止呕、退热的作用。

【用法】共捣碎后加入茴香粉9克，混匀后炒热（以皮肤能忍受为度），用纱布包好敷于脐部。每日1~2次直到治愈。

【方三】升清降浊汤

【出处】《中国中医药信息杂志》

【组成】苍术10克，白术10克，炒薏米10克，茯苓10克，藿香8克，葛根8克，荷叶6克，陈皮8克，扁豆8克，白蔻8克，神曲6克。

【功用】健脾和胃止泻。

【主治】小儿消化不良性腹泻。

【方解】方中苍术、白术、炒薏米、茯苓、藿香、葛根、荷叶运脾化湿，升清止泻；陈皮、扁豆、白蔻和胃降浊；神曲助消化。全方配伍，切合"脾升清，胃降浊"。

【药理】苍术、白术、炒薏米、茯苓、藿香、葛根、荷叶、白蔻、扁豆能增强淀粉酶的活性和左旋木糖吸收率，以健运脾土；茯苓有利尿的功能，能提高机体免疫力，抗肿瘤、抗心肌缺血，降血糖；神曲含有乳酸杆菌及淀粉酶，助消化，抑制肠管发酵，抑制致病性大肠杆菌的生长；陈皮对消化道有缓和作用，利于胃肠积气的排出，并能促进胃液分泌，有助于消化，还能刺激呼吸道黏膜，使分泌增多，痰液稀释，有利于排出；甘草有抗炎、抗氧化等作用。

【用法】每天 1 剂，水煎分 3 次服。

【方四】 **大承气汤加减**

【出处】《中国中医急症》

【组成】大黄 8 克（后下），芒硝 8 克，枳实 10 克，厚朴 8 克。症状消除后以扁豆、山药、薏苡仁、法半夏、茯苓、白术健脾和胃。

【功用】荡涤肠胃。

【主治】小儿消化不良。

【方解】方中大黄苦寒，既能挫其热势，又可泻下通便；芒硝性寒软坚润燥，助大黄泄热荡积、推陈致新；佐以枳实、厚朴行气放结，消食除满；茯苓、白术健脾和胃。如此腑通胃和，则病去体安。

【药理】大黄有泻下作用；芒硝所含主要成分为硫酸钠，能使肠道引起机械性的刺激，促进肠蠕动而致泄；枳实对胃肠道平滑肌有促动力作用，可兴奋胃肠平滑肌，使胃肠运动收缩节律增强而有力，增强胃排空；厚朴有抗菌、镇静中枢神经、肌肉松弛、抗溃疡等作用；白术、茯苓、扁豆能增强淀粉酶的活性和左旋木糖吸收率，以健运脾土，升阳化湿，收敛止泻；山药、薏苡仁能调节消化酶的分泌，增强消化与免疫功能。

【用法】每日 1 剂，水煎分 3 次服，5 天为 1 疗程，共用 10 天。

【方五】 **四磨汤**

【出处】《医学理论与实践》

【组成】木香、枳壳、乌药、槟榔。

【功用】消食导滞理气。

【主治】小儿消化不良。

【方解】木香、枳壳行气宽中，乌药行气止痛，槟榔消食行气，主消素食。

【药理】四磨汤中木香含木香内酯、木香碱，能使大肠兴奋，收缩力加强，蠕动加快，可缓解胃肠气胀所致的腹胀；乌药可以加速血液循环，有促进肠蠕动的作用；枳壳对胃肠道平滑肌有一定的兴奋作用，可使胃肠运动收缩节律性增加；槟榔含槟榔次碱等，可治食积、气滞、腹胀、便秘等。综上所述，四磨汤具有促进胃肠蠕动、改善消化功能、促进食物消化吸收的作用，从而达到治疗功能性消化不良的目的。

【用法】 每次 1 支，每日 3 次，2 周为 1 疗程。

二、遗尿症

遗尿是指 3 周岁以上的小儿，在睡眠中不能自主控制排尿。多数发生于夜间，引起遗尿除少数由于尿路病变，蛲虫病，脊柱裂等所致，绝大多数因大脑皮质及皮质下中枢功能失调引起。

【方一】 遗尿方
【出处】 《实用中医药杂志》
【组成】 桑螵蛸、乌药、覆盆子、川断、淫羊藿、锁阳、炒鸡内金、山萸肉、金樱子、五味子各 12 克，益智仁 9 克，肉桂 4 克，制附片 6 克，山药 15 克，煅龙骨、煅牡蛎各 20 克。
【功用】 补肾助阳，益气固涩，止遗尿。
【主治】 小儿遗尿。
【方解】 方中淫羊藿、锁阳、山萸肉补肝肾、固精气、缩小便，乌药温肾散寒，桑螵蛸固肾而缩小便，金樱子酸涩而收小便，五味子补肾固精、收纳肾气而止小便。全方配伍共奏补肾助阳，益气固涩，止遗尿之功。
【药理】 桑螵蛸有轻微抗利尿、降糖降血脂、促进消化液分泌及敛汗作用；山药、肉桂具有增强肌体的免疫功能，强心、降压、降血糖、利尿、抗衰老、抗肿瘤、抗疲劳、抗病毒、镇静、镇痛等作用；覆盆子有抗利尿作用并对大脑皮质有良好的调节作用；附子有强心、抗炎、抗氧化的作用；鸡内金含有胃激素，能增加胃液分泌量，提高酸度及消化力，增强胃肠蠕动，加快胃的排空；川断、锁阳、益智仁有调节内分泌功能的作用；乌药有抗乙酰胆碱的收缩效应，能解除平滑肌的痉挛，松弛膀胱逼尿肌作用，故接受治疗的患儿易自醒；龙骨能抗惊厥、减轻骨骼肌的兴奋性；金樱子有抑菌、收敛、止泻作用；牡蛎有镇静、镇痛、抗惊厥、降血脂、抗凝血、抗血栓作用。

【用法】每日1剂，早上、中午水煎服，晚上控制饮水。

【方二】缩尿散

【出处】《柳州医学》

【组成】五倍子、吴茱萸、小茴香、补骨脂、附子各等份，碾碎成细末，摇匀，装瓶备用。

【功用】调补心肾、健脾益肺、固精止涩，缩小便。

【主治】小儿遗尿。

【方解】故在治疗上以五倍子、吴茱萸、小茴香、补骨脂、附子温肾健脾，缩泉涩精。全方具有调补心肾、健脾益肺、固精止涩、缩小便的作用，取肾经之涌泉、任脉之神厥穴外敷，这样，下元虚冷得以温煦，膀胱的制约能力得以恢复，遗尿可止。

【药理】五倍子对小肠有收敛作用，可减轻肠道炎症止腹泻，并有抑菌作用；附子有强心、抗炎、抗氧化的作用；吴茱萸有健胃、镇痛、止干呕和止嗳酸等功效，有利尿作用，并对大肠杆菌有强力的抑制作用，对猪蛔虫有显著杀虫作用；补骨脂有调节内分泌功能的作用；茴香含挥发油（茴香油）等，能增强胃肠蠕动，排出胃肠中积气，因而有助于缓解痉挛，减轻疼痛。

【用法】取上药粉约20克，用温开水调成厚糊状，外敷神阙穴、涌泉穴（双侧），用胶布固定，每晚睡前进行敷贴，次日晨起时将药取下，如有敷药处起红疹者可改用植物油调敷，10天为一个疗程。

【按语】在饮食上忌生冷苦寒之品，睡前2小时少饮水及饮料，夜间家长可唤醒排尿1次，年长儿则应多给予安慰，帮助其克服紧张情绪，消除自卑感，树立战胜疾病的信心。

【方三】缩泉汤加味

【出处】《浙江中医杂志》

【组成】益智仁、金樱子、淡吴萸、五味子各5克，乌药、牡蛎、桑螵蛸各10克，山药15克。

【功用】益气温肾止遗。

【主治】小儿遗尿。

【方解】益智仁暖肾温阳；金樱子酸涩而收小便；淡吴萸温肾健脾，缩泉涩精；牡蛎、桑螵蛸收敛固涩；五味子补肾固精、收纳肾气而止小便；乌药温肾散寒；山药补气健脾益胃。

【药理】桑螵蛸有轻微抗利尿、降糖降血脂、促进消化液分泌及敛汗作用；五味子对神经系统各级中枢都有兴奋作用，可消除疲劳，提高大脑皮层的调节作用，既可起到醒脑作用，又可起到解痉作用；吴茱萸有健胃、镇痛、止干呕和止嗳酸等功效，有利尿作用；益智仁有调节内分泌功能的作用；牡蛎有镇静、镇痛、抗惊厥、降血脂、抗凝血、抗血栓作用；乌药有抗乙酰胆碱的收缩效应，能解除平滑肌的痉挛，松弛膀胱逼尿肌作用，故接受治疗的患儿易自醒；金樱子有抑菌、收敛、止泻作用；山药具有增强肌体的免疫功能，强心、降压、降血糖、利尿、抗衰老、抗肿瘤、抗疲劳、抗病毒、镇静、镇痛等作用。

【用法】每剂服 1.5 天，10 天为 1 疗程。

三、小儿口疮

小儿口疮是口舌黏膜上出现淡黄色或灰白色小溃疡，局部灼热疼痛，尤以实热证较为多见，常伴有发热，流涎，纳差，大便干结等症状。

【方一】 *白芨连冰粉*

【出处】《新中医》

【组成】白芨 15 克，黄连 9 克，冰片 2 克。

【功用】清热泻火，解毒敛疮。

【主治】小儿口疮属脾胃积热者。

【方解】黄连清热泻火，解毒疗疮；白芨有收敛止血、消肿生肌之功；冰片能散热止痛、防腐消肿，全方合用，有清热解毒止痛、祛腐消肿之功效，用于小儿口疮证属心脾胃素有蕴热之实火者确有良效。

【药理】黄连具有广泛抗菌作用，对金黄色葡萄球菌、溶血性链球菌等均有抑制作用；白芨其主要成分白芨胶及挥发油的止血效果迅速而确实，并有抑制革兰氏阳性球菌的作用；冰片对金黄色葡萄球菌有抑制作用。

【用法】上药碾成极细粉末，过 130 目筛后装瓶备用。令患者先用蒸馏水或淡盐水漱洗口腔后，取药粉约 2 克，分撒在口腔溃疡处，每天 1~2 次，5 天为 1 疗程。

【方二】 导赤散加味

【出处】《江苏中医药》

【组成】 生地黄 5~15 克，麦冬 5~12 克，木通 3~9 克，车前子 3~10 克（包），鲜竹叶 5~6 克，甘草梢 3~6 克。

【功用】 清热泻火。

【主治】 小儿口疮。

【方解】 方中生地黄、麦冬清热凉血，养阴生津；木通、车前子、鲜竹叶上清心经之火，下清小肠之热而利水；甘草梢清热解毒，调和诸药。全方配伍，性味甘寒，清心养阴，利湿导热。此方有利水不伤阴、泻火不伐胃之功。

【药理】 生地黄具有降压、镇静、抗炎、抗过敏、强心、利尿、调节免疫功能等作用；麦冬有镇咳祛痰、强心利尿作用；木通有利尿、抗菌作用；车前子有利尿、祛痰、抑菌作用；竹叶有抑菌、退热作用；甘草其所含甘草次酸、甘草锌能治疗急慢性炎症。

【用法】 水煎频服，日服 1 剂，重者可日夜各服 1 剂。

【方三】 釜底抽薪散

【出处】《中医外治杂志》

【组成】 吴茱萸 15 克，胡黄连、川大黄各 6 克，胆南星 3 克。

【功用】 导热下行，引火归元。

【主治】 小儿口疮。

【方解】 方中吴茱萸为主药，以热治热，引热下行，《本草纲目》曰："吴茱萸，咽喉口舌生疮者，以吴茱萸末醋调，贴两足心，移热便愈，其性虽热，而能引热下行，盖从治之义。" 胡黄连退虚热，除疳热，使浮游之虚火制；小儿多热易惊，以胆星清热镇惊；大黄取其苦寒沉降之性，使上炎之火得以下泄；醋溶合诸药，且敛中有散，协同引热。诸药合用，寓有引热下行、引火归元之义。

【药理】 吴茱萸有健胃、镇痛、止干呕和止嗳酸等功效，并有利尿作用，还对大肠杆菌有强力的抑制作用；大黄有促进排便、抗感染、健胃、止血、降压的作用；胆南星具有祛痰、抗惊厥、镇静及镇痛作用；胡黄连有利胆、抑菌作用。

【用法】上方共研细末，制成散剂备用。1岁以下小儿每次用药3克，1岁以上可酌情增至6~12克。用时将药末与陈醋适量调成糊状，候患儿睡熟后涂敷于两足心，外用纱布包扎，晨起去之。

【方四】黄连泻心汤

【出处】《四川中医》

【组成】黄连、黄芩各3克，竹叶、生地黄、木通、赤芍各6克，元参、山栀各5克，连翘10克，生甘草2克。

【功用】清热泻火解毒。

【主治】小儿口疮。

【方解】黄连、黄芩苦寒泻火，解毒疗疮；山栀清泻三焦之热；生地黄、赤芍、木通清热凉血降火利火，使湿热之邪从小便而走；竹叶、连翘清心除烦，导热下行，质轻性淡善走上焦，配合元参养阴清热使元阴得固，不发明火；甘草清热导火，并能促进溃疡面愈合。

【药理】黄连、黄芩具有广泛抗菌作用，对金黄色葡萄球菌、溶血性链球菌等均有抑制作用；生地黄具有降压、镇静、抗炎、抗过敏、强心、利尿、调节免疫功能等作用；木通有利尿、抗菌作用；竹叶有抑菌、退热作用；赤芍具有扩张血管、抗栓、抗凝的作用。

【用法】水煎滤汁200毫升，每日分2~5次服完，每日1剂，3日为1疗程。

【方五】甘草泻心汤

【出处】《辽宁中医杂志》

【组成】炙甘草20~30克，黄连3克，黄芩6~9克，干姜3~5克，党参10克，半夏6克，高热者加生石膏（先煎）30克，咽部破溃者加桔梗10克，大便秘结者加生大黄（后下）5~10克，小便赤黄者加滑石15克，阴虚火旺者去干姜加沙参、知母各10克。

【功用】健脾、清热、化湿。

【主治】小儿口疮。

【方解】方中炙甘草补虚健脾，宜重用为主药；党参补益中气；黄连、黄芩苦寒泄热；半夏燥湿化痰为辅；干姜温脾助运，同时防苦寒太过为佐。

【药理】黄连、黄芩具有广泛抗菌作用，对金黄色葡萄球菌、溶血性链球菌等均有抑制作用；半夏含挥发油、氨基酸、β-谷淄醇、胆碱、生物碱、葡萄糖苷和醛类等，具有镇咳、祛痰及止吐等作用，所含的葡萄糖醛酸的衍生物有显著的解毒作用。

【用法】每日1剂，水煎服，3天为1疗程。

四、婴儿湿疹

婴儿湿疹是一种常见的急性或亚急性皮肤瘙痒性、炎症性疾病，属中医学胎毒、湿毒范畴，俗称奶癣，是婴儿常见的皮肤病不都是婴儿。轻者皮肤局部红斑、丘疹、水疱，有分泌物渗出；重者以糜烂瘙痒为主反复发作，影响婴儿健康。

【方一】艾叶外洗方

【出处】《中医·养生》

【组成】艾叶少许。

【功用】利湿止痒。

【主治】婴儿湿疹。

【方解】艾叶性味苦、辛、温，归肝、脾、肾经。有利湿止痒之功。

【药理】艾叶油具有抗过敏作用。体外实验证明，艾叶油对球菌和大多数革兰氏阴性杆菌均有抑制作用。水煎剂及煎剂对多种致病细菌及真菌有轻度抑制作用。艾叶熏烟对细菌和真菌亦有明显抗菌作用，用于空气消毒，可使菌落减少95%~99.8%。

【用法】用8~15克艾叶加1千克水煮沸（水沸后即止），将药液用纱布滤取药渣后倾入浴盆，兑入适量清水，调整水温为38℃~42℃，为婴儿洗浴（艾叶用量视婴儿体重和洗澡用水量而定原则上以洗澡水呈浅褐色为宜），浴后抱出拭干，脂溢型或湿润型湿疹的婴儿可用松花粉均匀涂布患处或皮肤褶皱较多的地方。松花粉（松科植物马尾松或同属植物的干燥花粉）是花粉制剂，具有祛风收敛祛湿作用。一般每日洗1~2次，1~2周便会痊愈，而且不易复发。

【按语】①皮肤上的痂皮会逐渐自行脱落，家长不要硬性揭下痂皮。②不要用婴儿肥皂以及各种浴液和洗液给婴儿勤洗，否则会加重湿疹。③

严重难愈的湿疹婴儿可到中医门诊辨证用药。

【方二】

【出处】《河北中医》

【组成】龙胆草3克，紫草6克，连翘6克，马齿苋5克，生石膏10克，生地黄6克。

【功用】清热利湿，疏风止痒。

【主治】婴儿湿疹湿热型，症见：形体强壮，活泼好动，多食易饥，多怒，大便多干，小便多赤。

【方解】方中龙胆草大苦大寒，能上清肝胆实火，下泄肝胆湿热，泻火除湿，切中病机；生石膏辛甘大寒，清热泻火，尤善清胃经实热；紫草、连翘、马齿苋凉血解毒；诸药属苦寒燥湿伤阴之品，故用生地黄养阴，使祛邪而不伤正。

【药理】龙胆草含龙胆苦苷、獐牙菜苦苷、龙胆二糖、龙胆酮和龙胆酸等，有抑菌、镇静、肌松、降压、健胃作用；紫草对金黄色葡萄球菌、大肠杆菌、枯草杆菌等具有抑制作用；连翘浓缩煎剂在体外有抗菌作用，可抑制伤寒杆菌、副伤寒杆菌、大肠杆菌、痢疾杆菌、白喉杆菌及霍乱弧菌、葡萄球菌、链球菌等，并有抗炎作用；马齿苋对大肠杆菌、伤寒杆菌、金黄色葡萄球菌、杜盎氏小芽孢癣菌有显著的抑制作用；石膏能抑制发热时过度兴奋的体温调节中枢，抑制汗腺分泌并能降低血管通透性，减少渗出，从而阻断斑疹丘疹形成疱疹，同时促进疱疹迅速结痂干燥；生地黄具有降压、镇静、抗炎、抗过敏、强心、利尿、调节免疫功能等作用。

【用法】日1剂，头2煎分2次温服，第3煎外洗或湿敷。

【按语】加减：便干加重紫草、生地黄用量；皮疹以头面为主加蝉蜕、野菊花；下肢重加苦参、黄柏；渗出液多加土茯苓；痒甚加徐长卿、白鲜皮。

【方三】

【出处】《河北中医》

【组成】赤苓皮6克，白术6克，泽泻6克，茵陈4克，生地黄4克，竹叶4克，甘草3克。

【功用】健脾利湿。

【主治】婴儿湿疹脾虚型，症见：形体虚胖，性格较静，大便易溏，舌多胖，苔多腻。

【方解】泽泻、白术健脾温阳化气，利水渗湿，使水湿直达膀胱；赤茯苓皮之淡渗，增强利水渗湿之力；茵陈、竹叶、甘草利湿清热。

【药理】泽泻能增加尿量并加快尿素、氯化物等体内代谢物质的排泄，因此能抑制疱疹形成；白术能增强淀粉酶的活性和左旋木糖吸收率，以健运脾土，升阳化湿；赤茯苓皮利尿功效较好；茵陈乙醇提取物对 ECHD11 病毒有抑制作用；生地具有降压、镇静、抗炎、抗过敏、强心、利尿、调节免疫功能等作用；竹叶有抑菌、退热作用。

【用法】日 1 剂，头 2 煎分 2 次温服，第 3 煎外洗或湿敷。

【按语】加减：痒甚加白鲜皮、刺蒺藜。

五、疳积

疳积为儿科常见病，多发于断乳之后至 6 岁的小儿。临床表现各异，常以泄泻、浮肿、赢弱为主。本证主要症候，均具有长期形体消瘦，肌肉松弛，面色、皮肤色泽不华，毛发稀疏；有明显的脾胃症状，如大便不正常，厌食和异嗜症史，以及肚腹膨胀等现象；其他如精神异常，萎靡不振，烦躁不宁，脾气急躁，揉眉揭眼、咬牙嚼指等动作亦颇常见；严重患儿呈老人貌，骨瘦如柴。

【方一】疳积散
【出处】《中华实用中西医杂志》
【组成】生栀子 18 克，朴硝 18 克，文术 6 克，三棱 6 克，桃仁 6 克，红花 6 克，芫花 6 克，醋军 6 克，青皮 6 克，白术 6 克，山药 6 克。

【功用】行气活血，清热散结。

【主治】小儿疳积。

【方解】青皮、文术、三棱行气散结；桃仁、红花、醋军活血化瘀；栀子、朴硝清除积热；芫花清热散结；白术、山药健脾益胃。

【药理】栀子有降压、利胆、解热、镇静、抑菌作用；芒硝所含主要成分为硫酸钠，能使肠道引起机械性的刺激，促进肠蠕动而致泄；三棱、文术能显著延长凝血酶对人纤维蛋白的凝聚时间；桃仁能降低血管阻力，改善血流动力状况；红花能抑制血小板聚集，增强纤维蛋白溶解，降低全血黏度；大黄有促进排便、抗感染、健胃、止血、降压的作用；芫花水浸液对黄癣菌、大芽孢菌、铁锈色小芽孢菌、星状皮癣菌等皮肤真菌有抑制作用；对胃肠道平滑肌有促动力作用，可兴奋胃肠平滑肌，使胃肠运动收缩节律增强而有力，增强胃排空；白术能增强淀粉酶的活性和左旋木糖吸收率，以健运脾土；山药对肠管运动有双向调节作用，有助消化作用，并有降血糖、抗氧化作用。

【用法】上药为末，共 90 克。取本药加阿魏 13 克与黍米粥共捣为泥，敷小儿胃脘部，上至剑突，下至脐上两指，24 小时取下加黍米粥再捣如泥重敷，每剂连用 3~4 次，15 天为 1 疗程。

【方二】 二陈汤加味

【出处】《实用中医药杂志》

【组成】制半夏、橘红各 9 克，白茯苓、苍术各 6 克，炙甘草、制猪牙皂各 3 克，焦神曲 10 克，生山楂 10 克。

【功用】运化脾湿，降逆和胃。

【主治】小儿疳积。

【方解】制半夏、苍术、制猪牙皂燥湿运脾，降气和中，宣肺通利大肠，善消乳积，谷食所致之疳积，共为君药；橘红行气和中，焦神曲健胃消食导滞，辅助君药以达醒脾助运，和胃增纳之效；白茯苓健脾利湿为佐药；为防燥药之过燥劫阴之弊，故以食糖，炙甘草，生山楂为使，酸甘合化生阴，甘以补中，健脾益气，运化药力以消积。诸药合用，运脾和胃，升清降浊，缓中健运，消乳食积滞。

【药理】半夏含挥发油、氨基酸、β-谷淄醇、胆碱、生物碱、葡萄糖苷和醛类等，具有镇咳，祛痰及止吐等作用；所含的葡萄糖醛酸的衍生物有显著的解毒作用；苍术醇有促进胃肠道运动作用，对胃平滑肌也有微弱收缩作用；陈皮含挥发油、橙皮苷、维生素 B_1、维生素 C 等，挥发油对消化道有缓和作用，利于胃肠积气的排出，并且陈皮能促进胃液分泌，有助于消化，还能刺激呼吸道黏膜，使分泌增多，痰液稀释，有利于排出；茯苓有利尿的功能，能提高机体免疫力，抗肿瘤、抗心肌缺血、降血糖；山楂消肉食，刺激胃液分泌，使胃内游离盐酸增加，能消化蛋白质；神曲含有乳酸杆菌及淀粉酶，助消化，抑制肠管发酵，抑制致病性大肠杆菌的生长；甘草其所含甘草次酸，甘草锌能治疗急慢性炎症。

【用法】加适量水浸泡 30 分钟，煮沸后文火慢煎 30 分钟，趁热过滤药液，自然滴尽。二煎法同上。合并滤液浓缩至 180 毫升，加入 15% 白砂糖，1 日分 3 次服。

【方三】疳积膏

【出处】《社区中医药》

【组成】净桃仁 11 粒，光杏仁 9 枚，生山栀 11 枚，红枣 7 个，皮硝 10 克，葱白头 7 根。

【功用】健脾和胃，散结导滞。

【主治】小儿疳积。

【方解】方中桃仁、杏仁、栀子、红枣、皮硝具有温脾助运、和胃调肠、散结导滞之功，上述药物通过神阙穴渗透和经络传导，发挥药效，从而改善脏腑功能。

【药理】桃仁能降低血管阻力，改善血流动力状况；苦杏仁可作用于呼吸中枢而镇咳平喘；栀子有降压，利胆，解热，镇静，抑菌作用；大枣能增加胃肠黏液，纠正胃肠病损，抗变态反应作用；葱白对皮肤真菌有抑制作用。

【用法】上药共捣碎，加适量面粉，1 枚鸡蛋清及白酒若干将其调成糊状成面团，敷于脐中，外用纱布覆盖后以胶布固定，24 小时后取下即可。

【方四】加味生铁落饮

【出处】《国医论坛》

【组成】生铁落（先煎）10～30 克，苍术、白术、党参、鸡内金、陈皮、黑芝麻（炒）各 4～10 克，焦山楂、炒麦芽、炒神曲各 5～10 克，槟榔 3~8 克，炙甘草 3 克。

【功用】健脾助运，消积导滞，攻补兼施。

【主治】小儿疳积。

【方解】生铁落《本经》列为中品，味辛甘，性平散，"能除胸膈中热气，食不下，止烦"；四君子汤健脾益气，以厚中州；苍术运脾；焦三仙、槟榔、陈皮健胃消积，行气导滞；红糖苷缓补中调和；全方药味平和，口感宜人。功能健脾助运，消积导滞，攻补兼施。

【药理】现代药理研究证明黑芝麻含丰富的钙，锌等。疳积患儿每多烦躁哭闹，爱发脾气，易激惹，现代研究表明，铁缺乏可影响人的性格，不苟言笑。美国哈佛医学院达基姆教授研究发现：当铁缺乏时，大脑氧化功能明显降低，从而引起大脑血清代谢障碍，出现思维和情绪异常，表现为脾气变大、孤僻、爱哭。神曲含有乳酸杆菌及淀粉酶，助消化，抑制肠管发酵，抑制致病性大肠杆菌的生长；麦芽含有淀粉酶，能消化糖类；山楂消肉食，刺激胃液分泌，使胃内游离盐酸增加，能消化蛋白质；四君子汤增加机体免疫力，改善肠道血液循环，利于炎症的吸收；槟榔含槟榔次碱等，可治食积、气滞、腹胀、便秘等；铁落能镇静。

【用法】每日 1 剂，水煎后加红糖适量分 2 次温服。症状改善后，按比例改汤剂为丸剂，每次服 3 克，每日 3 次。3 个月为 1 个疗程。

六、水痘

水痘是由水痘病毒引起的急性传染病，1~4 岁小儿多见，一年四季均有发生，但常见于冬春两季，传染性强。中医称"水花""水喜""水赤豆"等。

【方一】桑菊饮加减
【出处】《实用中医儿科手册》
【组成】桑叶 10 克，野菊花 10 克，银花 10 克，薄荷（后下）6 克，牛蒡子 6 克，桔梗 3 克，滑石（包煎）15 克，苡仁 10 克，甘草 3 克。
【功用】清热解毒，疏风渗湿。
【主治】水痘风热夹湿。
【方解】桑叶、菊花疏散风热，桔梗、牛子清利咽喉，银花、连翘清热解毒，薄荷利咽喉、清头目，芦根清热生津，滑石、苡仁利水渗湿。
【药理】银花有抗病毒作用。连翘浓缩煎剂在体外有抗菌作用，可抑制伤寒杆菌、副伤寒杆菌、大肠杆菌、痢疾杆菌、白喉杆菌及霍乱弧菌、葡萄球菌、链球菌等。薄荷含有薄荷醇、薄荷酮等成分，具有镇痛止痒之功。桑叶有抗病原微生物的作用，其煎剂在体外试验对金黄色葡萄球菌、大肠杆菌、乙型链球菌及白喉杆菌有较强的抑制作用，另外还有解痉、利尿作用。桔梗含桔梗皂苷、桔梗酸等成分，具有祛痰、抗炎、降胆固醇等作用。滑石所含硫酸镁有吸附和收敛功效，内服能保护肠壁。薏苡仁具有解热、镇静、镇痛、抑制骨骼肌收缩作用。

【用法】水煎服，日 1 剂。

【方二】**银翘散。犀角地黄汤加减**

【出处】《实用中医儿科手册》

【组成】银花 10 克，连翘 10 克，水牛角（先煎）30 克，赤芍 10 克，牡丹皮 10 克，生石膏 30 克，知母 6 克，生地黄 10 克，苡仁 10 克，甘草 3 克。

【功用】清热凉血，解毒祛湿。

【主治】水痘邪热炽盛。

【方解】银花、连翘清热解毒；赤芍、牡丹皮、水牛角清热凉血、活血祛瘀；石膏、知母清热泻火；生地黄清热凉血，养阴生津；苡仁利水渗湿；甘草调和诸药。

【药理】银花有抗病毒作用。连翘浓缩煎剂在体外有抗菌作用，可抑制伤寒杆菌、副伤寒杆菌、大肠杆菌、痢疾杆菌、白喉杆菌及霍乱弧菌、葡萄球菌、链球菌等。赤芍、牡丹皮具有扩张血管、抗栓、抗凝的作用。石膏能抑制发热时过度兴奋的体温调节中枢，抑制汗腺分泌并能降低血管通透性，减少渗出，从而阻断斑疹丘疹形成疱疹，同时促进疱疹迅速结痂干燥。知母含有多种皂苷、烟酸、黏液质，有抗菌、解热、镇静等作用。生地黄具有降压、镇静、抗炎、抗过敏、强心、利尿、调节免疫功能等作用。薏苡仁具有解热、镇静、镇痛、抑制骨骼肌收缩作用。水牛角有强心、降血压、抗炎、镇静、解热作用。

【用法】水煎服，日 1 剂。

七、惊风

惊风又称"惊厥"，俗名"抽风"，是小儿时期常见的一种病证，可由多种原因及多种疾病引起，临床上出现颈项强直，四肢抽搐，甚则角弓反张或意识不清症状者，均归属于惊风的范畴。一般以 1~5 岁婴幼儿为多见，年龄愈小，发病率愈高。七岁以上则逐渐减少。发病时往往症情比较凶险，变化迅速，常能威胁到小儿生命。

【方一】 定风丹

【出处】《中国医学杂志》

【组成】生乳香 10 克，生没药 10 克，朱砂 2 克，全蜈蚣 1 条，全蝎 3 克，双钩藤 10 克。

【功用】定惊安神，熄风止痉。

【主治】小儿急惊风。

【方解】乳香、没药行气活血；朱砂安神定惊；全蝎、蜈蚣熄风止痉；钩藤镇肝熄风止痉。

【药理】乳香有镇痛、消炎、升高白细胞、促进伤口愈合、祛痰的作用；没药有抑菌、降脂作用；朱砂能降低大脑中枢神经兴奋性，有镇静、抗惊厥作用；全蝎、蜈蚣有明显抗癫痫、抗惊厥作用；钩藤有降压、镇静、抗栓、抗凝的作用。

【用法】共研为细末，每次冲服 0.3 克。亦可置其口中，乳汁送下。

【方二】 定风散

【出处】《河南中医》

【组成】生石膏 24 克，天竺黄 18 克，胆南星 12 克，朱砂 9 克，蜈蚣 20 条。

【功用】清热泻火，豁痰开窍，定惊熄风。

【主治】小儿急惊风。

【方解】石膏清热泻火；天竺黄、胆南星化痰开窍，清热定惊；朱砂安神定惊；蜈蚣熄风止痉。

【药理】天竺黄有明显的镇痛抗炎作用，提高痛阈强度优于消炎痛；朱砂能降低大脑中枢神经兴奋性，有镇静、抗惊厥作用；全蝎、蜈蚣有明显抗癫痫、抗惊厥作用；胆南星有祛痰及抗惊厥、镇静、镇痛作用。

【用法】研为细末，根据年龄酌量服用。定风散内朱砂，因含汞不宜煎煮，长期服用时，剂量宜小，以免蓄积汞中毒。

【方三】 人参汤加味

【出处】《中国现代实用医学杂志》

【组成】人参 9 克，干姜 2 克，白术 6 克，茯苓 8 克，炙甘草 5 克，山药 6 克，扁豆 5 克，薏米 8 克，天麻 5 克，钩藤 6 克，地龙 5 克。

【功用】温中祛寒，补气健脾，平肝熄风。

【主治】小儿慢惊风。

【方解】用白术培脾土之虚，人参益中宫之气，干姜散胃中之寒，甘草缓三焦之急也。且干姜得白术，能除满而止吐；人参得甘草，能疗痛而止痢。方中炙甘草、干姜温中散寒；人参、白术、茯苓、山药、扁豆、薏米健脾益气，除湿止泻；天麻、钩藤平肝熄风。

【药理】人参汤（《伤寒论》理中丸）能促进黏膜细胞再生修复，促进醋酸型胃溃疡愈合。能降低胃液中游离盐酸浓度，减轻黏膜侵蚀和减少胃蛋白酶激活，对胃溃疡的发生起保护作用。对脾胃阳虚型低血压有一定程度的升高血压作用。本方现代主要运用于慢性胃肠炎、胃及十二指肠溃疡、胃扩张、胃下垂、慢性结肠炎、功能性子宫出血等证属中焦虚寒者，为本方温中祛寒、补气健脾、平肝熄风的功能提高了一定的药理依据。

【用法】水煎服，日1剂。

【方四】麻翘石膏汤

【出处】《新疆中医药》

【组成】麻黄6克，生石膏20克，连翘20克，金银花20克，大贝母20克。

【功用】解表清里泄热。

【主治】急惊风证见发热，怕冷，咳嗽，流涕，心痛抽风，白苔或黄苔，纹红紫，脉浮数。

【方解】麻黄解表邪，石膏清里热，大贝母泄降，连翘、金银花清热解毒，蜂蜜、白糖润肠缓下，以泻里热。并能补虚解热、强心等。综合起来，有解表清里，泄热之效。

【药理】麻黄具有兴奋中枢神经系统的作用；金银花的化学成分有环己六醇、黄酮类、皂苷鞣质等，具有抗菌、消炎、收敛作用，对多种细菌、霉菌均有抑制作用；川贝含贝母碱、西贝母碱等多种生物碱，具有降低血压作用；石膏能抑制发热时过度兴奋的体温调节中枢，抑制汗腺分泌并能降低血管通透性，减少渗出；连翘浓缩煎剂在体外有抗菌作用，可抑制伤寒杆菌、副伤寒杆菌、大肠杆菌、痢疾杆菌、白喉杆菌及霍乱弧菌、葡萄球菌、链球菌等。

【用法】一剂药煎两遍。合在一起，加白糖、蜂蜜各30克。一岁内小儿，分六次服；1～8岁，分五次服，3～6岁，分四次服，6～9岁，分三次服，9～12岁，分二次服。

八、鹅口疮

鹅口疮是婴幼儿的常见病之一，是由白色念珠菌感染所致的口腔炎症，状似鹅口，白屑似雪的乳婴儿常见病，又称"雪口"，现代医学称"念珠菌病"。祖国医学认为，小儿胎中受热，蕴于心脾，心脾积热上薰；禀赋不足；体质素弱；护理不当，致口腔不洁，感染邪毒而引起，多见于新生儿，营养不良，消化不良及免疫缺陷之婴儿。现代医学认为新生儿、婴儿因口腔不洁、黏膜损伤、营养不良、慢性腹泻或长期应用广谱抗生素（包括成人）、肾上腺皮质激素导致消化道菌群失调机体抵抗力低下时，口内白色念珠菌迅速生长而发病，其典型症状是口腔黏膜上出现白色点状或乳凝块样物，布满颊部、舌、齿龈、上腭等处。

【方一】

【出处】《简易普济良方》

【组成】马牙硝。

【功用】清热消肿。

【主治】小儿鹅口疮。

【方解】芒硝在盆中煎炼时，凝结在下层、质精者，称为朴硝；在上层、有芒状结构者，称为芒硝，有牙状结构者，称为马牙硝。性味：苦、寒，无毒，有清热消肿的作用。

【药理】芒硝所含主要成分为硫酸钠，能使肠道引起机械性的刺激，促进肠蠕动而致泄。

【用法】研细于舌上掺之，日三五度。

【方二】

【出处】《黎居士简易方》

【组成】密陀僧。

【功用】杀虫收敛。

【主治】小儿鹅口疮。

【方解】性味：咸、辛，平；有毒。有杀虫收敛之功。

【药理】密佗僧膏 2% 浓度时在试管中对共心性毛癣菌、童色毛癣菌、红色毛癣菌及铁锈色小芽孢菌呈抑制作用；在 4% 浓度时，对絮状表皮癣菌、石膏样毛癣菌、足趾毛癣菌等均呈抑制作用。水浸剂（1∶3）在试管内对多种皮肤真菌也有不同程度的抑制作用。能与蛋白质结合而成蛋白铅。有收敛局部黏膜血管，而庇护溃疡面和减少黏液分泌的作用。

【用法】调涂脚心，疮愈洗去。

【方三】

【出处】《家用良方》

【组成】赤小豆 24 粒。

【功用】清热利水。

【主治】小儿鹅口疮。

【方解】赤小豆清热利水。

【药理】赤小豆有抑菌、利尿的作用。

【用法】捣研成末，以醋调和，频频涂之。

【方四】清火口疳散

【出处】《广西中医药》

【组成】（1）清火散：黄连、黄柏、青黛各 3 克，黄芩 5 克，石膏 8 克，冰片 0.2 克，薄荷脑 0.1 克。共研细末，100 目筛过筛，上一料分 8 包。（2）口疳散：玄明粉 6 克，煅石膏 8 克，青黛 1 克，冰片、血竭各 0.4 克，薄荷脑 0.1 克。共研细末备用。

【功用】清热泻火。

【主治】小儿鹅口疮。

【方解】清火散清胃泻火、釜底抽薪治其本；外用口疳散祛腐解毒、燥湿生肌，直达病所治其标。

【药理】黄连、黄芩、黄柏具有广泛抗菌作用，对金黄色葡萄球菌、溶血性链球菌等均有抑制作用。青黛有抗癌、抗菌、保肝作用。石膏能抑制发热时过度兴奋的体温调节中枢，抑制汗腺分泌并能降低血管通透性，减少渗出，从而阻断斑疹丘疹形成疱疹，同时促进疱疹迅速结痂干燥。薄荷含有薄荷醇、薄荷酮等成分，具有镇痛止痒之功。冰片对金黄色葡萄球菌有抑制作用。

【用法】清火散每次服 1 包（1 岁内小儿剂量减半），每日 2 次，早晚空腹服。口疳散每日 3~5 次敷患处（局部淡盐水拭洗后敷药）。

九、小儿麻痹症

小儿麻痹是小儿神经系统传染病，多见于夏秋季节，以弛缓性瘫痪为特征。主要由于脊髓灰质炎病毒混入饮食里经口传染，少数也可由呼吸道传染。1~5 岁以下儿童为多见。本病属于中医学"湿痹""痿证"范畴。证见突然发热（类似感冒）、烦躁、不安、多汗、全身疼痛，发热后肢体突然出现弛缓性瘫痪，多发生在下肢。

【方一】
【出处】《中医儿科临床选辑》
【组成】木瓜、透骨草、麻黄、当归、地肤子各 12 克，制甲珠、桂枝各 9 克，红花、川牛膝各 13 克，露蜂房 1 只。
【功用】温经祛湿，活血通络。
【主治】小儿麻痹症（待热退后，方可用之）。
【方解】木瓜、透骨草化湿，舒筋，活络；地肤子清热利湿；当归、红花、牛膝、甲珠、桂枝活血通络；蜂房性善走窜，能祛风止痛；麻黄发散骨肉风湿之邪。
【药理】牛膝能降低全血黏度、红细胞压积、红细胞聚集指数，并有抗凝作用；穿山甲能明显延长小鼠和大鼠凝血时间，降低血液黏度，扩张血管壁降低外周阻力；蜂房提取物有降压、扩张血管作用；木瓜有保肝，抑菌作用；麻黄具有兴奋中枢神经系统的作用；当归具有扩张血管、抗栓、抗凝的作用；红花能抑制血小板聚集，增强纤维蛋白溶解，降低全血黏度；桂枝有降温解热，抑菌，健胃，利尿，强心，镇痛，镇静，抗惊厥，止咳祛痰的作用。
【用法】上药加清水半面盆煮沸后，加入烧酒、黄酒各 60 毫升，继续煮沸后，倒入盆中，趁热烫洗患肢。必须使药力热透，方可有效。每剂可洗 3 次。

【方二】
【出处】《浙江中医杂志》

【组成】生草乌、干姜、桂枝、伸筋草、川芎、丹参、络石藤、鸡血藤各6克。

【功用】温经散寒，化瘀通络。

【主治】早期小儿麻痹症。

【方解】川芎、丹参、鸡血藤活血化瘀通络；桂枝温经通络；伸筋草、络石藤祛风通络；草乌祛风通络；干姜温经散寒。

【药理】川芎具有扩张血管、抗栓、抗凝的作用；丹参能改善血液流变性，降低血液黏度，抑制血小板和凝血功能，激活纤溶，对抗血栓形成；乌药可以加速血液循环，有促进肠蠕动的作用；桂枝有降温解热，抑菌，健胃，利尿，强心，镇痛，镇静，抗惊厥，止咳祛痰的作用；干姜有镇静、镇痛、抗炎、止呕及升压作用；鸡血藤水提物及酊剂有明显的抗炎作用，并对免疫系统有双向调节功能；络石藤甲醇提取物对动物双足浮肿、扭体反应有抑制作用，可抗痛风，能抑菌，降压。

【用法】将上药煎汤，待稍温后加白酒100毫升浸浴患处，每日1次。

【方三】

【出处】《中国当代中医名人志》

【组成】当归19克，苏芍、川牛膝各15克，木瓜、桂枝、红花、地肤子各12克，甲珠20克，透骨草15克，麻黄10克，露蜂房1个。

【功用】祛风活血，温经通络。

【主治】小儿麻痹症。

【方解】牛膝、红花活血化瘀；当归、白芍养血活血；桂枝温经通络；木瓜化湿舒筋活络；蜂房性善走窜，能祛风止痛；地肤子清热利湿；麻黄发散骨肉风湿之邪。

【药理】牛膝能降低全血黏度、红细胞压积、红细胞聚集指数，并有抗凝作用；当归、川芎具有扩张血管、抗栓、抗凝的作用；蜂房提取物有降压、扩张血管作用；木瓜有保肝，抑菌作用；麻黄具有兴奋中枢神经系统的作用；红花能抑制血小板聚集，增强纤维蛋白溶解，降低全血黏度；桂枝有降温解热，抑菌，健胃，利尿，强心，镇痛，镇静，抗惊厥，止咳祛痰的作用；穿山甲能明显延长小鼠和大鼠凝血时间，降低血液黏度，扩张血管壁降低外周阻力；白芍能促进小鼠腹腔巨噬细胞的吞噬功能，并有提高免疫力、镇痛、解痉的作用。

【用法】将上药煎汤，然后入烧酒、黄酒各60毫升再煮沸，倒入盆内，趁热洗患处。每日早、晚各 1 次。

【方四】

【出处】《中草药外治验方选》

【组成】 寻骨风根、威灵仙各 30 克，半边莲 240 克。

【功用】 清热解毒，祛风通络。

【主治】 小儿下肢麻痹症。

【方解】 寻骨风、威灵仙祛风湿，通经络；半边莲清热解毒，利水消肿。

【药理】 寻骨风有镇痛、抗炎、解热作用；威灵仙有促进肠平滑肌运动和调节胃肠运动功能，抗利尿，镇痛，降血糖，降血压，利胆，抑菌的作用；半边莲有利尿，降血压，抑菌，止血，对神经系统有先兴奋后抑制的作用。

【用法】 上药加清水 2000ml，煎沸后，将上药液倒入杉木水桶内，并放一小木凳于桶中，嘱患儿脱去裤袜，坐于桶口，将足踏在小木凳上，并用厚毛巾将水桶口围起，勿使热气外散。趁热熏洗患处，至药水不烫时，取出木凳，将小儿患足浸入水中洗泡。每日早、午、晚各 1 次。

【方五】

【出处】《常见病中草药外治疗法》

【组成】 麻黄、杜仲、川乌、草乌、当归各 9 克，花椒 6 克，川断、党参各 12 克，黄芪 30 克。

【功用】 益气活血，温经通络。

【主治】 小儿麻痹症末期。

【方解】 川乌、草乌祛风湿，温经通络；杜仲、川断祛风湿，强筋骨，补肝肾；麻黄发散骨肉内里风湿之邪；当归养血活血，通经络；花椒祛湿利水；党参、黄芪补气生肌。

【药理】 川乌有明显的抗炎、镇痛作用；杜仲具有调节细胞免疫平衡的功能；麻黄具有兴奋中枢神经系统的作用；当归具有扩张血管、抗栓、抗凝的作用；党参增加机体免疫力，改善肠道血液循环，利于炎症的吸收；黄芪具有增强肌体的免疫功能，强心、降压、降血糖、利尿、抗衰老、抗肿瘤、抗疲劳、抗病毒、镇静、镇痛等作用；川断有抗维生素 E 缺乏症的作用，对疮疡有排脓、止血、镇痛、促进组织再生作用；花椒有镇痛抗炎，杀细菌和真菌，杀疥螨的作用。

【用法】上药加清水适量水煎，过滤去渣，将药液倒入盆内，趁热先熏后洗患肢。每日 1~2 次。

十、新生儿脐炎

新生儿脐炎是由金黄色葡萄球菌，大肠杆菌，溶血性链球菌等感染脐部引起的局部炎症。脐部为水湿所侵，脐中湿润不干者称为脐湿，脐部为邪毒感染，红肿热痛或脓水溢出者，称为脐疮。

【方一】荆芥液
【出处】《中医药物贴脐法》
【组成】荆芥 30 克。
【功用】清热祛湿，收敛固涩。
【主治】新生儿脐炎，属湿秽渍脐型，脐带脱落后，脐窝仍湿润浸渍不干，创面微红、肿胀，全身状况良好者。
【方解】荆芥有祛风止痒疗疮作用，可治疗风疹瘙痒、疮疡初期等。
【药理】荆芥煎剂，体外试验对金黄色葡萄球菌及白喉杆菌有较强的抗菌作用，对炭疽杆菌、乙型链球菌等有一定抑制作用。
【用法】上药加水 500 毫升，浓煎 200 毫升，去渣取液，趁热用消毒纱布，蘸药液洗涤患处。每日 2 次。

【方二】马齿苋散
【出处】《中医药物贴脐法》
【组成】马齿苋 20 克。
【功用】清热解毒，疏风散邪。
【主治】新生儿脐炎，属毒热内侵型，脐部红肿痛，甚则糜烂，脓水流溢，恶寒壮热，啼哭烦躁，口干欲饮，唇红舌燥，舌质红，苔黄腻，指纹紫。
【方解】马齿苋清热解毒，疏风散邪。
【药理】马齿苋对大肠杆菌、伤寒杆菌、金黄色葡萄球菌、杜盎氏小芽孢癣菌有显著的抑制作用。

【用法】上药烧后，研末，敷脐。每日1次。

【方三】**大黄粉**

【出处】《河北中西医结合杂志》

【组成】大黄若干。

【功用】解毒消肿，活血化瘀。

【主治】新生儿脐炎。

【方解】生大黄粉具有解毒消肿、活血化瘀作用。

【药理】其主要成分由蒽醌类衍生物，具有抗菌、消炎、收敛、止血等作用，能广泛用于人体内外损伤、出血及红肿疮毒，并且对伴有渗血及肉芽组织增生疗效甚好。

【用法】以50%酒精清洗脐部后，上敷大黄粉0.3~1克，每日1次，5天为1疗程。

【方四】**紫草油**

【出处】《中国中西医结合杂志》

【组成】紫草150克，麻油1000克。

【功用】凉血活血，清热解毒透疹。

【主治】新生儿脐炎。

【方解】紫草，亦名紫草根，性味苦寒，入肝、心包经，有凉血活血，清热解毒透疹之功能。

【药理】现代药理研究发现，紫草含乙酰紫草醌、紫草素、乙酰紫草素等，口服或局部用药均有抗炎作用，对金黄色葡萄球菌及多种皮肤真菌有抑制作用，且对炎症急性渗出期的血管通透性亢进、渗出和水肿及增殖期炎症均能拮抗，切除动物肾上腺仍有抗炎活性。由紫草提取物或其色素成分制备的软膏局部用药，对肉芽的增殖有促进作用，可明显加速创伤愈合。临床上紫草油局部应用可以收到消肿、止痛、干燥、收敛、创面愈合快、缩短抗生素使用疗程等疗效。

【用法】紫草浸于70℃麻油中1小时，再于常温下浸泡24小时，取出紫草，除去残渣，过滤，取无菌纱布浸泡，经过高温蒸汽消毒后，储藏在遮光密封处备用。用消毒棉签蘸3%过氧化氢溶液涂擦脐部，由内向外作环形消毒，清除脓性分泌物，再用紫草油均匀涂抹局部，最后用紫草油纱布敷于脐部，每日2次。

第四章　五官科验方

一、睑缘炎

睑缘炎是睑缘表面、睫毛毛囊及其腺体组织的亚急性或慢性炎症，是一种常见的慢性外眼病。按其临床特点可分为鳞屑性睑缘炎、溃疡性睑缘炎和眦部睑缘炎三种类型。

中医称睑缘炎为"睑弦赤烂"，以睑弦红赤、溃烂、刺痒，遇风尤甚为主要表现。俗名"烂眼边""红眼边"。病变发生在眦部者，称"眦帷赤烂"，又名"眦赤烂"；婴幼儿患此病者，称"胎风赤烂"。本病常为双眼发病，病程长，病情顽固，时轻时重，缠绵难愈。

【方一】苦参汤

【出处】《中医眼科临床实践》

【组成】苦参 12 克，五倍子、黄连、防风、荆芥穗、薏仁各 9 克，白矾、白菊花各 9 克。

【功用】清热渗湿，化腐生肌。

【主治】溃疡性睑缘炎，症见睑缘红赤糜烂，结痂，甚或出脓出血者。

【方解】方中以苦参、黄连泻其火，防风、荆芥穗、白菊花清其热，再以五倍子、薏仁、白矾利湿、止痒，共奏清热渗湿、化腐生肌之功。

【药理】现代药理研究表明苦参具有杀虫、抗炎及调节免疫功能，其有效成分可通过抑制 T 细胞功能，抑制特异性组胺释放来抗炎，从而提高免疫活性细胞的功能，对急性期睑缘炎的红斑、糜烂、渗液等皮肤损害，效果明显。

【用法】上药加清水 600 毫升，煎沸 5 分钟，用纱布过滤，将药液倒入大碗内，待温时，用药棉蘸药水洗患眼部 15 分钟。每日洗 3 次，每剂可连洗 3 日。

【方二】 龙胆汤

【出处】《外治汇要》

【组成】 龙胆草、滑石各 15 克，甘草 5 克，防风、细辛、川芎各 10 克。

【功用】 祛风清热，燥湿化瘀。

【主治】 湿热偏重型睑缘炎，症见睑弦红赤、溃烂、结痂，睫毛成束，痒痛并作，眵泪胶黏。

【方解】 方中龙胆草泻肝胆实火，川芎引药上行，防风、细辛、滑石祛风收湿止痒，甘草调和诸药。

【药理】 现代药理研究发现龙胆草含龙胆苦苷、龙胆碱等，具有明显的抗炎消肿作用，并能抑杀细菌。滑石撒布皮肤创面，能形成被膜，防止刺激，保护创面，吸收分泌物，促进结痂。

【用法】 上药加水 500 毫升，煮沸 15 分钟后去渣，待温外洗患部。每日洗 2~3 次，每剂用 1 日。

【方三】 苦黄汤

【出处】《百病中医熏洗熨擦疗法》

【组成】 苦参 20 克，川黄连 6 克，川黄柏 10 克。

【功用】 清热，泻火，除湿。

【主治】 溃疡性睑缘炎。

【方解】 方中苦参清热燥湿，祛风止痒；川黄连、黄柏清热泻火燥湿解毒。

【药理】 现代药理研究表明苦参、黄连、黄柏均有较强的广谱抗菌作用，对多种细菌毒素亦有明显的拮抗作用。

【用法】 上药加清水 500 毫升，煎沸 5 分钟，过滤取汁倒入碗内，待温时用药棉球蘸药水洗涤眼睑患处，每日洗 3 次，每剂可用 2 日。

【按语】 痒甚者加花椒 3 克，以止痒。忌烟、酒、辛辣、腥味及其他发物。注意眼部卫生，禁止揉擦。

【方四】 银翘散

【出处】《温病条辨》

【组成】 金银花 12 克，连翘 12 克，薄荷 6 克（后入），淡豆豉 9 克，荆芥穗 12 克，牛蒡子 12 克，桔梗 9 克，甘草 6 克，淡竹叶 12 克，芦根 12 克。

【功用】祛风止痒，清热凉血。

【主治】睑弦红赤干燥而起鳞屑者。

【方解】本方以薄荷、豆豉、荆芥、桔梗、牛蒡子疏风解表，金银花、连翘清热解毒，配竹叶、芦根、甘草以助清热。

【药理】金银花、连翘均具有抗炎、解热、提高免疫功能，促进白细胞吞噬功能。

【用法】水煎内服，每日 1 剂，日 2 次。

【方五】黄连菊花合剂

【出处】《眼科证治经验》

【组成】黄连 3 克，野菊花 9 克。

【功用】清热，燥湿，解毒。

【主治】湿热偏重型睑弦赤烂。

【方解】方中黄连清热解毒，配以菊花同气相求，增强疗效。

【药理】黄连有较强的广谱抗菌作用。黄连所含生物碱如小檗碱、药根碱、黄连碱等有显著的抗炎活性。对实验性睑缘炎炎症渗出、水肿及肉芽增生均有明显抑制作用。

【用法】上药放入纱布袋内，加水至 300 毫升，煮沸 30 分钟，取出药液，过滤。药渣再加水 300 毫升，煮取汁，然后将两次煎液混合，反复过滤几次，得澄清液，再浓缩至 200～300 毫升。用纱布或棉花蘸药液洗患处后作温敷。每日 3 次。

二、溃疡性角膜炎

溃疡性角膜炎，又称化脓性角膜炎，是感染性致病因子由外侵入角膜上皮细胞层而发生的炎症。以眼磣涩疼痛或剧痛，畏光流泪，视物下降为主要表现。

该病属祖国医学"花翳内陷""凝脂翳"和"蟹睛"等范畴，是一种常见的外眼病。初起羞明，流泪，感到胀痛，生眵，视物不清，眼睑肿胀，或伴头痛，结膜红赤，角膜有点状或片状灰白色，渐则形成溃疡，甚则溃疡穿孔，虹膜脱出。

【方一】 加味修肝散
【出处】《银海精微》
【组成】栀子、薄荷、羌活、荆芥、防风、麻黄、大黄、连翘、黄芩、当归、赤芍、菊花、木贼、桑螵蛸、白蒺藜、川芎、甘草各30克。
【功用】疏风清热。
【主治】肺肝风热型花翳白陷。
【方解】方中羌活、荆芥、防风、麻黄、菊花、木贼、桑螵蛸、薄荷辛散风邪，明目退翳；栀子、黄芩、大黄、连翘清热泻火解毒；当归、赤芍、川芎活血行滞。
【药理】本方所用栀子、羌活、荆芥、防风、麻黄、连翘、黄芩对细菌有较强的抑制作用，薄荷所含薄荷醇作用于皮肤或黏膜的神经末梢，血管收缩，局部产生清凉感，同时麻痹神经末梢，发挥消炎、止痛、止痒作用。
【用法】上药为末，每次15克，水煎，入酒温服。

【方二】 泻肝散
【出处】《银海精微》
【组成】玄参、大黄、黄芩、知母、桔梗、车前子各30克，羌活、龙胆草、当归、芒硝各等份。
【功用】通腑泄热。
【主治】花翳白陷热炽腑实证，以翳从四周蔓生，迅速扩展串连，漫掩瞳神为要点。
【方解】黄芩、龙胆草、知母苦寒清热；大黄、芒硝通腑泄热；车前子清热利尿；大便通，小便利，火从下泻；羌活祛风止痛；玄参滋阴；当归活血。
【药理】现代药理研究发现玄参有扩张血管的作用，能促进局部血液循环而消除炎症，对真菌有抑制作用。
【用法】共为末，每次15克，水煎，饭后服之。

【方三】 当归四逆汤
【出处】《伤寒论》
【组成】当归10克，桂枝6克，芍药6克，细辛3克，甘草6克，通草

9克，大枣2枚。

【功用】温阳散寒。

【主治】花翳白陷阳虚寒凝证，以黑睛生翳溃陷，迁延不愈及四肢不温为要点。

【方解】方中当归补血和血，桂枝温经通脉为君，白芍补营血，细辛散寒邪，通草通经脉，甘草、大枣调和诸药。共奏温阳散寒之效。

【药理】实验研究证明本方能够扩张血管，起到改善末端循环障碍和镇痛、抗炎作用。

【用法】水煎服，每日1剂，每日2次。

【方四】新制柴连汤

【出处】《眼科篡要》

【组成】柴胡10克，黄芩10克，赤芍10克，蔓荆子10克，栀子10克，木通、荆芥、防风、龙胆草、黄连各6克，甘草3克。

【功用】疏风清热。

【主治】风热壅盛型凝脂翳，以黑睛外伤生翳小，如覆薄脂为要点。

【方解】方中柴胡、蔓荆子、荆芥、防风疏风散邪止痛；黄连、黄芩、栀子、龙胆草清肝泻火退赤；赤芍、木通清热活血，退赤止痛；甘草清热和中。

【药理】现代药理研究发现柴胡煎剂对体液免疫和细胞免疫均有增强作用，对病毒亦有抑制作用，方中黄芩、栀子、荆芥、防风、龙胆草、黄连对细菌有杀灭作用。

【用法】水煎服，每日1剂，每日2次。

三、急性传染性结膜炎

急性传染性结膜炎是球结膜受各种不同的细菌和过滤性病毒感染而引起的，是一种传染性较强的眼病。本病全年均可发生，多见于春夏季节，发病急，双眼同时发病或略有先后，以明显的结膜充血及黏膜脓性分泌物为其主要特点。

根据不同的致病原因，可分为细菌性结膜炎和病毒性结膜炎两类。由细菌感染的结膜炎，称急性卡他性结膜炎；由病毒感染引起的结膜炎，称急性出血性结膜炎或流行性出血性结膜炎。临床表现为初起时自觉有异物感、烧灼、刺痛及畏光感觉，分泌物增多，细菌性结膜炎常有脓性分泌物，轻度怕光和异物感但视力不影响，儿童患此病后，眼睑红肿比成年人更重，分泌物可带血色、睑结膜上可见灰白色膜，此膜能用棉签擦掉，但易再生。病毒性结膜炎的分泌物为水样或黏黏，球结膜下可有出血，角膜可因细小白点混浊而影响视力，有时还可伴有同侧耳前淋巴结肿大，有压痛。本病主要经接触患者的眼部分泌物传染。

该病属祖国医学"暴风客热"和"天行赤眼"范畴，是一种急性传染性外眼病。

【方一】洗肝散
【出处】《中国中医眼科杂志》
【组成】龙胆草、川芎各9克，山栀子、薄荷（后下）、防风、羌活各10克，当归尾12克，生地黄15克，大黄、甘草各6克。
【功用】清热祛风，清肝活血，除湿止痒。
【主治】急性卡他性结膜炎。
【方解】洗肝散中龙胆草、山栀子清肝泄热燥湿；大黄泻火解毒，导热下行，且能消瘀；归尾，川芎养血溶血；薄荷、防风、羌活疏风清热止目痒、止目痛；生地黄养阴清热；甘草调和诸药。
【药理】现代药理研究发现龙胆草含龙胆苦苷、龙胆碱等，具有明显的抗炎消肿作用，并能抑杀细菌。薄荷所含薄荷醇作用于皮肤或黏膜的神经末梢，血管收缩，局部产生清凉感，同时麻痹神经末梢，发挥消炎、止痛、止痒作用。
【用法】每日1剂，早晚2次温服。晚上服药后再用药渣煎液熏洗眼部15分钟。

【方二】消赤汤
【出处】《江西中医药》
【组成】柴胡、木通、紫草、川芎、赤芍、荆芥、大黄各10克，甘草各6克，石膏30克。
【功用】疏风泄热，解毒化瘀。
【主治】流行性出血性结膜炎。

【方解】方中大青叶、白菊花、柴胡、薄荷、荆芥疏风清热解毒，川芎、赤芍、紫草、大黄活血消瘀，石膏泄热，甘草调和诸药。

【药理】本方所用药物柴胡、木通、紫草、薄荷等皆有较好的抑制病毒作用。

【用法】每日1剂，2次分服。每次药物煮沸后，用药液的热气熏眼直至药凉为止。

【方三】 祛风参苓汤

【出处】《中国中医眼科杂志》

【组成】生地黄24克，赤芍12克，黄芩、羌活、徐长卿、苦参、生甘草各10克，麻黄6克。

【功用】祛风清热，除湿明目。

【主治】急性出血性结膜炎。

【方解】方中羌活、苦参清热疏风，麻黄辛温散风，徐长卿除湿清热，生地黄养阴清热，赤芍活血养血，甘草调和诸药。

【药理】本方所用羌活、苦参、黄芩、赤芍对细菌有较强的抑制作用。

【用法】水煎，每日1剂，分2次服。

【方四】 红眼洗方

【出处】《百病中医熏洗熨擦疗法》

【组成】当归、明矾各6克，花椒9克，川大黄15克，芒硝、菊花各10克。

【功用】清热散风，消肿止痛。

【主治】急性结膜炎，各种红眼病。

【方解】方中明矾、川大黄、芒硝泄热除湿止痛，花椒、菊花散风邪，当归活血养血。

【药理】现代药理研究发现明矾可从细胞吸收水分，使之脱水收缩，减少腺体分泌，减少炎性渗出而消炎；并可使局部小血管收缩，血液凝固而止血，低浓度可有消炎、收敛、防腐作用。对多种细菌有抑制作用。

【用法】上药（除芒硝外）加清水煎2次，每次煮沸15分钟。2次共取药汁600毫升，混匀，倒入大碗内，加入芒硝溶化搅匀，用毛巾将碗围之，嘱患者睁目俯碗上，趁热熏目、洗目，每次不少于30分钟，多则更好，不热可加温洗之。每日1剂，日熏洗3次。

四、麦粒肿

麦粒肿又名睑腺炎，即细菌（主要是葡萄球菌）由睑腺开口处进入睫毛根部的皮脂腺或眼睑深部的睑板腺而致的急性化脓性炎症。发生于睫毛、毛囊或周围的皮脂腺者，称为外麦粒肿；发生于睑板腺者，称为内麦粒肿。这是一种普通的眼病，人人可以罹患，多发于青年人，预后较好，无损于视力，但反复或多发者，日后可能影响眼睑外观或功能。

麦粒肿中医称其为"针眼"，又称"土疳""土疡"。临床表现为局部红肿硬结，推之不移。局限于眼睑部，形如麦粒，痒痛并作，继则红肿热痛加剧，拒按，初起多伴有表证，后期多溃破流脓。

【方一】秦皮汤
【出处】《普济方》
【组成】秦皮、黄连（去须）、细辛（去苗叶）各 60 克，黄柏 15 克，青盐 30 克。
【功用】清热燥湿，消肿止痒。
【主治】内、外麦粒肿。
【方解】方中秦皮、黄连、黄柏清热燥湿解毒，细辛祛风止痛，青盐消肿止痒。
【药理】现代药理研究发现秦皮所含秦皮素、鞣质等能抑制组织胺所致的局部毛细血管通透性增加，另可镇痛、抑菌。细辛有镇痛、抗炎、局部麻醉作用。
【用法】上药共研末，和匀。每用 30 克，以水 3 盏，煎取 1 盏半，去渣，趁热洗患眼，洗后避风。每日洗 3 次。

【方二】解毒汤
【出处】《百病中医熏洗熨擦疗法》
【组成】野菊花、蒲公英、地丁草、肿节风各等份。
【功用】清热解毒，消肿止痛。
【主治】睑腺炎，红肿疼痛。

【方解】本方用野菊花、蒲公英、地丁草清热解毒，肿节风散结消肿止痛。

【药理】现代药理研究发现蒲公英含有蒲公英固醇、蒲公英苦素，能提高外周血淋巴细胞母细胞转化率，能激发机体免疫功能，并对细菌有抑制作用。地丁草有广谱抗菌作用，对痢疾杆菌、金黄色葡萄球菌、肺炎双球菌、结核杆菌等均有一定抑制作用。

【用法】一般共取 80 克，加清水 1000 毫升，煎数沸，先取药汁 200 毫升，日分 2 次内服，再将剩余药液倒入碗内，趁热先熏后洗患眼。最后将毛巾浸透，热敷患处。每日 1 剂，日洗 2~3 次。

【方三】四黄膏

【出处】《中国中医眼科杂志》

【组成】大黄、黄柏、黄芩、黄连各等份。

【功用】清热燥湿，攻积祛瘀。

【主治】麦粒肿，睑缘局部红肿压痛。

【方解】方中大黄泻火攻积，黄柏、黄芩、黄连清热燥湿解毒。

【药理】现代药理研究表明黄连所含黄连素有加强白细胞吞噬金黄色葡萄球菌的功能，黄柏、黄芩亦有较强抑菌作用。

【用法】将上药制成外用药膏。用 75% 酒精局部消毒患眼眼睑皮肤后将四黄膏均匀敷于患处，敷药面积为眼睑的大部分，盖敷料固定。次日揭去敷料，用生理盐水清洁皮肤再换药，一般 2~3 次治愈。

【按语】此法应由医务人员在医院操作，切勿让患者自行敷药，敷药时药膏不可进入结膜囊内，用此方法时停用其他治疗方法。

【方四】消炎明目方

【出处】《中国中医眼科杂志》

【组成】食盐 15 克，明矾 10 克，冰片 3 克。

【功用】清热解毒，消炎明目。

【主治】热毒上攻型麦粒肿。

【方解】方中明矾解毒明目，冰片清热消炎。

【药理】现代药理研究发现明矾可从细胞吸收水分，使之脱水收缩，减少腺体分泌，减少炎性渗出而消炎；并可使局部小血管收缩，血液凝固而止血，低浓度可有消炎、收敛、防腐作用。对多种细菌有抑制作用。

【用法】上药置碗内（大碗），捣细，即冲入沸开水一大碗，拌匀，泡化，澄清后装瓶备用。用时将药液加热至沸，先熏患眼，待温凉后用药棉蘸药液洗患眼，每次洗 3~5 分钟。日洗 3 次。

【方五】银翘散

【出处】《温病条辨》

【组成】金银花 12 克，连翘 12 克，薄荷 6 克（后入），淡豆豉 9 克，荆芥穗 12 克，牛蒡子 12 克，桔梗 9 克，甘草 6 克，淡竹叶 12 克，芦根 12 克。

【功用】疏风清热，消肿散结。

【主治】风热客睑型针眼，症见病初起，胞睑局部微红肿痒痛。

【方解】方中薄荷、豆豉、荆芥、桔梗、牛蒡子疏风解表；银花、连翘清热解毒；配竹叶、芦根、甘草以助清热。

【药理】现代药理研究发现金银花、连翘均具有抗炎、解热、提高免疫功能，促进白细胞吞噬功能。薄荷所含薄荷醇作用于皮肤或黏膜的神经末梢，血管收缩，局部产生清凉感，同时麻痹神经末梢，发挥消炎、止痛、止痒作用。

【用法】水煎服，每日 1 剂，每日 2 次。

五、白内障

各种原因引起的晶体混浊，统称为白内障。白内障是眼科常见病，也是致盲的主要原因之一。其主要表现是视力逐渐下降，视力下降和晶体混浊的程度有关。初期混浊对视力影响不大，而后渐加重，明显影响视力甚至失明。

根据不同的病因可分为以下类型：一是老年性白内障：为白内障主要的类型。占白内障病人的 80% 以上，多在 50 岁以上老年人中发病，老年退行性改变是其主因；二是先天性白内障：出生时已存在晶体混浊，由遗传因素或妊娠早期母亲感染病毒或药物中毒引起；三是外伤性白内障：较严重的眼球外伤、穿透性射线、职业性毒物引起晶体损伤以致的白内障；四是并发性白内障：因眼病或全身病引起的晶体混浊称并发性白内障。如色素膜炎、青光眼、糖尿病等均可并发白内障。

白内障属祖国医学"圆翳内障""胎生内障""惊震内障"范畴。

【方一】　杞菊地黄丸

【出处】《医级》

【组成】生地黄、山药、山茱萸、茯苓、泽泻、牡丹皮、枸杞子、菊花各等份。

【功用】补益肝肾，退翳明目。

【主治】肝肾两亏所致视物模糊，晶珠混浊，伴头晕耳鸣，腰膝酸软等症。

【方解】本方用六味地黄丸滋肾养肝明目，加枸杞子、菊花明目退翳，且能增强滋补肝肾之功效。

【药理】现代药理实验表明山药具抗氧化作用，淮山药多糖能明显提高衰老模型小鼠血红细胞中超氧化物歧化酶 SOD 活力，提高机体抗氧化活性，抑制脂褐质等的形成，使衰老模型小鼠血脾匀浆和肝匀浆中过氧化脂质（LPO）水平明显降低。枸杞子具抗氧化作用，小鼠灌服枸杞提取液可明显抑制肝脏 LPO 生成，升高血中谷胱甘肽过氧化物酶活性和红细胞 SOD 活性，对人体也有相似作用。

【用法】上药研末，炼蜜为丸。每服 6~9 克，温开水送下。

【方二】　补中益气汤

【出处】《脾胃论》

【组成】黄芪 24 克，人参 12 克，白术 15 克，当归 15 克，陈皮 6 克，升麻 12 克，柴胡 12 克，甘草 6 克。

【功用】补脾益气，退翳明目。

【主治】脾虚气弱，症候：视物昏花，晶珠混浊，神疲倦怠、肢体乏力、面色萎黄、食少便溏。

【方解】方中黄芪、人参、白术、甘草益气健脾补中；当归补血，陈皮健脾行气；升麻、柴胡升阳举陷，共奏补脾益气之功。

【药理】现代药理实验发现当归中的成分阿魏酸可通过直接消除自由基、抑制氧化反应和自由基反应以及与生物膜磷脂结合，具有保护膜脂质以拮抗自由基对组织的损害作用。

【用法】水煎服，每日 1 剂，每日 2 次。

【方三】 石决明散

【出处】《普济方》

【组成】石决明 30 克，草决明 30 克，赤芍 15 克，青葙子 15 克，麦冬 15 克，羌活 3 克，山栀子 15 克，木贼草 15 克，大黄 15 克，荆芥 6 克。

【功用】清热平肝。

【主治】肝热上扰所致头疼目涩，晶珠混浊，眵泪毛躁，口苦咽干，脉弦数。

【方解】方中重用石决明、草决明、青葙子三味，清热平肝，明目退翳；用栀子、赤芍、大黄清肝泻火，凉血散血、导热下行；用麦冬养阴助清热；用木贼、荆芥、羌活疏风散邪退翳。

【药理】现代药理研究表明石决明能够促进新陈代谢，增强机体清除自由基能力。

【用法】上为末，每次 6 克，每日 3 次。或水煎服，每日 1 剂，每日 2 次。

【方四】 甘露饮

【出处】《太平惠民和剂局方》

【组成】生地黄、熟地黄、石斛各 9 克，天冬、麦冬、枸杞子各 12 克，黄芩、茵陈、枳壳各 9 克，枇杷叶 24 克、甘草 6 克。

【功用】滋阴清热，宽中利湿。

【主治】阴虚夹湿热型圆翳内障，症见目涩视昏，烦热口臭，大便不畅，舌红苔黄腻。

【方解】方中以生地黄、熟地黄滋阴补肾；天冬、麦冬、枸杞子、石斛滋阴清热；黄芩、茵陈清热利湿；枳壳、枇杷叶宽中降气以助化湿；甘草清热和中。

【药理】现代药理研究表明枸杞子能有效地清除活性氧自由基，起到抗衰老作用。

【用法】水煎服，每日 1 剂，每日 2 次。

【方五】 肾气丸

【出处】《金匮要略》

【组成】干地黄 128 克、山药 64 克、山茱萸 64 克、茯苓 48 克、泽泻 48 克、牡丹皮 48 克、桂枝 10 克、炮附子 10 克。

【功用】温补肾气。

【主治】因肾气不足所致的圆翳内障和惊震内障。症见视物模糊，头晕耳鸣，腰膝酸软，舌淡脉细，或面白畏冷，小便清长等。

【方解】方中重用干地黄滋阴补肾；山药、山茱萸补肝肾益精血，桂枝、炮附子助命门以温阳化气；泽泻、茯苓利水渗湿泄浊，牡丹皮清泄肝火。诸药合用，温而不燥，滋而不腻。

【药理】经抗实验性病理代谢研究，发现该方参与 DNA 合成与谷胱甘肽的代谢；参与红细胞膜谷胱甘肽代谢；晶体中 GSH（还原型谷胱甘肽）和 GSSG（氧化型谷胱甘肽）有意义地增加，有预防老年性白内障的效果。

【用法】上八味，为末、炼蜜和丸，如梧桐子大。每服 15 丸，用酒送下，加至 20 丸，每日 2 次。

六、虹膜睫状体炎

虹膜睫状体炎是指因虹膜、睫状体炎症所引起的，以眼部红赤、疼痛、房水混浊、瞳孔缩小、展缩失灵为主要特征的眼病。属于前部葡萄膜炎。本病多合并有风湿性疾病，也可因结核、糖尿病、外伤及手术等引起。是常见眼病之一。

该病属传统中医学的"瞳神紧小""瞳神干缺"范畴。瞳神失去正常展缩功能，持续缩小，甚至缩小如针孔，称瞳神紧小，相当于急性虹膜睫状体炎；瞳神失去正圆，边缘参差不齐，黄仁干枯不荣，称瞳神干缺，相当于慢性虹膜睫状体炎。

【方一】新制柴连汤

【出处】《眼科纂要》

【组成】柴胡 10 克、黄芩 10 克、赤芍 10 克、蔓荆子 10 克、栀子 10克，木通、荆芥、防风、龙胆草、黄连各 6 克，甘草 3 克。

【功用】疏风清热。

【主治】肝经风热型瞳神紧小。

【方解】方中柴胡、蔓荆子、荆芥、防风疏风散邪止痛；黄连、黄芩、栀子、龙胆草清肝泻火退赤；赤芍、木通清热活血，退赤止痛；甘草清热和中。

【药理】现代药理研究发现柴胡煎剂对体液免疫和细胞免疫均有增强作用，对病毒亦有抑制作用，方中黄芩、栀子、荆芥、防风、龙胆草、黄连对细菌有杀灭作用。

【用法】水煎服，每日1剂，每日2次。

【方二】龙胆泻肝汤

【出处】《医方集解》

【组成】龙胆草12克、栀子18克、黄芩9克、泽泻12克、车前子9克、木通6克、当归12克、生地黄12克、柴胡12克、甘草6克。

【功用】清泻肝胆，通腑泄热。

【主治】肝胆火炽型瞳神紧小。

【方解】本方中龙胆草、栀子、黄芩清肝泻火；泽泻、车前子、木通清热利湿，导热下行；当归、生地黄滋阴凉血，且能防苦寒化燥伤阴；柴胡疏肝解郁，兼引药入肝；甘草调和诸药。全方重在直泻肝胆实火，清利三焦湿热。

【药理】现代药理研究发现龙胆草含龙胆苦苷、龙胆碱等，具有明显的抗炎消肿作用，并能抑杀细菌。黄芩具有较广的抗菌谱，其中对金黄色葡萄球菌和绿脓杆菌作用较强；其抑菌主要有效成分为黄芩素和黄芩苷。

【用法】水煎服，每日1剂，每日2次。

【方三】柴胡薄荷熏洗剂

【出处】《眼科外用中药与临床》

【组成】柴胡、薄荷各15克。

【功用】清肝解郁，疏解风热。

【主治】急性虹膜睫状体炎。

【方解】方中柴胡清肝解郁明目，薄荷疏风解热，两药共奏清肝解热明目之功。

【药理】现代药理研究发现柴胡煎剂对体液免疫和细胞免疫均有增强作用；薄荷所含薄荷醇作用于皮肤或黏膜的神经末梢，血管收缩，局部产生清凉感，同时麻痹神经末梢，发挥消炎、止痛、止痒作用。

【用法】上药加清水400毫升，煎数沸。过滤去渣，将药液倒入小盆内，趁热熏洗患眼15分钟。每日1剂，日熏洗3次。

【方四】加味柴连汤

【出处】《中国中医眼科杂志》

【组成】黄芩、龙胆草、栀子、赤芍、木通各 15 克，荆芥、蔓荆子、防风、柴胡、甘草、生大黄各 10 克，黄连 5 克，金银花 20 克。

【功用】疏风凉血，清肝利湿。

【主治】急性虹膜睫状体炎。

【方解】本方用柴连汤清肝疏风，凉血活血，利湿解毒。另加大黄、金银花增强泻火凉血之功，直折肝胆实热。瞳神紧小症急性发作期，运用此清、疏、利之法，可釜底抽薪，折火泻毒，其效甚好。

【药理】现代实验研究发现荆芥全草含有挥发油，挥发油抗病毒、消炎、健胃、祛风、解痉和抗过敏作用。煎剂对金黄色葡萄球菌、白喉杆菌、乙型链球菌、绿脓杆菌等有抗菌作用。

【用法】水煎服，每日 1 剂，每日 2 次。

七、青光眼

青光眼是一种以眼压增高伴视神经损害、视野缺损为特征的眼病，是我国主要致盲眼病之一。世界上约 20% 的盲人为青光眼所致。至今病因不十分清楚。本病多双眼同时或先后患病，临床表现以眼无明显不适，或头眼胀痛，眼珠变硬，瞳孔散大，视力严重减退、视野渐窄，终致失明为主要特征。青光眼的种类主要有四种：先天性青光眼、原发性青光眼、继发性青光眼、混合型青光眼。

本病归属于传统中医学"绿风内障""青风内障"范畴。

【方一】黄连温胆汤

【出处】《六因条辨》

【组成】黄连 9 克、法半夏 9 克、陈皮 9 克、茯苓 15 克、甘草 6 克、枳壳 12 克、竹茹 12 克。

【功用】清热化痰，开窍明目

【主治】痰热升扰之青风内障。

【方解】方中二陈汤为燥湿祛痰，理气和胃；加竹茹、枳实清热化痰；

黄连清热燥湿，除烦止呕。诸药共奏清热祛痰，和胃降逆之效。

【药理】现代药理研究发现茯苓能抑制肾小管重吸收以利尿，并促进电解质的排出。

【用法】水煎服，每日 1 剂，每日 2 次。

【方二】 **阿胶鸡子黄汤**

【出处】《通俗伤寒论》

【组成】陈阿胶（烊冲）6 克、生白芍 9 克、石决明 15 克、双钩藤 6 克、大生地 12 克、炙草 6 克、茯神木 12 克、鸡子黄 2 枚、络石藤 9 克、生牡蛎 12 克。

【功用】滋阴降火，柔肝熄风。

【主治】阴虚风动引起青风内障。

【方解】阿胶、鸡子黄滋阴熄风，白芍、大生地滋阴柔肝，生牡蛎平肝潜阳，石决明清热平肝，双钩藤、茯神木、络石藤凉肝安神，炙草调和诸药。

【药理】现代药理研究发现白芍具扩血管增加器官血流量，提高组织耐缺氧能力的作用。钩藤能抑制血管运动神经，扩张外周血管，起到保护视神经的作用。

【用法】除阿胶，鸡子黄外，用水煎汁去渣，纳胶烊尽，再入鸡子黄，搅令相得，温服。每日 1 剂，每日 2 次。

【方三】 **活血养阴汤**

【出处】《中国中医眼科杂志》

【组成】生地黄、茺蔚子、香附各 12 克，当归、川芎、赤芍、木通各 9 克，茯苓、泽泻、连翘、麦门冬各 15 克，甘草 6 克。

【功用】活血利水，养阴生津。

【主治】青光眼术后前房延缓形成。

【方解】方中生地黄、麦门冬清热养阴生津，当归、川芎、赤芍、香附行气养血活血，茯苓、泽泻、木通、茺蔚子健脾利湿，连翘清热解毒，甘草调和诸药。

【药理】现代药理研究发现生地能扩张血管，利尿消肿，具有改善微循环的作用。

【用法】水煎服，每日 1 剂，每日 2 次。

八、慢性鼻炎

慢性鼻炎是鼻腔黏膜和黏膜下层的慢性炎症性疾病。临床表现以一侧或两侧鼻腔通气不良，反复发生或经久不愈，鼻腔黏膜肿胀、分泌物增多、无明确致病微生物感染、病程反复发作为特征。本病分成慢性单纯性鼻炎和慢性肥厚性鼻炎两种类型。

中医称本病为"鼻窒"。认为本病多因正气虚弱，伤风鼻塞反复发作，余邪未清而致。

【方一】黄芩汤

【出处】《医宗金鉴》

【组成】黄芩 12 克、栀子 15 克、桑白皮 15 克、连翘 15 克、薄荷 6 克、荆芥 12 克、赤芍 12 克、麦冬 12 克、桔梗 6 克、甘草 6 克。

【功用】清热散邪，宣肺通窍。

【主治】肺经蕴热、壅塞鼻窍，鼻甲肿胀、鼻塞、涕黄量少、鼻气灼热

【方解】方中以黄芩、栀子、桑白皮、甘草清泻肺热而解毒。连翘、薄荷、荆芥疏风清热通鼻窍。赤芍清热凉血。麦冬清热养阴。桔梗清肺热，载诸药直达病所。诸药合用，清热泻肺、宣通鼻窍。

【药理】现代药理研究表明黄芩具有较广的抗菌谱，其中对金黄色葡萄球菌和绿脓杆菌作用较强；其抑菌主要有效成分为黄芩素和黄芩苷，还有促进淋巴细胞转化作用。

【用法】水煎服，每日 1 剂，每日 2 次。

【方二】温肺止流丹

【出处】《辨证录》

【组成】诃子 6 克、甘草 6 克、桔梗 18 克、鱼脑骨（煅过存性）15 克、荆芥 9 克、细辛 35 克、人参 12 克。

【功用】温补肺气，散寒通窍。

【主治】鼻窒病因肺气虚寒所致，见鼻塞不通，鼻涕白浊，遇风寒加重者。

【方解】方中以人参、甘草、诃子补肺敛气；细辛、荆芥疏散风寒；桔梗、鱼脑石散结除涕。

【药理】现代药理研究发现诃子对白喉杆菌、痢疾杆菌、变形杆菌、绿脓杆菌、溶血性链球菌、肺炎双球菌及金黄色葡萄球菌等有显著的抑制作用，另有抗流感病毒的作用。细辛亦有抗炎作用。

【用法】上药研细末，糊丸，每服5克，每日2次。

【方三】 通窍活血汤

【出处】《医林改错》

【组成】桃仁12克、红花9克、赤芍12克、川芎12克、老葱3根、生姜9克、大枣5枚、麝香0.3克、黄酒半斤。

【功用】行气活血，化瘀通窍。

【主治】邪毒久留，血瘀鼻窍所致鼻塞较甚或持续不减，语声重浊或有头胀头痛，嗅觉减退等症。

【方解】方中桃仁、红花、赤芍、川芎活血化瘀，疏通血脉。麝香、老葱通阳开窍；黄酒温通血脉。全方合用，有行气活血、化瘀通窍之功。

【药理】现代药理研究发现红花黄素可增加与改善纤维蛋白溶酶活性，改善微循环。赤芍对伤寒杆菌、金黄色葡萄球菌、溶血性链球菌有较强抑制作用，对流感病毒也有一定抑制作用。

【用法】将前7味煎一盅，去滓，将麝香入酒内再煎二沸，临卧服。

【方四】 川芎茶调散

【出处】《太平惠民和剂局方》

【组成】薄荷12克，川芎、荆芥各6克，甘草6克，防风9克，白芷、羌活各6克，细辛3克。

【功用】疏风散邪，通络止痛。

【主治】风邪头痛。治疗风邪外袭，肺气失宣而致鼻塞、涕多之鼻窒症。

【方解】方中重用川芎辛温祛风活血而止头痛；薄荷、荆芥、白芷、羌活疏风止痛，清利头目；细辛散寒止痛；防风辛散上部风邪；炙甘草益气和中，调和诸药。

【药理】实验研究显示川芎能在炎症的早期渗出性阶段发挥抗炎作用，并能抑制炎症的晚期增殖病变，同时能抑制醋酸引起的小鼠扭体次数，提示川芎嗪及阿魏酸具有抗炎及镇痛作用。

【用法】上药研末。每次取 6 克，食后用清茶调下。每日 2 次。亦可不研末，水煎服。每日 1 剂。

九、慢性鼻窦炎

慢性鼻窦炎是鼻窦黏膜的慢性卡他性或化脓性炎症，多因急性鼻窦炎反复发作未彻底治愈而迁延所致，以双侧发病或多窦发病常见。临床表现以鼻流浊涕、鼻塞、头痛经久不愈为主症。

本病属于中医学"鼻渊"范畴，是鼻科慢性常见病、多发病之一，病程较长，缠绵难愈。古代医家又将本病命名为"脑漏""脑渗""控脑痧"等。

【方一】二陈汤

【出处】《太平惠民和剂局方》

【组成】半夏 6 克，橘红 15 克，白茯苓 12 克，甘草 6 克。

【功用】宣肺化痰，祛浊通窍。

【主治】痰浊阻肺鼻流白黏涕，量多，鼻塞，头昏。

【方解】方中半夏、茯苓燥湿化痰；陈皮、甘草理气和中。可加白芷、厚朴、苍术等加强化浊祛痰之力，加辛夷、苍耳子、石菖蒲等宣通鼻窍。

【药理】现代药理研究证明陈皮能刺激呼吸道黏膜，使分泌物增多，利于排除；茯苓能提高单核细胞的吞噬能力，促进体液免疫力。

【用法】水煎服，每日 1 剂，每日 2 次。

【方二】辛夷清肺饮

【出处】《医宗金鉴》

【组成】辛夷花 9 克、生甘草 6 克、石膏 24 克、知母 15 克、栀子 12 克、黄芩 6 克、枇杷叶 12 克、升麻 12 克、百合 12 克、麦冬 12 克。

【功用】宣肺清热，解郁通窍。

【主治】肺经蕴热涕黄量少，鼻塞；检查见鼻肌膜红肿，中鼻道有脓涕，可有头痛、咽痒、咳嗽、吐少量黄痰等。

【方解】方中以辛夷宣畅肺气，散邪通窍；升麻、枇杷叶、黄芩、山栀子、石膏、知母清热泄肺；百合、麦冬润肺养阴；甘草调和诸药。

【药理】现代药理研究发现石膏能降低血管通透性，有消炎、抗水肿作用，煅制后能收敛黏膜、皮肤等组织，减少分泌。

【用法】水煎服，每日1剂，每日2次。

【方三】温肺止流丹

【出处】《辨证录》

【组成】诃子3克、甘草3克、桔梗9克、鱼脑骨（煅过存性）15克、荆芥1.5克、细辛1.5克、人参1.5克。

【功用】温补肺脏，散寒通窍。

【主治】肺气虚寒间歇性鼻塞，鼻涕黏白，嗅觉减退，头昏头胀。

【方解】人参、甘草、诃子补肺敛气；细辛、荆芥疏散风寒；桔梗、鱼脑石散结除涕。

【药理】现代药理研究发现诃子对白喉杆菌、痢疾杆菌、变形杆菌、绿脓杆菌、溶血性链球菌、肺炎双球菌及金黄色葡萄球菌等有显著的抑制作用，另有抗流感病毒的作用。

【用法】上药研细末，糊丸，每服5克，每日2次。

【方四】参苓白术散

【出处】《太平惠民和剂局方》

【组成】炒扁豆24克、人参12克、白术12克，茯苓12克、陈皮9克、怀山药12克、莲子肉9克、薏苡仁9克、砂仁3克、桔梗6克、炙甘草6克。

【功用】健脾利湿，益气通窍。

【主治】脾气虚弱鼻涕白黏或黄稠，量多，头昏重，嗅觉减退，鼻塞较重。

【方解】人参、白术、茯苓、甘草补脾益气；山药、扁豆、薏苡仁、砂仁健脾渗湿；桔梗开宣肺气，祛痰排脓。

【药理】现代药理研究表明白术具有促进血液循环作用。人参能增强网状内皮系统及白细胞的吞噬能力。茯苓能提高单核细胞的吞噬能力，促进体液免疫力。

【用法】水煎服，每日1剂，每日2次。

十、鼻出血

鼻出血是耳鼻咽喉科临床常见症状之一，可单纯由鼻腔、鼻窦疾病引起，也可由某些全身性疾病所致，以前者为多见。可单侧出血，亦可双侧出血，表现为间歇性反复出血或持续性出血。轻者鼻涕带血，重者可大量出血而休克，反复出血可导致贫血。

中医学将本病称为"鼻衄"，古人根据病因和症状不同尚有不同的命名，如伤寒鼻衄、时气鼻衄、虚劳鼻衄、经行鼻衄、红汗、鼻洪、鼻大衄等。

【方一】桑菊饮
【出处】《温病条辨》
【组成】桑叶18克、菊花15克、桔梗9克、连翘9克、杏仁9克、薄荷6克、芦根12克、甘草6克。
【功用】疏风清热，凉血止血。
【主治】外感风热或燥热之邪犯肺，邪热循经上壅鼻窍，热伤阳络发为鼻衄。
【方解】方中重用桑叶疏散上焦肺热；菊花散风热，清利头目而肃肺，杏仁、桔梗宣利肺气；连翘、薄荷清热解毒；芦根清热生津止渴；甘草调和诸药。
【药理】现代药理研究发现菊花具有缩短凝血时间的作用，还能抑制组织胺所致局部毛细血管通透性增加。
【用法】水煎服，每日1剂。每日2次。

【方二】凉膈散
【出处】《太平惠民和剂局方》
【组成】川大黄、朴硝、甘草各600克，山栀子、薄荷叶、黄芩各300克，连翘1.2千克。
【功用】清胃泻火，凉血止血。
【主治】胃平素有积热或过食辛燥，胃热炽盛，循经上炎，损伤鼻中阳络，血液妄行，由鼻而出，发为鼻衄。

【方解】 黄芩、栀子清热泻火；薄荷、连翘疏解外邪；竹叶清热利尿，引热下行；大黄、芒硝、甘草利膈通便。全方清上泻下，火热清，则鼻衄止。

【药理】 现代药理研究发现连翘具有抗炎、解热、提高免疫功能，促进白细胞吞噬功能。大黄能改善毛细血管脆性，促进血小板增生，缩短凝血时间，从而止血。

【用法】 上研为粗末。每服 6 克，水 300 毫升，入切片，蜜少许煎至 210 毫升，食后温服，小儿可服 1.5 克。每日 2 次。

【方三】 泻心汤
【出处】 《金匮要略》
【组成】 黄连 9 克、黄芩 12 克、大黄 6 克。
【功用】 清心泻火，凉血止血。
【主治】 五志过极，心火亢盛，迫血妄行，鼻血外涌可发为鼻衄。
【方解】 大黄、黄芩、黄连苦寒直折，清心泻火；可加白茅根、侧柏叶、茜草等加强凉血止血之功；心烦不寐可加生地黄、木通、莲籽心以清热养阴，引热下行。
【药理】 现代药理研究发现大黄能改善毛细血管脆性，促进血小板增生，缩短凝血时间，从而止血。
【用法】 水煎服，每日 1 剂。每日 2 次。

【方四】 知柏地黄汤
【出处】 《医宗金鉴》
【组成】 熟地黄 24 克、知母 18 克、黄柏 15 克、山药 12 克、山茱萸 12 克、茯苓 9 克、泽泻 9 克、牡丹皮 9 克。
【功用】 滋阴降火，凉血止血。
【主治】 阴虚火旺虚火上炎，血液升腾溢于鼻窍，发为鼻衄。
【方解】 方中地黄滋补肾阴，山茱萸、山药补肝肾，泽泻、茯苓泄肾健脾利湿，牡丹皮泻火祛瘀，知母、黄柏泄虚火。
【药理】 现代药理研究发现黄柏有保护血小板，使之不易破碎的作用，并能促进瘀血吸收。
【用法】 水煎服，每日 1 剂。每日 2 次。

十一、咽喉炎

咽喉炎属上呼吸道疾病，指咽部黏膜和淋巴组织的炎性病变。常由受凉、劳累等诱发，以细菌、病毒侵犯咽喉部的黏膜而引起。主要症状为咽痛咽痒、吞咽困难、发热、声音嘶哑，轻则声音低、毛糙，重则失音。根据发病的时间和症状的不同，可分为急性咽炎和慢性咽炎。

该病属中医"喉痹""喉喑"范畴，喉痹原指咽部肿胀，闭塞不通，又称喉闭。现代中医耳鼻咽喉科把喉痹范围缩小，专指咽部红肿疼痛，或微红而咽痒干燥等症状为主的疾病。喉喑是指以声音嘶哑为主要症状的喉部疾病。

【方一】 **少阴甘桔汤**

【出处】《外科正宗》

【组成】桔梗 6 克，甘草 3 克，陈皮、川芎、黄芩、柴胡、玄参各 1.8 克，羌活、升麻各 1.2 克。

【功用】养阴清热，凉血利咽。

【主治】治疗肾虚而虚火上灼咽喉，经脉气血不畅乃致喉痹，见咽痛手足心热、头晕、脉细数者。

【方解】桔梗宣通气血，泻火散寒，清利头目咽喉，开胸膈滞气；甘草有补有泻，能表能里，可升可降味甘；陈皮行气健脾，燥湿化痰；川芎补血润燥，黄芩清热燥湿解毒；柴胡解表退热；玄参养阴生津；羌活散寒祛风，胜湿止痛；升麻散风，解毒，升阳。

【药理】桔梗具有祛痰、镇咳、抗炎、提高人体免疫力等广泛的药理活性；橘皮中的挥发油对消化道有刺激作用，能化气健胃；川芎抗菌；黄芩具有抗炎作用；柴胡具有解热、退热、镇静、镇痛作用；玄参能抑菌，中和毒素；羌活有解痉镇痛作用；升麻具有抗菌、镇静作用。甘草中的甘草酸具有明显的抗炎作用。

【用法】用水 400 毫升，加葱白 1 根，煎取 320 毫升，温服。每日 2 剂。

【方二】 **清咽汤**

【出处】《北京中医》

【组成】桑叶 10 克、麦冬 30 克、玄参 15 克、薄荷（后下）6 克、生石膏 20 克、阿胶 10 克、甘草 10 克、太子参 15 克、牛蒡子 15 克。

【功用】清热祛风，滋阴养血。

【主治】治疗肺胃阴虚，虚火上炎而致喉痹。症见咽干咽痛，渴不多饮，咽部充血，舌红苔少等。

【方解】方中麦冬、玄参滋阴清热；桑叶、薄荷、牛蒡子辛凉透气以开喉结；甘草以疗咽伤；生石膏清热生津；阿胶滋阴养血；太子参补气生津养血。

【药理】桑叶有抗菌和抗病毒、抗衰老等多种药理活性；麦冬具有耐缺氧、抗衰老、降血糖等药理作用；薄荷有发汗解热作用；生石膏能抑制汗腺中枢，故有清热止汗的作用。阿胶养血补血，其养血补血效果明显，尤其用于血虚引起的疾病。玄参能抑菌，中和毒素；牛蒡子煎剂对肺炎双球菌有显著抗菌作用；水浸剂对多种致病性皮肤真菌有不同程度的抑制作用，还有解热、利尿作用。

【用法】水煎服，每日 1 剂。

【方三】胖银汤

【出处】《贵州医药》

【组成】胖大海 2 枚、银花 2 克、穿心莲 2 克、薄荷 1 克。

【功用】疏风清热利咽。

【主治】治疗慢性喉痹因感受风热而发作者。

【方解】银花、穿心莲清热解毒；薄荷辛凉利咽解毒；胖大海清肺利咽、润肠通便。

【药理】胖大海素有抗炎、解痉、止疼作用；金银花抗病原微生物，对各种致病菌、病毒如金黄色葡萄球菌、溶血性链球菌、肺炎双球菌都有对抗作用；穿心莲具有增强免疫、抗病毒等多种药理作用；薄荷油有发汗、解热和中枢兴奋作用。

【用法】上药用开水冲泡后当茶饮，每日少量或多次饮用。

【方四】射干汤

【出处】《外台秘要》

【组成】当归 6 克，升麻 3 克，白芷 9 克，射干、炙甘草、杏仁各 3 克，犀角屑 0.05 克。

【功用】活血清火，解毒利咽。

【主治】治疗热郁肺经，血脉气血阻滞之喉痹。

【方解】当归补血养血；升麻、射干、犀角清热解毒；白芷解表散风通窍；杏仁止咳平喘、润肠通便；甘草解毒补气生津以疗咽伤。

【药理】当归具有抗炎作用，增强机体免疫功能，保护肝脏和肾脏等作用；升麻具有抗菌、镇静作用。射干煎剂或浸剂，对皮肤真菌有抑制作用；白芷具有解热、镇痛、抗炎、改善局部血液循环等作用；甘草具有抗炎作用；犀角煎剂有抗炎、抗感染和止血作用。

【用法】前6味水煎服，犀角屑另冲服，每日1剂。

十二、牙痛

牙痛是指牙齿因某种原因引起的疼痛而言，为口腔疾病中最常见的症状之一。其表现为：牙龈红肿、遇冷热刺激痛、面颊部肿胀等。牙痛大多由牙龈炎和牙周炎、龋齿（蛀牙）或折裂牙而导致牙髓（牙神经）感染所引起的。

该病属中医"牙宣""骨槽风"范畴。中医认为牙痛是由于外感风邪、胃火炽盛、肾虚火旺、虫蚀牙齿等原因所致。

【方一】荜茇散

【组成】荜茇、高良姜、细辛、胡椒各等分。

【功用】温经散寒，通络止痛。

【主治】治疗龋齿牙痛，因冷加重，或口疮色白，周围不充血者。

【方解】方中荜茇、良姜、细辛味辛性温，芳香走窜，取其温散之性，以发散郁火及风热，胡椒温中止痛，杀虫。

【药理】现代药理研究证明，以上诸药均有镇痛、抗菌、消炎的作用。

【用法】将上药共研细末，过筛装瓶备用。牙痛时取药粉少许，塞入鼻孔内用力吸入。

【方二】竹叶石膏汤

【出处】《伤寒论》

【组成】竹叶 15 克，石膏 30 克，半夏 9 克，麦门冬 15 克，人参 6 克，炙甘草 6 克，粳米 15 克。

【功用】清热生津，益气和胃。

【主治】治疗胃热内盛，阴津受伤，而致牙痛牙宣等症。

【方解】本方是由白虎汤去知母，加竹叶、人参、麦冬、法夏而成。方中竹叶、石膏清解气分邪热；人参、麦冬益气养阴；法夏和胃降逆；甘草、粳米益胃，又可使寒凉清泄而不伤中气。法夏配麦冬，燥润结合，以润制燥，使得补而不腻。本方清补兼施，邪热与气阴兼顾，可称得两全其美。

【药理】竹叶具有优良的抗菌、抗病毒等作用；石膏内服有解热、镇痉和消炎作用；半夏具有镇咳，祛痰，镇吐，抗溃疡；人参能消炎，止痛，提高机体免疫力。

【用法】上药加水煎煮，第一煎 20 分钟，第二煎 15 分钟，每煎 350 毫升，放温服用，早晨饭前，晚上临睡前服下。

【方三】玉女煎

【出处】《景岳全书》

【组成】石膏 9~15 克，熟地黄 9~30 克，麦冬 6 克，知母 5 克，牛膝 5 克。

【功用】清胃热，滋肾阴。

【主治】胃热阴虚之牙痛。

【方解】方中石膏辛甘大寒，清阳明有余之火而不损阴，故为君药。熟地黄甘而微温，以滋肾水之不足，用为臣药。君臣相伍，清火壮水，虚实兼顾。知母苦寒质润、滋清兼备，一助石膏清胃热而止烦渴，一助熟地黄滋养肾阴；麦门冬微苦甘寒，助熟地黄滋肾，而润胃燥，且可清心除烦，二者共为佐药。牛膝导热引血下行，且补肝肾，为佐使药，以降上炎之火，止上溢之血。

【药理】石膏有解热，消炎作用；熟地黄能增强免疫功能；麦冬对多种细菌有抑制作用；知母煎剂对葡萄球菌、伤寒杆菌有较强的抑制作用，对痢疾杆菌、副伤寒杆菌、大肠杆菌、枯草杆菌、霍乱弧菌也有抑制作用；牛膝能促进炎性肿胀消退。

【用法】水煎服，煎七分，温服或冷服。

【按语】大便溏泻者，不宜用本方。

【方四】清香散

【出处】《普济方》

【组成】川芎、藁本各 30 克，防风、羌活各 6 克，细辛 9 克，香白芷 30 克，甘草 15 克。

【功用】祛风散寒止痛。

【主治】风冷牙痛。

【方解】方中藁本、防风祛风散寒，胜湿止痛，白芷解表散风，通窍止痛，尤除撅阳明经风湿之邪；细辛芳香走窜，能祛风寒，止疼痛；羌活辛温发表力强，有散寒祛风，胜湿止痛之功；川芎活血行气，祛风止痛。

【药理】羌活、细辛有抗炎、镇痛作用；藁本有抗菌、镇痛作用；白芷对大肠杆菌、痢疾杆菌、伤寒杆菌、绿脓杆菌有一定的抑制作用；以上各药均有镇痛作用。

【用法】上为细末。每服 9 克，食后用清茶调服。如痛甚者，加黑锡丹 30 粒。每日 2 次。

十三、急性扁桃体炎

急性扁桃体炎是腭扁桃体的一种非特异性急性炎症，常伴有一定程度的咽黏膜及咽淋巴组织的急性炎症。临床表现可为恶寒、高热、可达39℃～40℃，尤其是幼儿可因高热而抽搐、呕吐或昏睡、食欲不振、便秘及全身酸困等。局部咽痛明显，吞咽时尤甚，剧烈者可放射至耳部，幼儿常因不能吞咽而哭闹不安。儿童若因扁桃体肥大影响呼吸时可妨碍其睡眠，夜间常惊醒不安。主要致病菌为乙型溶血性链球菌，葡萄球菌，肺炎双球菌。细菌和病毒混合感染也不少见。急性扁桃体炎往往是在慢性扁桃体基础上反复急性发作。有时则为急性传染病的前驱症状，如麻疹及猩红热等是咽部常见病，多发生于儿童及青年。

中医称为"乳蛾""喉蛾"或"莲房蛾"。常发生于儿童及青少年。急性扁桃体炎多因受凉、潮湿、劳累、营养不良、感冒等因素使抵抗力下降，导致扁桃体部位的细菌大量繁殖而发病，常易反复发作。

【方一】

【出处】《中药方剂大全》

【组成】生石膏（先煎）25 克，玄参 10 克，板蓝根 10 克，儿茶 5 克。

【功用】清热解毒，利咽消肿。

【主治】小儿急性扁桃体炎。

【方解】石膏辛甘性寒清热泻火，除烦止渴；玄参清热凉血，滋阴解毒；板蓝根凉血解毒利咽；儿茶清肺化痰，活血散瘀。

【药理】药理研究表明，石膏有一定的解热作用，并能提高机体抵抗力；玄参对各种致病菌均有抑制作用，尤对金黄葡萄球菌最明显；板蓝根具有抗菌、抗病毒、促进免疫的作用；儿茶素抗菌、除臭、抗氧化。

【用法】水煎待温，分次服。

【方二】

【出处】《中药方剂大全》

【组成】金银花 15 克，大青叶 15 克，板蓝根 5 克，锦灯笼 6 克，桔梗 6 克，甘草 6 克，牛蒡子 6 克，玄参 6 克，牡丹皮 6 克，赤芍 10 克，马勃 5 克，青蒿 15 克，薄荷 6 克，蒲公英 10 克，黄芩 6 克。

【功用】解毒清热，散瘀消肿。

【主治】小儿急性扁桃体炎，症见发热，咽喉肿痛，扁桃体肿大，充血明显，或有分泌物，舌质红或舌尖边红，苔薄黄或黄厚，脉数。

【方解】金银花疏散风热；板蓝根、蒲公英清热解毒；牛蒡子、大青叶、马勃清火利咽；玄参养阴生津；黄芩清热泻火；牡丹皮清热凉血；桔梗利咽消肿排脓；薄荷疏风清热。

【药理】板蓝根具有抗菌、抗病毒、促进免疫的作用；银花、连翘、马勃、黄芩有抗病毒作用；蒲公英也有良好的抗感染作用；金银花、黄芩有提高机体免疫力作用。牛蒡子有解热、抗细菌、病毒等病原微生物作用；玄参有解热、抗菌作用。

【用法】水煎服，日 1 剂。

【方三】大黄牡丹皮汤

【出处】《金匮要略》

【组成】大黄 12 克，牡丹皮 3 克，桃仁 9 克，冬瓜仁 12 克，芒硝 9 克。

【功用】清热泻火，活血消肿。

【主治】治疗乳蛾化脓、发热、咽喉疼痛，大便干结者。

【方解】大黄清热泻火，解毒止血，活血化瘀，清利湿热；牡丹皮清热凉血；桃仁活血化瘀；冬瓜仁化痰消痈；芒硝泻下攻积，润燥软坚，清热消肿。

【药理】大黄抗菌消炎；牡丹皮增强免疫力、还具有抗菌作用；桃仁具有减少血管通透性、促进炎症渗出物的吸收、改善血行作用。

【用法】前5味用水600毫升煮，取200毫升，去药渣，放入芒硝，再煎沸，凉后服。每日1剂，可分2次服。

十四、外耳道炎

外耳道炎是由细菌感染所致的外耳道皮肤的弥漫性炎症，任何年龄均可发病。常见致病菌为金黄色葡萄球菌、链球菌、绿脓杆菌等。挖耳或异物损伤、药物刺激、化脓性中耳炎的脓液或游泳、洗澡等水液浸渍，易引发急性外耳道炎。其他疾病如慢性化脓性中耳炎、贫血、维生素缺乏、糖尿病等亦可导致本病的发生。急性外耳道炎如治疗不及时或不得当会转为慢性。

【方一】栀子清肝汤

【出处】《医宗金鉴·外科心法要诀》

【组成】栀子、川芎、当归、柴胡、白芍各3克，牡丹皮、牛蒡子各6克，煅石膏10克，黄芩、黄连、甘草各1.5克。

【功用】清肝泻火，解毒活血。

【主治】治疗肝胆火热上灼而致外耳疾患，如外耳道疖、外耳道炎、外耳湿疹、外耳道乳头状瘤等。

【方解】栀子性寒，味苦，具有泻火除烦、清热利尿、凉血解毒之功能；柴胡疏肝解郁；当归养血活血；白芍柔肝；配合牛蒡子散热利咽消肿；本品配黄芩，能泻肺火；配以黄芩，能泻三焦火、清心热；配以生地黄、牡丹皮，能凉血止血；牛蒡子疏散风热，宣肺透疹，解毒利咽。

【药理】栀子能解热、镇痛；牡丹皮具有镇静、催眠、抗菌、抗炎、抗氧化等作用；石膏有解热，消炎作用；黄芩、黄连有解热、抗病毒作用；牛蒡子有抗菌、抗病毒作用；白芍具有抗炎、镇痛、消肿、免疫调节等作用。

【用法】水煎服。每日 1~2 剂。

【方二】柴胡清肝汤
【出处】《外科正宗》
【组成】川芎、当归、白芍、生地黄、柴胡、黄芩、山栀、天花粉、防风、牛蒡子、连翘、甘草节各 3 克。
【功用】清肝散火，活血祛风。
【主治】治疗耳疖、耳疮（外耳道炎），见耳道红肿疼痛，或有少许脓液者。
【方解】生地黄性寒，能凉血清热、滋阴补肾、生津止渴；连翘清热，解毒，散结，消肿；黄芩、牛蒡子清热泻火，解毒利咽；白芍味甘、酸，性微寒，有养血的作用；天花粉养阴生津。
【药理】本方具有镇痛、消炎、解毒、降血压、改善体质等作用。
【用法】上药用用水 400 毫升，煎至 300 毫升，空腹时服，每日 1~2 剂。

【方三】芩柏滴耳液
【出处】《辽宁中医杂志》
【组成】黄芩、黄柏各 12 克，枯矾 6 克，冰片 3 克，麻油 500 毫升。
【功用】清热消肿止痛。
【主治】治疗外耳道炎。
【方解】黄芩、黄柏清热燥湿，泻火解毒，枯矾外用可以解毒、杀虫、止痒，冰片开窍醒神，清热止痛。
【药理】黄芩有解热、降压、利尿、镇静、利胆、保肝、降低毛细血管通透性，以及抑制肠管蠕动等功能。黄柏对多种致病菌有一定的抑制作用。还有利胆、利尿、降压解热等作用，枯矾有收敛、消炎、防腐、止血的作用。冰片有一定的止痛及温和的防腐抑菌作用。
【用法】先将黄芩、黄柏放入麻油中浸泡 24 小时，然后放入铁锅内煎炸变为黑黄色，取出后研末，与冰片、枯矾细末同时放入麻油中，过滤装瓶备用。用时以棉签蘸药液涂抹患处，或浸小纱布条纱入外耳道。每日换药 1~2 次。

【方四】消炎膏
【出处】《浙江中医杂志》

【组成】乳香、没药、血竭、儿茶各6克，朱砂1.5克。

【功用】活血散瘀消肿。

【主治】治疗外耳道疖。

【方解】乳香活血，没药散血，皆能止痛消肿生肌，故二药可相兼而用。血竭、儿茶活血疗伤，止血生肌敛疮，朱砂镇心安神，清热解毒。

【药理】乳香有镇痛作用，没药对多种致病真菌有不同程度的抑制作用，血竭对多种致病菌有抑制作用，儿茶有收敛、止泻作用，朱砂有解毒防腐、抑菌作用。

【用法】将乳香、没药麸炒以去油，然后与血竭、儿茶研细末，加适量蜂蜜调匀成膏。用时以药棉制成粗细适合的棉栓，涂上消炎膏后，塞敷于外耳道。每日或隔日换药1次。

十五、化脓性中耳炎

分为急性化脓性中耳炎和慢性化脓性中耳炎。

急性化脓性中耳炎是中耳黏膜的急性化脓性炎症。好发于儿童。可在急性上呼吸道感染、急性传染病及在污水中游泳或跳水、不适当的咽鼓吹张、擤鼻或鼻腔治疗后经咽鼓管途径侵入中耳。或鼓膜外伤、鼓膜穿刺、鼓膜置管后经外耳道鼓膜途径侵入中耳。婴幼儿基于其解剖生理特点，比成人更易经此途径引起中耳感染。婴幼儿的咽鼓管短、宽而平直，如哺乳位置不当，平卧吮奶，乳汁或呕吐物可经咽鼓管流入中耳。主要症状为耳痛、耳漏和听力减退，全身症状轻重不一，婴幼儿不能陈述病情，常表现为发热、哭闹不安、抓耳摇头，甚至出现呕吐、腹泻等胃肠道症状。

慢性化脓性中耳炎是中耳黏膜、骨膜或深达骨质的慢性化脓性炎症，常与慢性乳突炎合并存在。本病极为常见。临床上以耳内反复流脓、鼓膜穿孔及听力减退为特点。可引起严重的颅内、外并发症而危及生命。常见致病菌多为变形杆菌、金黄色葡萄球菌、绿脓杆菌，以革兰氏阴性杆菌较多，无芽孢厌氧的感染或混合感染亦逐渐受到重视。

【方一】蔓荆子散

【出处】《仁斋直指方》

【组成】蔓荆子、甘菊花、生地黄、赤芍、桑白皮、木通、麦冬、升麻、前胡、甘草、赤茯苓各等份。

【功用】疏散风热，解毒消肿。

【主治】治疗风热外袭，肺气失宣，而致耳胀（急性分泌性中耳炎）、脓耳（化脓性中耳炎，或耳鸣，耳聋初期）。

【方解】蔓荆子疏散风热，清利头目；菊花味甘苦，性微寒，具有疏风、清热、明目、解毒的功效；桑白皮清热解毒，凉血止血；前胡宣散风热；赤茯苓甘、淡、平行水，利湿热；生地黄、麦冬滋阴润燥，生津。

【药理】茯苓能提高机体的抗病能力；菊花镇静解热，抗病原微生物；生地黄具有抑制真菌，利尿，利肝胆作用；前胡苷元有抗菌、抗真菌作用；麦冬有明显的镇痛作用；黑升麻提取物具有抗菌、降压、抑制心肌、减慢心率、镇静作用。

【用法】上为粗末。每次取 9 克，用水 300 毫升，加生姜 3 片，红枣 2 枚，煎至 150 毫升，饭后服，每日 2 次。

【方二】润胆汤

【出处】《辨证录》

【组成】白芍 30 克，当归 30 克，柴胡 3 克，炒栀子 6 克，玄参 30 克，天花粉 9 克，菖蒲 24 克。

【功用】疏肝利胆，泻火通窍。

【主治】治疗双耳忽然肿痛，内流清水，久则变为脓血，恶寒发热，耳内有如沸汤之响，或如蝉鸣者。

【方解】白芍养血柔肝，缓中止痛，活血；当归养血活血；栀子具有泻火除烦、清热利湿、凉血解毒、消肿止痛；天花粉养阴生津；玄参清热滋阴，泻火解毒；菖蒲理气、活血、散风、去湿。

【药理】石菖蒲可以产生镇静镇痛作用；白芍有抗炎、镇痛、消肿作用；栀子解热镇静，免疫调节。

【用法】水煎服。每日 1 剂。

【方三】解仓饮子

【出处】《三因方》

【组成】赤芍药、白芍药各 15 克，当归、炙甘草、制大黄、木鳖子各 30 克。

【功用】活血清热，排脓消肿。

【主治】治疗邪热上壅，耳窍经脉气滞血瘀而致脓耳（化脓性中耳炎），耳内疼痛，脓出带血者。

【方解】赤芍清热凉血、散瘀止痛；白芍养血柔肝，缓中止痛，活血；当归养血活血；大黄清热泻火；木鳖子消肿散结，祛毒。

【药理】芍药苷具有抗炎、镇痛、消肿、通经、利尿作用、抗应激和免疫调节等作用；大黄有很强的清热消炎作用；木鳖子具有止血、抗炎、止痛、抗菌、促进伤口愈合等作用。

【用法】上药研为粗末，每次取 12 克，水煎，食后服。每日 2 次。

【方四】黄芪建中汤

【出处】《金匮要略》

【组成】黄芪 4.5 克，桂枝 9 克，炙甘草 6 克，大枣 12 枚，芍药 18 克，生姜 9 克，胶饴 30 克。

【功用】温中补气，升清降浊。

【主治】治疗慢性脓耳证属气血不足者。

【方解】桂枝汤能解肌发表，调和营卫，温阳祛风。饴糖合桂枝，甘温相得，温中补虚。饴糖、甘草合芍药，甘苦相须，和里缓急。黄芪，补气固表，抵御外邪。全方共奏温中补气，缓急止痛，调和营卫的功效。

【药理】黄芪具有强心、提高免疫力、保护脏器等多种药理作用。

【用法】水煎服，分 3 次服，每日 1 剂。

【方五】薏苡附子败酱散

【出处】《金匮要略》

【组成】薏苡仁 30 克，附子 6 克，败酱 15 克。

【功用】排脓消肿。

【主治】治疗慢性脓耳，或急性脓耳后期，脓稀而无臭者。

【方解】方中以薏苡仁利湿排脓，并辅以败酱逐瘀消肿，兼有附子温经祛湿、散寒止痛。

【药理】败酱有镇静作用，抗菌、抗病毒作用，对金黄色葡萄球菌的抑制作用较强，薏苡仁有解热、镇静、镇痛、增强免疫作用；附子有镇静、抗炎，抑菌作用。

【用法】水煎服，每日 1~2 剂。

十六、口腔溃疡

口腔溃疡，也叫口疮，就是口内生疮，即边缘色红，中心是黄绿色的溃烂点，疼痛剧烈，流口水，常伴口臭、口干、尿黄、大便干结等症状。轻的口疮只溃烂一二处，重的口疮可扩展到整个口腔，甚至引起发烧和全身不适。

口腔溃疡的病因很不明确，可能与精神因素，病毒感染、缺少维生素、过度疲劳等有关。因此治疗应综合进行。此外，口腔溃疡也被认为与遗传、荷尔蒙等因素有关。

中医学认为：本病的发生与肝肾不足、气阴亏虚、外感湿热等密切相关，久之，湿热与气血相搏，湿、毒、瘀相互胶结，致本病反复发作，迁延难愈。同时食积，肉积、水积、气积等所至内分泌失调与脏腑功能失调，肠胃功能紊乱，免疫力下降，病菌病毒破坏口腔分泌腺体，并破坏了口腔黏膜，亦是导致本病发生的主要原因。

【方一】珍宝散

【出处】《丹台玉案》卷三

【组成】珍珠9克，硼砂、青黛各3克，冰片1.5克，黄连、人中白各6克。

【功用】清热消肿，祛腐敛疮。

【主治】治疗口舌生疮，疼痛而影响饮食者。

【方解】方中珍珠外用可燥湿敛疮，硼砂、青黛、冰片以清热解毒止痛，并配以黄连、人中白以清热燥湿消肿，主要合用共奏清热解毒，消肿止痛，祛腐敛疮。

【药理】现代药理研究发现冰片局部应用对感觉神经有轻微刺激，有一定的止痛及温和的防腐作用；硼砂对皮肤黏膜有收敛保护作用和抑制某些细菌生长的作用；青黛对金黄色葡萄球菌、炭疽杆菌、志贺氏痢疾杆菌、霍乱弧菌等有抗菌作用。

【用法】上药共为细末。每次取0.2克掺患处，每日2次。

【方二】　柳花散

【出处】　《外科正宗》卷四

【组成】　黄柏净末30克，青黛9克，肉桂3克，冰片0.6克。

【功用】　清热降火。

【主治】　治疗虚火所生之口疮，色淡而有白斑细点者。

【方解】　方中黄柏清热燥湿，泻火解毒，配以青黛以加强清热解毒之功，并佐以少量肉桂以止痛，使以冰片以清热止痛，全方起到清热降火解毒止痛之功。

【药理】　现代药理研究发现黄柏含有多种生物碱，对痢疾杆菌、伤寒杆菌、结核杆菌、金黄色葡萄球菌、溶血性链球菌等多种致病菌均有抑制作用，外用可促使皮下渗血的吸收；青黛对金黄色葡萄球菌、炭疽杆菌、志贺氏痢疾杆菌、霍乱弧菌等有抗菌作用；冰片局部应用对感觉神经有轻微刺激，有一定的止痛及温和的防腐作用；肉桂含有桂皮油，对革兰氏阳性及阴性菌有抑制作用，并对多种致病性真菌有一定的抑制作用。

【用法】　各为细末，共再研，瓷瓶中炙贮。每用少许吹之。

【方三】　竹叶合剂

【出处】　《浙江中医杂志》

【组成】　淡竹叶、山栀、大青叶、银花各9克，生石膏30克，黄连、甘草、薄荷各4.5克。

【功用】　清热泻火止痛。

【主治】　治疗小儿口疮。

【方解】　方中淡竹叶、山栀合用以宣泄邪热，解郁除烦；生石膏辛甘性寒，能清热泻火，甘寒除烦止渴，为清泻肺胃二经气分实热的要药；银花、大青叶具清热解毒散痈消肿之功，黄连可清热燥湿，薄荷轻扬升浮、芳香通窍，功善疏散上焦风热，清头目、利咽喉；甘草清热且调和诸药。

【药理】　近来报道石膏对内毒素发热有明显的解热效果，并可减轻其口渴状态；薄荷油外用能刺激神经末梢的冷感受器而产生冷感，从而起到消炎、止痛、止痒作用；淡竹叶有退热作用；栀子对溶血性链球菌和皮肤真菌有抑制作用，有解热、镇痛、镇静、止血作用；黄连有很广的抗菌范围，均有较显著的抑制作用；银花具有广谱抗菌作用，有明显抗炎及解热作用；大青叶有抗菌、抗病毒、解热、抗炎等作用。

【用法】　水煎服。每日1剂，5剂为1疗程。

【按语】 本方加减法：便秘者加大黄4.5克，舌红龈肿者加石斛、玄参各9克。

【方四】 黄连升麻散

【出处】《千金要方》

【组成】 升麻45克，黄连23克。

【功用】 清热解毒。

【主治】 治疗口疮伴口气热臭者。

【方解】 方中升麻甘寒，清热解毒，尤善清解阳明热毒；黄连泻火解毒，尤善清心经实火，并可疗疮毒。

【药理】 现代研究发现黄连有很广的抗菌范围，对痢疾杆菌、大肠杆菌、结核杆菌、葡萄球菌、溶血性链球菌、肺炎双球菌等均有较显著的抑制作用，对钩端螺旋体、阿米巴原虫、滴虫、流感病毒及多种致病性皮肤真菌，也有抑制作用；升麻对结核杆菌、金黄色葡萄球菌、白色葡萄球菌和卡他球菌有中度抗菌作用，其提取物具有解热、抗炎、镇痛、抗惊厥作用。

【用法】 上药为末。每次取3~4克含服或开水冲服，每日3次。

十七、牙周炎

牙周炎是口腔常见病，其病因复杂。如牙垢、牙石、嵌塞的食物、不良修复体等局部因素的刺激，牙龈受到损害，加上细菌的作用，使牙周膜破环；维生素C的吸收、利用障碍；维生素D缺乏及各种因素导致的机体抵抗力下降，皆可引发牙周炎。牙痛是本病的主要症状。早期，牙龈发痒、不适、口臭，继之牙龈红肿、松软，容易出血，疼痛，反复发作。日久牙龈与牙根部的牙周膜被破坏，形成一个袋子，叫牙周袋，袋内常有脓液溢出，炎症继续扩大，可成为牙周脓肿，病情加重，局部疼痛、肿胀，初为硬性，后变为软性，有波动感，可自行穿破，流出脓液，出脓后，疼痛可减轻，或反复发作。

【方一】 干葛防风汤

【出处】《症因脉治》

【组成】干葛、防风、石膏各 10 克，甘草 3 克。

【功用】疏风清热止痛。

【主治】治疗外感风热而致牙宣等。

【方解】干葛清热解毒，养阴生津；石膏清热泻火，除烦止渴；防风疏风清热止痛；甘草缓急止痛，调和诸药。

【药理】葛根有解热、扩张皮肤血管、镇静、抗过敏、抗缺氧及降血压等作用。防风有解热、镇痛、抗炎作用和对免疫功能的影响，抗菌作用。石膏解热、抗炎、镇痛。

【用法】水煎服。每日 1 剂。

【方二】 葛根白虎汤

【出处】《医醇剩义》

【组成】葛根 6 克，石膏 15 克，花粉 9 克，石斛 9 克，连翘 4.5 克，薄荷 3 克，防风 3 克，桔梗 3 克，淡竹叶 20 张，白茅根 15 克。

【功用】清胃泻火。

【主治】治疗阳明火热上灼口齿，而生牙痛、口疮、牙宣等症。

【方解】本方中石膏辛甘大寒，入肺胃气分，清热除烦，生津止渴；知母苦寒，滋阴降火；连翘、薄荷清热解毒，利咽；淡竹叶清心火；花粉生津止渴，白茅根凉血止血；炙甘草、粳米，有健脾益胃，防止寒凉伤中。

【药理】石膏有解热、抗炎、镇痛作用；以上诸药均有解热镇痛作用。

【用法】水煎服。每日 1 剂。

【方三】 清胃散

【出处】《脾胃论》

【组成】生地黄、当归身各 0.9 克，牡丹皮 1.5 克，黄连 1.8 克，升麻 3 克。

【功用】清胃泻火，凉血消肿。

【主治】治疗胃中积热，上下牙痛不可忍，牵引头部，满面发热，其齿喜寒恶热；或牙龈红肿，溃烂出血，或唇口腮颊肿痛，口气臭热，舌上干燥，舌红苔黄，脉滑大而数。现用于牙宣，口疮，重舌，唇风等属于胃火上炎所致者。

【方解】本方以黄连苦寒泻火，清胃中积热。生地黄，牡丹皮滋阴凉血清热；当归养血和血；升麻散火解毒，兼为阳明引经之药。五药配合，共奏清胃泻火，凉血消肿之功。

【药理】《中华口腔科杂志》对大鼠进行抗炎，免疫及毒性的实验研究，表明本方对炎症有显著的抑制作用，能增强吞噬细胞的吞噬功能，并且毒性较小。

【用法】上药为细末。用水230毫升，煎至150毫升，去渣冷服。每日1剂。

【方四】 白虎汤

【出处】《伤寒论》

【组成】知母18克，石膏30~45克，炙甘草6克，粳米18克。

【功用】清热生津。

【主治】治疗阳明热盛，见身热有汗，烦渴，牙痛、牙周肿痛、口疮等症。

【方解】方中石膏辛甘大寒，生津止渴，清解气分高热为君；知母苦寒质润，助石膏清热且能养阴生津为臣；甘草、粳米益气生津，养胃和中，防止寒凉伤中，共为佐使。四味合用，共收清热生津之功。

【药理】本方具有显著的退热作用，增强机体免疫功能，能增强腹腔巨噬细胞的吞噬功能，吞噬率及吞噬指数在1、3、6小时均有显著提高，能提高血清溶菌酶的含量；能促使淋巴细胞转化，本方对再次抗体形成有促进作用。

【用法】上药以水1升，煮米、煎药得汤200毫升，分3次温服。每日1剂。

【方五】 泻心汤

【出处】《金匮要略》

【组成】大黄10克，黄连、黄芩各5克。

【功用】泻火解毒，燥湿泄热。

【主治】治疗三焦积热，邪火上升。而致牙齿疼痛、牙龈红肿、舌肿或痛，或口疮等症。

【方解】本方以黄芩泻上焦火，黄连泻中焦火，大黄泻下焦火，故对三焦积热之证尤为适用。凡牙痛、口疮等症，伴发热、大便秘结者用之较为有效。

【药理】黄芩、黄连除具有较强的抗菌、抗病毒作用外，黄芩对肠道抗过敏明显，有镇静作用，黄连还具有健胃作用；大黄药理作用主要有抗菌、抗病毒、泻下、保肝利胆、增加血小板、促进血液凝固、止血、利尿等。

【用法】上药以水800毫升，煮炖250毫升，顿服。每日1剂。

【按语】因药物黄寒之性较强，故中病即止，不可多服。

第五章 皮肤科验方

一、头癣

头癣是某些真菌侵犯头皮和头发而引起的浅部真菌病。多见于儿童，传染性较大，主要通过理发工具、帽子、梳子、枕巾等间接接触传播或直接接触动物而传染。临床上有黄癣、白癣、黑点癣之分，分别由黄癣菌、大小孢子菌、紫色发癣菌及断发癣菌引起。

本病相当于中医学"秃疮""癞头疮""肥疮""白头疮""赤疮""癞痢头""蛀毛癣"等范畴。

【方一】
【出处】民间验方
【组成】生木鳖子适量。
【功用】解毒，消肿止痛。
【主治】头癣。
【方解】攻毒疗疮，消肿散结。
【药理】现代药理研究发现木鳖子具有抗炎作用。
【用法】加水浸泡数天，再入锅煎煮，去渣，剃发后温洗头部。

【方二】
【出处】民间验方
【组成】雄黄9克，猪胆1个。
【功用】杀菌消毒。
【主治】头癣。

【方解】方中雄黄具有解毒，杀虫作用。

【药理】现代药理研究发现雄黄具有抑菌（真菌、癣菌）增强免疫的功效。

【用法】雄黄为末，猪胆汁调成糊状，外涂敷患处，每日用1次。

【方三】

【出处】民间验方

【组成】鲜生姜适量。

【功用】抗菌止痒。

【主治】头癣。

【方解】解表散寒，温中止呕，温肺止咳。

【药理】现代药理研究发现生姜具有抑菌，抗炎，抗溃疡，脂溢性皮炎等作用。

【用法】将生姜捣烂如泥，加温，涂患处，每日2~3次。

【方四】

【出处】民间验方

【组成】大蒜50克，猪油或蓖麻油适量。

【功用】杀菌消毒。

【主治】头癣。

【方解】方中大蒜具有解毒杀虫，消肿作用；猪油或蓖麻油适量润肤。

【药理】现代药理研究发现大蒜对多种致病性浅部真菌有抑杀作用，能抗炎，增强免疫，延缓衰老。

【用法】将大蒜捣成泥状，加蓖麻油或猪油调和，搽患处。

二、体癣

体癣是指发生于除头皮、毛发、掌跖和甲以外其他部位的皮肤癣菌感染。皮损初起为红色丘疹、丘疱疹或小水疱，继之形成有鳞屑的红色斑片，境界清楚，皮损边缘不断向外扩展，中央趋于消退，形成境界清楚的环状或多环状，边缘可分布丘疹、丘疱疹和水疱，中央色素沉着。本病夏秋季节多发。

本病相当于中医学"圆癣""金钱癣"等范畴。

【方一】

【出处】民间验方

【组成】明矾6克，白凤仙花12克。

【功用】解毒杀虫，燥湿止痒。

【主治】体癣。

【方解】方中明矾、白凤仙花解毒杀虫，燥湿止痒。

【药理】现代药理研究发现明矾抑菌。

【用法】研细调匀，涂在患处。

【方二】

【出处】民间验方

【组成】土槿皮30克，百部30克，蛇床子15克，酒精240克。

【功用】杀虫止痒。

【主治】体癣。

【方解】方中土槿皮杀虫止痒；百部杀虫灭虱；蛇床子杀虫止痒，燥湿。

【药理】现代药理研究发现：土槿皮与有机酸和乙醇浸膏及苯浸膏致病性皮肤真菌和白色念珠菌有一定抗菌作用；百部能抑制一切皮肤真菌，水浸液和醇浸液对体虱、阴虱皆有杀灭作用；蛇床子对皮肤癣菌有抑制作用。

【用法】浸泡3天，过滤取液每日1~2次，外涂患处。

【方三】

【出处】民间验方

【组成】生大黄15克，丁香9克，米醋90克。

【功用】解毒杀虫。

【主治】体癣。

【方解】方中生大黄清热泻火，凉血解毒，逐瘀通经；丁香散寒止痛；米醋收敛杀虫。

【药理】现代药理研究发现：大黄有抗感染作用；丁香有抗炎作用。

【用法】将生大黄与丁香浸泡在米醋中，5天后用消毒纱布过滤，去渣取汁，涂于患处。

三、手足甲癣

手足癣是指指（趾）及掌、跖面皮肤的浅部真菌感染。病原菌多为红色毛癣菌、絮状表皮癣菌及须毛癣菌。临床分为水疱型、鳞屑角化型、浸渍型。足癣相当于中医学"臭田螺""田螺皮包"等范畴。

甲癣是浅表皮肤真菌侵犯甲板或甲下一种甲霉菌病。一般由手足癣日久蔓延而成。临床以指（趾）甲发生凹凸不平、肥厚，失去正常光泽等为特征。甲癣相当于中医学"鹅爪风""油灰指甲""油炸甲"等范畴。

【方一】 百蛇天癣方 1
【出处】《中国中医秘方大全》
【组成】蛇床子、苦参、白鲜皮各 45 克，生百部、当归各 20 克，雄黄面（后下）、硫磺面（后下）各 12 克。
【功用】杀虫止痒。
【主治】鳞屑、角化型手癣。
【方解】方中蛇床子杀虫止痒，燥湿；苦参清热燥湿，杀虫；白鲜皮清热燥湿，祛风解毒；生百部杀虫灭虱；当归活血止痛；雄黄解毒，杀虫；硫磺外用解毒杀虫疗疮。
【药理】现代药理研究发现蛇床子对皮肤癣菌有抑制作用；苦参有抗炎，抗过敏，皮炎，烫伤的作用；白鲜皮能抑多种癣菌，真菌；百部能抑制一切皮肤真菌，水浸液和醇浸液对体虱、阴虱皆有杀灭作用；雄黄有抑菌，真菌，癣菌，增强免疫的作用；硫磺与皮肤接触可溶解角质、杀疥虫、细菌、真菌作用，对动物实验性炎症有治疗作用。
【用法】每日 1 剂。水煎待温后浸泡 20~30 分钟，每日 2 次。

【方二】 百蛇天癣方 2
【出处】《中国中医秘方大全》
【组成】蛇床子、苦参、白鲜皮各 60 克，生百部、黄柏各 20 克，雄黄面（后下）、硫磺面（后下）各 12 克。
【功用】杀虫止痒。

【主治】糜烂型手足癣。

【方解】方中蛇床子杀虫止痒，燥湿；苦参清热燥湿，杀虫；白鲜皮清热燥湿，祛风解毒；生百部杀虫灭虱；黄柏清热燥湿，解毒疗疮；雄黄解毒，杀虫；硫磺外用解毒杀虫疗疮。

【药理】现代药理研究发现蛇床子对皮肤癣菌有抑制作用；苦参有抗炎，抗过敏，皮炎，烫伤的作用；白鲜皮能抑多种癣菌，真菌；百部能抑制一切皮肤真菌，水浸液和醇浸液对体虱、阴虱皆有杀灭作用；黄柏有抑菌作用；雄黄有抑菌（真菌、癣菌）增强免疫的作用；硫磺与皮肤接触可溶解角质、杀疥虫、细菌、真菌作用，对动物实验性炎症有治疗作用。

【用法】每日 1 剂。水煎待温后浸泡 20~30 分钟，每日 2 次。

【方三】 百部根酒

【出处】《实用药酒精选》

【组成】百部根 50 克，白酒 500 毫升。

【功用】滋阴清热，杀虫止痒。

【主治】手足癣各型。

【方解】方中百部润肺止咳，杀虫灭虱。

【药理】现代药理研究发现百部能抑制一切皮肤真菌，水浸液和醇浸液对体虱、阴虱皆有杀灭作用。

【用法】将百部根炒至焦黄，入酒浸泡，5 日后取用。每次 15 毫升，空腹饮之，每日 3 次。

【方四】 三妙汤加味

【出处】《四肢躯干皮肤病诊疗选方大全》

【组成】苍术、黄柏、川牛膝、木瓜各 10 克，大青叶、赤小豆各 12 克，鱼腥草 15 克，生甘草 6 克。

【功用】清热燥湿，祛风解毒。

【主治】足癣湿热下注型。

【方解】方中苍术燥湿健脾，祛风散寒；黄柏清热燥湿，泻火除蒸，解毒疗疮；川牛膝、木瓜舒筋活络，和胃化湿；大青叶清热解毒，凉血消斑；赤小豆、鱼腥草清热解毒，消痈排脓，利尿通淋；甘草，祛痰止咳，缓急止痛，清热解毒，调和诸药。

【药理】现代药理研究发现苍术、黄柏、川牛膝、木瓜有抑菌抗炎作用；鱼腥草、甘草抗溃疡、抗炎、抗过敏作用、抗菌。

【用法】水煎服，日1剂。

四、神经性皮炎

神经性皮炎又名慢性单纯性苔藓，是一种常见的慢性皮肤神经功能障碍性皮肤病。好发于颈项、上眼睑处，基本皮损为针头至米粒大小的多角形扁平丘疹，淡红、淡褐色或正常肤色，质地较为坚实而有光泽，表面可覆有糠秕状非薄鳞屑，久之皮损渐融合扩大，形成苔藓样变，自觉阵发性瘙痒，常于局部刺激、精神烦躁时加剧。

本病相当于中医学"牛皮癣""摄领疮"等范畴。

【方一】

【出处】民间验方

【组成】木鳖子60克，陈醋500克。

【功用】舒肝清热，疏风止痒。

【主治】神经性皮炎。

【方解】方中木鳖子攻毒疗疮，消肿散结；陈醋杀菌。

【药理】现代药理研究发现木鳖子具有抗炎作用；陈醋抑菌。

【用法】土鳖子去壳，烤干后研成细末，放入陈醋内浸泡7天，每日摇动2次。先用绿茶水清洗患处，然后用药液直接涂搽，每日2~3次。

【按语】对皮肤无刺激性，但有一定毒性，防入口。

【方二】

【出处】民间验方

【组成】木槿皮、蛇床子、百部根各30克，五倍子24克，密陀僧18克，轻粉6克。

【功用】舒肝清热，疏风止痒。

【主治】神经性皮炎。

【方解】方中木槿皮、蛇床子、密陀僧、轻粉杀虫止痒，燥湿；百部根据有杀虫灭虱作用。

【药理】现代药理研究发现木槿皮、蛇床子、百部、密陀僧、轻粉对皮肤癣菌有抑制作用；五倍子收敛止血，收湿敛疮。

【用法】上药共研细末，用时以皂角水洗患处，再以醋调药粉成糊状，敷于患处，每日1次。

【方三】

【出处】民间验方

【组成】首乌12克，牡丹皮4.5克，生地黄12克，熟地黄9克，当归9克，红花、地肤子各4.5克，白蒺藜3克，僵蚕、元参、甘草各3克。

【功用】舒肝清热，疏风止痒。

【主治】神经性皮炎。

【方解】牡丹皮、生地黄、元参清热凉血，养阴生津，且牡丹皮、当归、红花活血养血祛瘀，何首乌、熟地黄补益精血，地肤子清热利湿止痒、白蒺藜疏肝平肝祛风，僵蚕祛风化痰散瘀，甘草补中益气，清热解毒。

【药理】现代药理研究生地黄能抗炎、抗过敏；元参对多种细菌有抑制作用；牡丹皮能抗炎、抑制血小板凝集，并对多种致病菌及致病性皮肤真菌有抑制作用；当归有抗血栓作用，显著促进血红蛋白及红细胞的生成；红花的醇提物和水提物有抗炎、免疫抑制作用；何首乌、熟地黄能增强机体免疫力；地肤子抑制多种皮肤真菌，抑制迟发型超敏反应；白蒺藜能提高机体免疫力，抗衰老，抗过敏；僵蚕具有抗炎抑菌的作用；甘草能抗溃疡、抗炎、抗过敏、抗菌作用。

【用法】水煎服，日1剂。

【方四】

【出处】民间验方

【组成】细辛、良姜、官桂各1.5克，95%酒精100克，甘油适量。

【功用】温经散寒，通脉止痒。

【主治】神经性皮炎。

【方解】细辛温经散寒，祛风通窍；良姜温中散寒，官桂补火助阳，温经通脉。

【药理】现代药理研究细辛能抗炎、抑菌、扩张血管；良姜具有镇痛、抗炎、抗菌、抗血栓形成的作用，官桂抑制真菌、扩张血管、促进血液循环的作用。

【用法】前 3 味药研成细末，入酒精中浸泡 1 周，过滤后加入适量甘油即成。用此药涂患处，1 日 2 次。

五、冻疮

冻疮是指、趾、耳、鼻等暴露部位受低温影响，出现紫斑水肿炎症反应等病变，冻疮部位初起皮肤呈苍白色，有麻木冷感，继而水肿或青紫。形成瘀斑，自觉灼热痒痛，局部有水泡，如无感染，则病变部位逐渐干枯，形成黑痂，不久脱落而愈。易在寒冷季节发病，温暖季节好转，每届冬寒，老疮处易于复发。

【方一】
【出处】民间验方
【组成】芫花 15 克，甘草 15 克。
【主治】各期冻疮。
【用法】水煎外洗，每日 2 次。

【方二】
【出处】民间验方
【组成】精制樟脑 9 克，海螵蛸 6 克，凡士林 105 克。
【主治】冻疮。
【用法】调成软膏摊纱布上外敷。

【方三】
【出处】民间验方
【组成】黄柏 21 克，白蔹 9 克。
【主治】冻疮未溃。
【用法】水煎外洗。

【方四】
【出处】民间验方
【组成】瓦楞子。
【主治】冻疮。
【用法】煅研极细，用麻油调搽，湿则干掺。

第六章　妇科验方

一、外阴溃疡

外阴溃疡多由于外阴炎症引起，可见于非特异性外阴炎、单纯疱疹病毒感染、白塞氏病、外阴结核、梅毒等。此外，约有三分之一的外阴癌早期表现为外阴溃疡。溃疡可见于外阴各部，以小阴唇和大阴唇内侧为多，其次为前庭黏膜及阴道口周围。

本病常分为急性和慢性两种。急性外阴溃疡多见于非特异性外阴炎、白塞氏病（根据临床表现又分坏疽型、下疳型、粟粒型）、疱疹病毒感染、性病（如梅毒、软下疳）等；慢性外阴溃疡可见于结核和癌症。治疗要求保持外阴清洁、干燥；非特异性外阴炎局部选用抗生素；白塞氏病急性期可给皮质类固醇激素以缓解症状。

本病一般属中医"阴蚀"范畴，湿热下注是基本病机，故治疗总以清热利湿为大法。

【方一】　祖传水火丹

【组成】　生石膏、熟石膏各 500g，冰片 25g，黄连 100g，黄丹适量。

【治疗方法】　先将黄连用开水 3000ml 泡 3 天，再将生、熟石膏共研末混匀后，用黄连水飞后阴干。再将黄丹加入至桃红色为度，最后加入冰片粉共研细末，装入瓶中密闭备用。同时，局部常规消毒或用清热解毒的中草药外洗，再将药粉直接洒于溃疡面。内服药以龙胆泻肝汤加减。

【主治】　本方外用功能解毒利湿，祛腐生肌。主治外阴溃疡。

【经验体会】　本方系祖传验方，具有清热解毒利湿，祛腐生肌的功能，故能治疗本病。治疗期间须配合龙胆泻肝汤内服。已婚妇女要禁止性生活。

【来源】龚桂烈．"水火丹"治疗外阴溃疡．四川中医，1985，(3)：53.

【方二】当归芦荟汤

【组成】当归60g，芦荟面1g（另包冲服），青黛2g（另包冲服），川连8g，黄柏、栀子、大黄、萆薢、猪苓、红花、泽兰、地锦草各10g，龙胆草、白花蛇舌草各20g，元参30g。

【治疗方法】水煎服，每日1剂。一般用10~15剂。

【主治】清热利湿，解毒杀虫，凉血养阴。主治急性外阴溃疡。

【经验体会】本病的病因主要是湿热浸淫。经临床实践中采取清热解毒，除湿杀虫的当归芦荟丸改为汤剂为基本方，根据不同病情灵活加减治疗。使用该方要注意各药的剂量。当归甘温有活血补血生肌之功，为治疗本病的主药，用量宜大，可用至60g。芦荟为解毒杀虫之品，用量1g，不能入药同煎，要单包冲服。另外，龙胆草不能少于15g。临症中，用本汤剂治疗急性女阴溃疡可收到较好的效果。

【来源】金学仁，当归芦荟汤加减治疗急性女阴溃疡．北京中医，1992，(6)：29.

【方三】清热祛湿汤

【组成】①口服方：肾阴虚湿热内蕴型：南北沙参各20g，元参、苦参、山萸肉、石斛、杞果、丹参各12g，花粉、泽泻、杭芍药各10g，姜山药15g，佛手片10g。肝胆湿热气滞血瘀型：龙胆草、当归、生地、野菊花、栀子、茯苓、黄芩各12g，板蓝根、山药、薏苡仁各15g，车前、柴胡、生甘草各6g。

②外用方：黄连、黄柏、青黛、樟丹、蛇床子、乳香、没药、松香各10g，煅蛤粉、血竭各15g，冰片、硇砂、硼砂各8g。

【治疗方法】①口服方：水煎服，每日1剂，连服10剂为1疗程。②外用方：上方研细粉贮于瓶内，每日取少许药粉喷撒，每日2~3次。

【主治】本方养阴清热解毒，健脾理气活血。主治外阴溃疡。

【经验体会】用上方口服药配合局部用药治疗43例外阴溃疡，可化腐生肌，渗湿收敛，活血化瘀，促进血液循环，改善皮肤新陈代谢和营养状况，使创面得以修复，用于炎性溃疡即能收到较好的效果。

【来源】孙清芳．中西医结合治疗女阴溃疡43例疗效观察．山西中医，1992，(2)：11.

二、非特异性阴道炎

除外特异的病原体（如滴虫、霉菌）引起的阴道炎症统称为非特异性阴道炎。常因阴道损伤、异物（如子宫托、阴道塞等）、腐蚀性药物、避孕用具或刺激性的阴道冲洗等因素所引起。临床上主要表现为阴道坠胀、灼热、阴道分泌物增多（呈脓性或浆液性），常伴尿频、尿痛等。本病的诊断，应依据病史、临床特征，再结合阴道分泌物的悬滴液检查，能找到病原菌（但无滴虫、霉菌）；妇检可发现阴道黏膜充血，有触痛，分泌物呈脓性或浆液性等。

西医主要针对病因治疗，用1%乳酸或醋酸做低压阴道冲洗，以纠正阴道酸碱度，并应用磺胺粉或抗生素粉涂撒于阴道壁以抑菌。

本病主要属中医"带下""阴痒"等病范畴。其发病机理，主要由于湿热之邪下注于阴部；或素体脾虚气弱而生湿，湿浊下注所致。治疗重在清利湿热；或加用补气健脾之品，使脾气渐复，以利水湿消散。清利湿热，前人每用龙胆泻肝汤之类；健脾祛湿，则常选完带汤之属，均具有较好疗效。若内服方药的同时，并用外洗方，可使药物直达病所，以期提高临床疗效。

本节选介阴道冲洗剂等经验方，临证时可视情选用之。

【方一】 阴道冲洗剂

【组成】苍术、百部、蛇床子、黄柏、苦参、连翘各15g，荆芥10g，枯矾5g，土槿皮15g。

【治疗方法】上药浓煎成250ml药液，对已婚妇女作阴道冲洗，每日1剂，每6次为1个疗程。患者采取截石位，用窥阴器暴露宫颈，先用浸泡药液的棉球或干棉球擦洗阴道，后进行冲洗，冲洗后用消毒棉球擦干阴部即可。严重者，除冲洗外，还嘱患者自行浸洗以增强疗效。有条件者可1天冲洗2次，效果更佳。

【主治】清热利湿，解毒止带。主治非特异性阴道炎，霉菌性阴道炎，宫颈炎，滴虫性阴道炎（包括外阴炎）。

【经验体会】各种阴道炎、宫颈炎，表现均为带下量多及阴部瘙痒。从现代医学观点来看，相当部分是感染滴虫、霉菌以及宫颈炎症所引起。所以治疗时，除辨证施治内服中药以外，必须采取局部用药，直达病所，收效显著。且方法简便，经济易行，疗程亦短，故易于临床推广运用。

【来源】陈金凤．阴道冲洗剂治疗 156 例阴道炎宫颈炎临床观察．江苏中医杂志，1985，（8）：18.

【方二】苦参熏洗剂

【组成】①熏洗方：苦参 40g，薏苡仁、白藓皮、土茯苓各 30g，黄柏、银花、鹤虱、甘草梢各 15g，苍术、萆薢、白芷各 10g，蝉蜕 4g。

加减变化：阴部干涩、灼热瘙痒者去萆薢、银花，加当归、制首乌、生地。

②冲洗方：蛇床子 30g，五倍子、枯矾各 10g，雄黄 3g。

【治疗方法】①熏洗方：每日 1 剂，水煎至 500～1000ml，先熏后洗，留汤备用，每日 2～3 次。②冲洗方：每日 1 剂，水煎至 150～200ml，用注射器或冲洗器冲洗阴道，然后仰卧 10～30 分钟，每晚 1 次。

以上两法必须配合应用，1 周为 1 疗程，月经期暂停用药。

【主治】清热利湿，解毒杀虫，祛风止痒。主治各种阴道炎。

【经验体会】治疗本病须以"湿热下注"为前提。对肝肾阴虚、阴部干涩者宜加用养血滋阴、润燥生津之品，并配合知柏地黄汤内服，不宜用冲洗方冲洗阴道。若配偶亦罹病者，双方应同时治疗。治疗期间避免性生活，须每天更换内裤，用开水泡洗后晒干，也可不辅用其他药物。因该病易复发，故症状、体征消失后还应用药，以巩固疗效。

【来源】蒋秋燕，等．复方苦参洗剂治疗阴道炎．四川中医，1992，（5）：37.

三、滴虫性阴道炎

滴虫性阴道炎是感染阴道毛滴虫所引起的阴道炎症。临床上以阴部瘙痒、带下增多（呈灰黄色，污浊，带泡沫，有臭味）为其基本特征，常伴有阴部灼热疼痛、性交痛等，严重者可影响夜间睡眠。个别患者可引起不孕，如有尿路感染，常有尿频、尿痛、血尿等。妇科检查阴道壁可见有散在性出血点，或草莓状的红色突起。阴道分泌物检查能找到阴道毛滴虫即可确诊。

西药治疗常用滴维净、卡巴砷或曲古霉素塞入阴道，用酸类药物如乳酸溶液等冲洗阴道；久治不愈者，可口服灭滴灵（亦可用于阴道外塞），疗效较好。

本病一般属中医"阴痒""带下"等病范畴。常因脾虚生湿下注，或湿郁蕴热生虫，或外感虫毒所致。治疗主要采用清热利湿、杀虫止痒之法，尤其注重于外治。现经临床观察证实，运用中医药治疗本病有较好疗效。若中西医结合，并采用其他综合措施，则临床治愈率更高。

【方一】猪胆汁栓剂

【组成】 取无病猪胆汁1000g，加热浓缩至黏稠状。将此浓缩胆汁25g，加入95%乙醇300ml，回流4小时，过滤，滤液回收乙醇至原体积的1/4，后用丙酮沉淀，得淡黄色絮状固体，即为猪胆汁提取物。制成栓剂，每支50mg。

【治疗方法】 患者取截石位，用窥器扩张阴道，将药栓放入后穹窿处，仰卧半小时。隔日上药1次，5次为1疗程。连续治疗1~2个疗程。

【主治】 解毒，祛湿，杀虫，止痒。主治滴虫性阴道炎。

【经验体会】 猪胆汁提取物阴道栓剂治疗滴虫性阴道炎的显著特点是见效快，疗程短，这是由其具有杀灭滴虫良好效果所决定的。本品体外实验与滴虫接触，虫体迅速碎解消溶；电镜观察可见虫体碎解，残缺不全，鞭毛断裂消失。

在治疗期间应禁止同房，并加强个人卫生，对其丈夫应同时口服灭滴灵治疗。此外，本品一般无副反应，但炎症严重、甚至有小溃疡的患者，最初几次使用时，会出现灼热、刺痛及分泌物增多等现象，这都是炎症病灶对药物作用的反应，随着滴虫的杀灭，这些副反应会逐渐消失。

【来源】 胡卿发. 猪胆汁提取物治疗滴虫性阴道炎152一例. 北京中医杂志，1988，（3）：26.

【方二】驱滴虫合剂

【组成】 大黄150g，百部、蛇床子、鹤虱各50g，枯矾15g，冰片5g。

【治疗方法】 ①将上药加水500ml，文火煎至200ml后去渣过滤，凉后再入冰片，装入无菌瓶中备用。②临用时将上药液倒入另一无菌瓶内，再加入畜用敌百虫粉 100mg 摇匀，即成本合剂。③每晚睡前先用蛇床子、椰片、侧柏叶各 30g，水煎熏洗外阴 15 分钟。④将预先消毒好的纱球（用纱布包好棉球每个 2g，纱球角系一根 15cm 细线）浸泡在驱滴虫消炎合剂液内浸透为止。用特制竹镊子塞入阴道深部，线头留在外面，以便早晨取出，每次塞入 1 个，隔日 1 次，连用 2 次，改为每日 1 次，共 5 次为 1 疗程。⑤月经期及妊娠期停用，用药时严禁同房。

【主治】驱虫消炎，主治滴虫性阴道炎。

【经验体会】滴虫性阴道炎是妇科门诊中最常见而又比较恼人棘手的疾病。在女性生殖器炎症中占首位，国内统计发病率约为 38%。它是由病原性阴道毛滴虫所引起的。临床证明，滴虫有吞噬精子的作用，从而影响妊娠，往往还引起泌尿生殖系统其他疾病，严重危害着妇女身体健康。驱滴虫合剂用之临床，取得满意疗效。

【来源】李国良．驱滴虫消炎合剂治疗滴虫性阴道炎的临床疗效分析．天津中医，1990，(6)：19.

【方三】天滴止痒汤

【组成】苦参、生百部、蛇床子、地肤子、白藓皮各 20g，石榴皮、川黄柏、紫槿皮、枯矾各 15g。

【治疗方法】上药加水 2000~2500ml，煮沸 10 分钟，用干净的布滤去渣药，将药液放入干净的盆内，熏洗阴道和坐浴，最好同时用棉垫蘸盆中药液，轻轻擦洗阴道壁。每日熏洗 10~15 分钟，每日 2 次，连用 7 天为 1 个疗程。

【主治】清热利湿，收敛杀虫。主治滴虫性阴道炎。

【经验体会】药理实验表明，苦参有抗滴虫作用；百部外用能杀滴虫；地肤子能清湿热，主治阴部湿疹；白藓皮能清热、祛风、燥湿、解毒，主治女子阴中肿痛，亦治阴部湿热；石榴皮抗菌消炎、杀虫；紫槿皮清热、利湿、解毒、止痒；黄柏能清下焦湿热，对阴道滴虫也有一定的抑制作用；枯矾外用收敛燥湿止痒。诸药配伍，具有清热利湿，收敛杀虫之作用，故对滴虫性阴道炎疗效显著。

【来源】何国兴．灭滴洗剂治疗滴虫性阴道炎 150 例。黑龙江中医药，1987，(3)：44。

四、霉菌性阴道炎

霉菌性阴道炎是感染白色念珠菌所引起的阴道炎症。临床比较常见，发病率仅次于滴虫性阴道炎。本病在身体抵抗力下降、阴道抵抗力减弱后易感染。多见于幼女、孕妇、糖尿病患者和绝经后曾用过大剂量雌激素的妇女。基本特征为阴道分泌物增多，呈白色凝乳状，或稀薄白色呈膜样或片状物，外阴及阴道瘙痒、灼痛；妇检可见阴道黏膜充血，表面可有易剥离之白色片状薄膜，擦去薄膜可见黏膜红肿；阴道分泌物悬滴液检查找到白色念珠菌可以确诊。常伴有霉菌性外阴炎。

西药常用肥皂水或 2%~4% 碳酸氢钠溶液冲洗阴道外阴，以改变阴道酸碱度，不利于霉菌的生长；用制霉菌素片剂或栓剂、曲古霉素片等塞入阴道，或用 1% 龙胆紫涂擦阴道及外阴，以抑杀霉菌。

本病一般属中医"阴痒""带下"等病范畴。其发病机理常因脾虚不运，湿浊内生，下注会阴，郁久化热生虫；或外感湿热之邪，循经下注，侵蚀阴中。治疗总以清热祛湿、解毒杀虫、祛风止痒等为基本法则。常以外治法为主，或内外合治，具有较好疗效。

本节选黄青流浸膏、阴道治疗栓等经验方共 4 首。

【方一】黄青流浸膏
【组成】黄柏、苦参、白藓皮、蛇床子、青椒各 150g。
【治疗方法】将上药加适量水煎煮 2 次，每次半小时，合并两次煎煮液，滤过，药物浓缩至 1∶1。然后分装于 50ml/瓶。压盖、灭菌（105℃/30′）备用。每次 10ml，加热水（60~80℃）稀释成 300ml，外用熏洗阴部，每日 2 次。

【主治】燥湿、止痛、止痒、杀虫。主治霉菌性阴道炎。

【经验体会】霉菌性阴道炎，外阴部奇痒症状明显，伴局部灼痛，给患者带来很大痛苦，运用本方对本组 154 例患者进行观察治疗，收到满意效果，总有效率为 92%。且通过体外抑菌试验，证实了黄青流浸膏对白色念珠菌有较强的抑制作用，因而对白色念珠菌引起的阴道炎有较好的治疗效果。主要是对白色念珠菌有直接抑制作用，同时本品具有燥湿、止痛、止痒、杀虫等作用，加速了阴道炎的治愈效果。

【来源】彭学贤．中药黄青流浸膏治疗霉菌性阴道炎 154 例．辽宁中医杂志，1992，(2)：31.

【方二】阴道治疗栓

【组成】蛇床子、百部、黄连、苦参、枯矾各 15g。经适当提取后，以甘油明胶为基质制为阴道栓剂。

【治疗方法】患者于每晚临睡前洗净双手，再取栓剂 1 枚，除去包装，放入阴道。使用 10 天为 1 疗程，1 疗程后阴道分泌物化验检查 1 次，7 天后再复查 1 次。滴虫性阴道炎患者，应在用药后连续 2 次月经后第 2~3 天，分别再用药 5 天。治疗期间勤换内裤，禁房事。

【主治】清热止痛、杀虫止痒。主治霉菌性阴道炎，滴虫性阴道炎，细菌性阴道炎。

【经验体会】临床观察结果表明，阴道治疗栓不仅疗效高，疗程短，且不良反应小，使用方便，又能减少中药浪费。因此，该栓剂是一种值得推广使用的制剂。

【来源】张华．中药阴道栓剂治疗阴道炎 57 例临床观察．山东中医杂志，1991，(3)：26.

【方三】治霉杀虫方

【组成】①阴塞剂：乌梅粉、槟榔各 30g，大蒜头、石榴皮各 15g，川椒 10g。上药研末装入 0 号胶囊内，每日阴塞 1 粒，7 天为 1 疗程。

②阴痒洗剂：蛇床子、苦参、百部、地肤子各 15g，明矾 10g。上药加水 2000ml，煮沸后 10~15 分钟，去渣取汁热熏，待药汁温和时坐浴，引药入阴道内，每日 1 剂，洗 1~2 次。

③局部用药：锡类散。适用于外阴溃疡流水者。

【治疗方法】见上。

【主治】解毒杀虫止痛。主治霉菌性阴道炎。

【经验体会】霉菌性阴道炎是感染霉菌后引起的阴道发炎，刺激黏膜充血，白带增多而发痒。本方具有杀虫止痒作用，而且价格便宜，来源方便，无副作用，配用外用方清热利湿解毒收敛效果更佳。若外阴感染溃疡化脓，加用清热解毒剂口服，再外涂锡类散，通过临床运用效果比较满意。除上述药治疗外，病人自己注意保持外阴卫生亦非常重要，要勤换下衣，保持清洁，以免反复交替感染。

【来源】朱伟民．治疗霉菌性阴道炎临床体会．江苏中医杂志，1983，(6)：30.

【方四】**阴道熏洗方**

【组成】蛇床子、五倍子、黄柏、川椒、苦参、白藓皮、木槿皮、百部、地肤子、胡麻各15g，雄黄20g，土茯苓12g，白矾、冰片各10g（均溶化后兑入药汁）。

加减变化：外阴溃破者去川椒、雄黄，加紫花地丁15g，白带多加滑石15g。

【治疗方法】将上药包煎后，先以热气熏，待温度适宜时坐浴15~20分钟，并用冲洗器取药液冲洗阴道后用棉签蘸药液抹洗阴道两圈，早晚各洗1次，2日1剂，每次熏洗前煮沸，6日为1疗程。

【主治】清热燥湿杀虫，主治霉菌性和滴虫性阴道炎。

【经验体会】本法经济、简便，疗效满意，值得推广。

【来源】桑海莉．中药熏洗治疗阴道炎130例．湖北中医杂志，1991，(1)：45.

五、老年性阴道炎

老年性阴道炎是指由于绝经后卵巢功能衰退，雌激素水平降低，阴道壁萎缩，阴道上皮变薄，局部抵抗力减弱，从而遭致细菌感染所引起的阴道炎症。身体虚弱，抵抗能力下降后常为本病的发病诱因。临床上常表现为：绝经后（或未到绝经年龄而行双侧卵巢切除术后）阴道分泌物增多，水样或脓样，偶带血，外阴瘙痒或有灼热感，或伴尿频、尿痛等；妇检可见阴道黏膜平滑充血，有散在小出血点或浅表溃疡，宫颈可萎缩光滑；阴道分泌物检查无滴虫及霉菌；宫颈刮片及阴道后穹窿涂片以底层上皮细胞居多，清洁度较差，查不到瘤细胞。

局部治疗常用0.5%醋酸或1%乳酸溶液冲洗阴道，然后阴道内置呋己胶囊（内含呋喃西林粉、己烯雌酚、葡萄糖粉），或己烯雌酚口服等。

结合临床表现，本病属中医"带下""阴痒"等病范畴。常因年老肾中精气亏虚，气血不足，阴血亏虚而化燥生风，故见阴痒诸候；或因脾虚生湿，湿浊下注阴部；亦有因肝经湿热循经下注所致。治疗当针对病因病机，或滋阴养血，祛风止痒；或益气健脾，除湿止带；或清肝泄热，解毒祛湿。临床上除应注意攻补兼施外，还应内外合治，以利疗效的提高；若中西结合，则疗效更好。

【方一】 滋阴消炎方

【组成】①内服方：熟地、山萸肉、丹皮、泽泻各 15g，知母、黄柏各 10g，鸡冠花 30g，椿根白皮、茯苓各 20g。

②外用药：灭滴灵栓。

【治疗方法】①内服方日 1 剂，2 次分服。②灭滴灵栓 1 枚，每晚阴道上药。连续用药 10 天为 1 疗程。治疗期间禁食辛辣等刺激性食品，每日温开水清洗外阴，避免房事。

【主治】 滋阴补肾，清热利湿。主治老年性阴道炎。

【经验体会】 老年性阴道炎的治疗原则为增加阴道抵抗力及抑制细菌生长。临床常用己烯雌酚片 0.25~0.5mg 口服，或 0.1%己烯雌酚软膏局部治疗，但使用雌激素类药物只能在短时期内补充绝经期后内源性雌激素的不足，停药后病情易复发，雌激素有无致癌作用，至今中外学者尚无定论，即局部给予雌激素治疗，亦有三分之一剂量被机体吸收进入血循环，且对患乳腺及子宫恶性肿瘤或可疑恶性肿瘤病人均应禁用。本组采用中西医结合治疗老年性阴道炎，旨在取中西医之长。中药滋阴补肾之品，有类雌激素样作用，故能调整绝经期后机体阴阳平衡，增强自身的抵抗力；局部用灭滴灵栓以杀灭和抑制细菌的生长。中西医合用"标本同治"，经临床观察使用，无诱发癌肿而后顾之忧，实为临床治疗老年性阴道炎的一种安全有效的方法。

【来源】崔连．中西医结合治疗老年性阴道炎 91 例．辽宁中医杂志，1992，（4）：27．

【方二】 补肾清热汤

【组成】女贞子、旱莲草、蒲公英、首乌、枸杞子各 30g，巴戟天、知母各 20g，黄柏、麦冬、当归、川牛膝、椿根皮各 10g。

加减变化：赤带加山栀炭；便溏加砂仁、白术；阴痒严重加百部；下肢浮肿加泽泻、苡仁。

【治疗方法】水煎服，日1剂，分2次服。

【主治】补益肝肾，清热止带。主治老年性阴道炎。

【经验体会】目前西医对老年性阴道炎的治疗原则是增加阴道黏膜的抵抗力和抗感染抑制局部细菌生长相结合，常用药物是小剂量乙烯雌酚口服或局部用药。但过久使用雌激素药物可引起撤退性阴道出血，过久应用抗生素亦可造成阴道的双重感染，反应较多。中医治疗方法上采用补益肝肾，佐以清热止带，临床实践证明，是为满意的治疗方法。

【来源】叶静雯，等．补益肝肾佐以清热止带治疗老年性阴道炎20例．上海中医药杂志，1992，（7）：14.

【方三】 中药薰洗方

【组成】苦参、生百部、蛇床子、木槿皮、土茯苓、鹤虱、白藓皮、虎杖根各30g，川黄柏、川花椒、地肤子、龙胆草、明矾、五倍子各20g。

【治疗方法】上药加水2500~3000ml，煮沸后10~15分钟，用干净纱布滤出药渣，将药液放在干净的盆内，趁热坐于盆上薰蒸阴道和坐浴外洗，最好同时用干纱布蘸盆中药液轻轻擦外阴及阴道壁。每日1剂，早晚各薰洗1次，每次约20~30分钟，10天为1疗程，治疗期禁房事，勤换内裤，男方也应随女方同时薰泡外阴。

【主治】清热解毒，止痒祛湿，收敛杀虫。主治老年性、滴虫性、细菌性、霉菌性阴道炎。

【经验体会】采用本方薰洗治疗4种阴道炎700例，收效相当满意。方中苦参、地肤子具有祛风化湿、杀虫止痒的作用；龙胆草、川黄柏、生百部、土茯苓、鹤虱、蛇床子具有清热燥湿止痒之功；土槿皮、花椒功能清热利湿，解毒止痒，对部分真菌有抑制作用；明矾、五倍子酸涩止带；白藓皮能祛风燥湿、清热解毒，主治女子阴中作痒。诸药配伍具有清热解毒，止痒利湿，收敛杀虫等功效。故用其薰洗阴道治疗本病疗效显著，且副作用小，本品具有简、便、廉等优越性，尤其适宜偏僻农村及基层医院推广使用。

【来源】何国兴．中药薰洗阴道炎700例临床观察．江苏中医杂志，1991，（10）：17.

六、急性子宫颈炎

急性子宫颈炎可由于化脓性细菌直接感染子宫颈，也可继发于子宫内膜或阴道的感染，多见于产褥感染及感染性流产。阴道的滴虫、霉菌感染、淋病及非特异性感染常同时伴有急性子宫颈炎。其基本特征是白带量多（多呈脓性），可伴有下腹部及腰骶部坠痛及膀胱刺激征。妇科检查可见宫颈充血、水肿，颈管内膜外翻，阴道内有多量脓性分泌物，并有脓性黏液自颈管排出。宫颈扪诊可有触痛。

临床主要按病因治疗，选用有效抗生素。局部可撒呋喃西林或磺胺粉剂。

本病一般属中医"带下""腹痛"等病范畴。湿热之邪下注胞宫为基本病因病机，故临证治疗总以清热解毒、利湿杀虫为最基本之治法。

【方一】 雄黄洗剂

【组成】 雄黄 30g，苦参、苡仁各 25g，蛇床子、薄荷各 20g，黄柏、生苍术、当归各 15g。

加减变化：外阴部水肿严重者加土茯苓 20g；宫颈糜烂者加蒲公英 25g，减雄黄量为 25g。

【治疗方法】 上药用纱布包煎，加水至 2500ml 煮沸后趁热熏，待温度适宜时坐浴。每日 1 剂，早晚各熏洗 1 次，7 剂为 1 疗程。宜连续用药 1~2 个疗程。

【主治】 清热燥湿，杀虫解毒。主治孕妇阴痒症（包括急性宫颈炎、滴虫性阴道炎、霉菌性阴道炎、慢性宫颈炎等）。

【经验体会】 本症乃内、外湿毒侵蚀为患，故治当以清热解毒、祛湿杀虫为基本治疗法则。湿毒一去，则湿浊征象及阴痒等症自可渐除。本方应用，具有使用方便、疗效可靠等特点。

【来源】 姚传平，等．雄黄洗剂治疗孕妇阴痒 124 例．中医杂志，1989，（1）：40.

【方二】 阴道浸润方

【组成】 红藤、生地、乌梅、石榴皮各 30g，蒲公英、忍冬藤各 20g，仙鹤草、赤芍各 15g，生地榆、黄柏各 10g。

加减变化：用药后觉阴道干涩者去乌梅、石榴皮，加枸杞、菟丝子各 12g。

【治疗方法】共煎诸药，滤出药液 200～300ml，置盆中徐徐浸入阴道，每次浸 20～30 分钟。每日用药 1 剂浸润。5 次为 1 疗程。

【主治】本方功可清热解毒，收敛止血，祛腐生新。主治急、慢性宫颈炎、宫颈糜烂。

【经验体会】本方用法为外治法之一，其主要借助药物煎液对局部渗透及热蒸气熏蒸，以达到消炎、清热、祛腐、止血等治疗作用。由于本方治疗方法简单，且该药对宫颈组织无刺激性，减少宫颈上药而运用阴道窥镜的刺激，患者乐于接受。

【来源】胡传宝．阴道浸润法治疗宫颈糜烂 42 例．江苏中医，1990，（3）：9.

方三 萆薢渗湿汤

【组成】萆薢、黄柏、泽泻、车前子各 15g，土茯苓、苡米、茵陈、败酱草、蒲公英各 20g。

加减变化：热象偏重者加丹皮 9g，黄芩 10g；湿浊偏重者加苍术、白术各 12g，通草 10g；小便频急灼热者加瞿麦、萹蓄各 12g；伴头晕乏力者加黄芪、党参、山药各 15g。有阴痒者可配合蛇床子、苦参等煎水外洗。

【治疗方法】水煎服，每日 1 剂。

【主治】清热解毒，除湿止带，主治黄带症（常用于子宫颈炎、阴道炎等病）。

【经验体会】带下病临床以白带、赤白带、黄带三种为常见，其中以黄带就诊者居多。皆由湿邪内侵，损伤任带二脉，湿浊内蕴而生热，秽浊下注病黄带。方中主药黄柏、茵陈清热祛湿解毒，败酱草、蒲公英协助其解毒，萆薢、土茯苓、泽泻、车前子协助其清热祛湿，苡米健脾化湿，诸药合用，清热、解毒、利湿之功尤著。

【来源】王志忠．萆薢渗湿汤加减治疗黄带症 113 例．湖北中医杂志，1993，（1）：16.

七、慢性子宫颈炎

慢性子宫颈炎简称慢性宫颈炎，是妇科最常见的疾病。病原体多于分娩、流产或阴道手术后，侵入宫颈引起炎症，但大多无急性发病过程。临床特征为白带量多，黏稠或脓性，有时带血，或腰痛、下腹坠胀、痛经、不孕、月经不调等；宫颈糜烂，宫颈外口周围红色区与正常黏膜间有清楚的界线，表面光滑或呈颗粒型或乳头型，按糜烂面大小分为Ⅰ度（糜烂面小于宫颈的1/3）、Ⅱ度（糜烂面占宫颈的1/3~2/3）、Ⅲ度（糜烂面大于宫颈的1/2；宫颈息肉、宫颈肥大等。涂片或活检除外恶性变。

本病的治疗以局部治疗外主，如物理疗法（电灼、电熨、冷冻、激光治疗等）、药物腐蚀法（重铬酸钾结晶、硝酸银溶液等涂于糜烂面），对严重、久治不愈者，宫颈息肉，宫颈撕裂及外翻，应采用相应手术治疗。

结合临床表现，本病应属中医"带下""腹痛"等病范畴。其病因病机，或因脾虚生湿，郁久化热，湿热下注胞宫；或外感热毒湿浊之邪；发病经久不愈，正气渐伤，气血往往不足，以至形成正虚邪实之候。治疗当以清热解毒、祛腐生新、利湿为大法，或兼顾补益正气。方法上一般以外治为主，或内外合治，并注意攻补兼施，可望提高临床疗效。

【方一】中药三品方
【组成】①三品一条枪：白砒45g，明矾60g，雄黄7.2g，没药3.6g，经高温煅烧后，制成片、杆剂型，经紫外线消毒后，供宫颈局部外用。

②鹤酱粉：鹤酱粉、败酱草、黄柏、苦参各30g，冰片3g，共研细末，高压消毒后，供局部外用。

【治疗方法】先用呋喃西林棉球清洗宫颈、阴道，再用双氧水、酒精分别擦洗宫颈、宫颈管、阴道部，敷贴三品片于宫颈部或插置三品杆于宫颈管，用凡士林纱布保护阴道穹窿，再用鹤酱粉棉球压紧，以利固定和消炎，48小时后换凡士林纱布，以后每天换鹤酱粉1次，9天上"三品药"1次。根据宫颈局部情况，一般治疗2~3个月。在上"三品药"2~3天内要卧床休息，少活动，以免药物移动位置。避免在月经前3~4天及月经净后1~2天内插置杆型制剂，以防感染。

【主治】活血化瘀、散血消肿、去腐生新、止痛生肌。适用于慢性宫颈疾患（包括慢性肥大性宫颈炎、宫颈赘生物等）。

【经验体会】慢性宫颈疾患，属中医带下，多因湿热蕴结，影响任带二脉失固所致。现代医学常用电熨、冷冻、激光等治疗。但对肥大性宫颈炎和宫颈赘生物尚难取得满意效果。本报道用三品方治疗效果较好。研究证实，三品方对局部病灶具有较强的凝固、坏死、自溶、脱落药物圆锥的作用，上药时既着眼于宫颈管，又注意宫颈阴道部病灶的治疗，因而摧毁病灶的深度和广度可达 25ram 和 5mm，远较手术锥切、激光、冷冻疗法为彻底。鹤酱粉具有清热解毒、抗菌消炎、制腐生肌、促上皮新生作用。本方按常规用药，可保临床用药安全。本疗法简单、经济、安全、高效，可在城乡各级医疗单位推广使用。

【来源】熊楠华，等．中药"三品"治疗慢性宫颈疾患的临床和实验研究．中国中西医结合杂志，1993，（1）：10.

【方二】烙铁外用方

【组成】①紫草油膏：将紫草、白藓皮、白及、儿茶、乌梅分别研成细面，过 100 目筛后，依次按 2∶2∶2∶1∶0.5 的比例混匀，经紫外线消毒，用香油调匀后，加少量冰片备用。

②小烙铁：将制成各种形状的紫铜块铆接在长 28~30cm 的自行车辐条一端。

【治疗方法】患者月经干净 1 周内，妇检无宫颈充血、脓性分泌物、阴道炎者，可施用本法治疗。方法是：用窥器撑开阴道暴露宫颈后，用干棉球拭净阴道及宫颈分泌物，确定糜烂面积及病变程度；将小烙铁在酒精灯上烧红，自宫颈下唇开始灼烙，逐渐向外移动，直至糜烂边缘，然后再灼烙上唇。糜烂面一般宫颈外口处较严重，故在该处烙的时间要长一些，压力要大些；渐向外周，则压力渐轻，时间渐短。单纯型糜烂柱状上皮增生较轻，故灼烙要浅，压力要轻，时间要短，灼烙后局部呈黄色焦痂为宜；乳突型、混合型糜烂柱状上皮增生较重，伴有肥大和囊泡，故灼烙要深，压力要大，时间要长，将囊泡彻底破坏，灼烙后局部呈黑褐色焦痂。无论哪一型，灼烙术后，宫颈局部应呈喇叭筒状。然后将带线棉球一端涂以紫草油膏，用长镊子送入阴道，使药膏紧贴在宫颈灼烙表面。棉球线头留在阴道外，24 小时后自行抽出，每隔 5 天换药 1 次。治疗期间禁止性交及盆浴。

一般灼烙 1 次即可治愈。

【主治】 祛腐消疮。主治子宫颈糜烂。

【经验体会】 用小烙铁配合紫草油膏治疗宫颈糜烂，经临床观察，治愈时间短于国内其他疗法，具有疗效好，复发率低（随访 107 例，其中复发 2 例，复发率为 1.87%，复发时间均在 1 年以内）等特点。经小烙铁灼烙病变局部，具有祛腐生新之作用，然后用紫草油膏预防感染，以促进灼烙局部上皮生长。

【来源】 于慕贞，等. 小烙铁治疗宫颈糜烂 1062 例疗效观察. 吉林中医药，1985，（4）：19.

【方三】 黄柏蜈蚣散

【组成】 ①Ⅰ号方：黄柏 64%，轻粉 13%，蜈蚣 7%，冰片 3%，麝香 0.7%，雄黄 12.3%。

②Ⅱ号方：Ⅰ号方中去麝香。

③Ⅲ号方：Ⅰ号方中去轻粉。

④Ⅳ号方：硼砂 19.74%，硇砂 6.58%，朱砂 19.74%，炉甘石 19.74%，冰片 32.89%，麝香 0.66%，珍珠粉 0.66%。

将以上各方药去杂质，黄柏、蜈蚣焙干，分别研成细末，过 100 目筛后，按处方中规定的剂量混合备用。在研磨冰片时，应将该药与其他药粉一起研磨，以免冰片黏于器皿上难于取下。药物研好后密闭存藏。研磨用的乳钵，用前应用酒精消毒。

【治疗方法】 用窥器撑开阴道暴露宫颈后，用于棉球拭净阴道及宫颈分泌物，在预先制成的专用棉球上（扁形，较宫颈稍大，中央贯穿长棉线，无菌，干燥），撒药粉 1g 左右（根据糜烂面积大小可稍增减），用长柄镊子送入阴道，使药粉紧贴于宫颈上，棉球的线头留于阴道外，待 24 小时后，患者自行拉出棉球。轻者 1 周上药 1 次，重者 1 周上药 2~3 次。

1 号方因含麝香，价格昂贵，故仅对有核异质细胞的宫颈糜烂患者使用；一般用Ⅱ号方；对轻粉过敏者用Ⅲ号方；对少数颗粒和乳头较大者以及糜烂面与周围境界清晰者，加用Ⅳ号方；对重度糜烂及乳头型和颗粒型患者治愈后继续上药 3~5 次以巩固疗效；有慢性盆腔炎症者加服宫外孕Ⅱ号方（丹参、赤芍各 15g，桃仁 9g，三棱、莪术各 3~6g，水煎服）。

治疗期间应尽量避免性生活，遇月经来潮和怀孕期间停止用药。

【主治】 上方功可祛腐生肌、清热解毒。主治宫颈糜烂。

【经验体会】本组病例共随访720例，随访资料表明，复发率与年龄、糜烂面积、糜烂类型和治愈时间长短等都无明显关系，表明本方的疗效基本上是稳定好。

用药后绝大部分病人无副反应，970例中仅有13例出现过敏现象（占1.3%），这主要与轻粉有关，而且患者大多有过敏史。此时可改用噩号方，局部红肿者外用红花、透骨草、蒲公英各90g，煎液熏洗1~2次即愈。

本方具有操作简便、疗效较高、复发率较低、副作用小、无禁忌证等特点，有临床推广价值。

【来源】于载畿，等.黄蜈散治疗宫颈糜烂970例临床疗效观察.中医杂志，1982，（6）：25.

【方四】消炎生肌散

【组成】枯矾、五倍子、银花、儿茶、甘草各等份。将上药干燥后，粉碎过100号细筛，制成粉剂，置消毒瓶内备用。

【治疗方法】上药前用干棉球清擦阴道及宫颈，再用带线棉球蘸上消炎生肌散，放在糜烂刨面上，24小时后将棉球取出。每隔2天上药1次，5次为1疗程。宜连续用药4~5个疗程。

【主治】本方功可清热祛湿，防腐生肌。主治子宫颈糜烂。

【经验体会】经临床观察，本方外用，疗效显著，副作用小，价格低廉，配药简单，治疗方便，适用于基层医疗单位运用。同时治疗过程中应注意：①除经期外，应连续上药，不得间断；②避免性生活（指治疗期间）；③上药时间2日1次为宜；④上药量视情而定，但必须对准糜烂创面上，防止涂在健康黏膜上造成损伤。

【来源】庄玉芳.消炎生肌散治疗宫颈糜烂52例临床小结.吉林中医药，1982，（1）：37.

八、急性盆腔炎

女性内生殖器官（子宫体部、输卵管、卵巢）及其周围的结缔组织（又称蜂窝组织）、盆腔腹膜发生急性炎症时，称急性盆腔炎。炎症可局限于一个部位，也可以几个部位同时发生炎症。病原体主要为葡萄球菌、链球菌、大肠杆菌等。分娩、流产时所造成的裂伤及胎盘的剥离面，经期子宫内膜的脱落面，及生殖器手术的创面，都是病原体进入内生殖器官的途径。少数病人系由邻近器官的炎症直接蔓延而来。

急性盆腔炎结合病理又分为：①急性子宫内膜炎及急性子宫肌炎；②急性输卵管卵巢炎（又称急性附体炎）；③急性盆腔结缔组织炎；④急性盆腔腹膜炎；⑤盆腔脓肿等。患者常表现为高热、寒战、头痛、精神不振、食欲减退、下腹疼痛等；有腹膜炎时可伴有消化道症状如恶心呕吐、腹胀、腹肌紧张、压痛及反跳痛；内诊检查子宫增大、压痛，阴道内有大量脓性分泌物；后穹隆穿刺有脓性分泌物或脓液；血象增高，宫颈口分泌物培养阳性等。一般采用对症处理、控制感染（选用抗生素），盆腔脓肿形成时，可考虑手术切开引流或切除病灶。

本病一般属中医"带下""腹痛""外感高热症"等病范畴。其发病机理，多因湿热邪毒蕴结下焦，腐败气血而成。治疗总以清热解毒、利湿止带，或解毒排脓为大法。若采用中西医结合方法治疗，常可明显提高临床疗效。

【方一】加减地蚤汤

【组成】蚤休、地丁、虎杖各 15g，川芎 5g，当归、川楝子、玄胡各 10g。

加减变化：热毒偏重者加银花、连翘、蒲公英；偏血热者加丹皮；偏湿热者加川柏；湿重者加车前子、草薢；瘀滞明显者加山楂肉、桃仁、败酱草；触及包块者选加鸡内金、昆布、枳实、三棱、莪术；疼痛明显者，胀痛甚加枳壳、香附，刺痛加乳香、没药、失笑散，痛在少腹加橘核，痛在腰部加川断、桑寄生。

【治疗方法】水煎服，每日 1 剂，口服 2~3 次。

【主治】疏肝泄热，行气止痛，活血祛瘀。主治各种原因引起的急性盆腔炎。

【经验体会】盆腔炎的病因主要是经行、产后、小产及各种计划生育术后感染所致。根据本病病理特点以及属热者多见的临床特点，治以疏肝理气、活血化瘀、清热利湿。方中地丁、蚤休、虎杖，苦能燥湿，寒可疗热，且虎杖还有活血通经之功；川楝子、玄胡索相配，"一泄气分之热，一行血分之滞"，具有疏肝泄热、行气止痛之功；当归配川芎，有活血化瘀之效。诸药合用共奏疏肝泄热、活血祛瘀之功，达到消炎之目的。

【来源】张连黄. 地蚤汤加减治疗盆腔炎 44 例疗效观察. 江苏中医杂志，1983，（1）：26.

【方二】 盆腔清解汤

【组成】红藤 30g，败酱草、蒲公英各 20g，丹参、赤芍、薏苡仁、土茯苓各 15g，丹皮、黄柏、川楝子、甘草各 10g。

加减变化：口苦胁痛，带下黄赤相兼，兼肝火内郁者，加龙胆草 6g；湿浊偏重者，去丹皮、赤芍，加苍术、白术各 12g；血瘀癥结者，去黄柏、薏苡仁、土茯苓，加桃仁、红花、莪术各 10g；大便秘结者，加生大黄 10g；下腹胀痛较甚者，加广木香、制乳香、制没药各 10g；发热较甚者，加银花 20g，连翘 15g；热毒极盛，正气衰败，阴阳欲绝（中毒性休克）者，则以救脱为急务，先以中西医结合进行抢救，中药可予参附龙牡汤扶正救脱，俟症情缓解后，继予上方随症增减治之。

【治疗方法】上药水煎 2 次服，每日 1 剂，严重者 6 小时服 1 煎。并将药渣以文火炒热，加食醋 1 两拌匀，布包温熨下腹胀痛处。一般服 3~5 剂见效。临床症状消失后，进行善后治疗。如脾气虚者，以参苓白术散加减；肝郁者，处以逍遥丸；气血两虚者，予归脾汤或八珍汤；阴虚内热者，仿知柏地黄丸化裁。

【主治】本方清热解毒，活血散瘀，理气渗湿，主治急性盆腔炎。

【经验体会】①热毒湿邪是导致本病之因，气血瘀阻是形成本病之果。热毒愈盛，则血瘀愈甚，热毒不除，则血瘀难消。故本病的性质属实、属热、属瘀，因而遵循"实者泻之""热者寒之"和"结者散之"之旨，从"苦以胜湿""寒以清热"和"气行则血行""瘀消则结散"之意，方中红藤、蒲公英、败酱草清热解毒，散瘀消肿；薏苡仁、土茯苓清热解毒，健脾利湿；丹参、丹皮、赤芍清下焦湿热；甘草泻火解毒，调和诸药，全方共奏清热解毒，活血散瘀，理气渗湿之功。药渣以醋炒热，布包温熨痛处，促使患部炎症的吸收。②诊治本病时，尚需忌食辛温之品，禁房事，讲究清洁卫生；安静休养。

【来源】张子惠. 中医疗法诊治急性盆腔炎的体会. 新中医，1985，（4）：24.

【方三】 灌肠系列方

【组成】①Ⅰ号方：丹参 20g，赤芍、桃仁、乳香各 10g，官桂 6g，败酱草 30g，金银花、公英各 15g，黄柏 8g。

②Ⅱ号方：丹参 20g，赤芍、桃仁、乳香、三棱、莪术、党参各 10g，官桂 6g，败酱草 30g。

③Ⅲ号方：丹参 20g，赤芍、桃仁、乳香各 10g，官桂 6g，败酱草 30g，三棱、莪术各 12g，党参、当归各 15g。

【治疗方法】 急性盆腔炎或慢性盆腔炎急性发作用Ⅰ号方；慢性盆腔炎用Ⅱ号方；盆腔炎性包块用Ⅲ号方。每晚睡前大小便后，取左侧卧位（臀部略垫高），用 5 号橡皮导管（上连灌肠筒或自制简便密闭的灌肠瓶）插入肛门 16cm 以上（相当于乙状结肠部位），用 5~10 分钟灌入中医煎剂 150ml。慢性者 30 次为 1 疗程。

【主治】 清热解毒，活血化瘀，通经止痛。主治急、慢性盆腔炎。

【经验体会】 急、慢性盆腔炎采用中药灌肠是一种新颖治疗方法。直接将药液送入直肠以上的病变部位，很快发挥药效。同时药液灌肠有如局部热敷，利于炎症迅速消退，且可减少胃肠刺激。本组 112 例经治疗后妇科检查，盆腔炎体征全部转阴者占 76%，明显改善者占 24%，说明本方治疗效果可靠，值得推广。

【来源】 杨景芬. 中药灌肠治疗盆腔炎 112 例临床观察. 辽宁中医杂志，1982，（4）：45.

【方四】 红藤灌肠方

【组成】 红藤、紫花地丁、败酱草、蒲公英、土茯苓各 30g，枳实、枳壳、三棱、莪术、地鳖虫各 15g。

【治疗方法】 上药用冷水 500~600ml 浸泡 30 分钟，然后煎成 150~200ml，药液温度冷却至 30℃左右。灌肠前先让病人排空大、小便，避开经期，用 14 号导尿管插入肛门 15cm，用注射器抽吸药液从导尿管缓慢灌入，保留 4 小时以上。每日 1 次，以晚上临睡前为宜。10 次为 1 疗程。如 1 个疗程效果不明显，可连续进行 2~3 个疗程。

【主治】 本方清热利湿，化瘀散结。主治急、慢性盆腔炎。

【经验体会】 ①盆腔炎多由湿热内阻，或气血凝滞胞宫所致，故治疗上以红藤、地丁、蒲公英、败酱草、土茯苓等清热利湿，用枳壳、枳实、三棱、莪术、地鳖虫化瘀散结。②盆腔炎病情顽固，缠绵难愈；长期服药患者难以坚持，采取煎剂保留灌肠，药液可渗入盆腔而直接作用于炎症组织，故疗效好，且方法简便。③通过观察发现，急性盆腔炎较慢性盆腔炎疗效高，取效快；症状消失比体征快，而体征中包块消失更慢，故对本病应及早治疗，坚持治疗。

【来源】杨晓翡．中药保留灌肠治疗盆腔炎79例．安徽中医学院学报，1991，（1）：32.

九、慢性盆腔炎

慢性盆腔炎常因急性盆腔炎未能彻底治疗，或患者体质较差、病程迁延所致；亦有无急性盆腔炎病史者。病情比较顽固。当机体抗病能力低下时，可有急性发作。

结合病理变化，本病又可分为：①慢性子宫内膜炎（少见）；②慢性子宫肌炎；③慢性输卵管卵巢炎（又称慢性附件炎）；④慢性盆腔结缔组织炎等。临床常表现为下腹坠痛、腰骶酸痛、痛经，于劳累、性交、经期前后、排便时加重，盆腔瘀血，月经和白带增多。卵巢功能受损时可有月经不调，长期发病可致不孕。检查宫颈多肥大或有炎症，子宫体多后位，活动受限或黏连固定；如为输卵管炎，可在子宫一侧或双侧触及增厚的输卵管，多呈条索状，有轻压痛。如有输卵管积水或输卵管卵巢囊肿，则可触及形如腊肠或不规则圆形肿物，活动受限。若为盆骶结缔组织炎时，宫旁一侧或两侧有片状增厚及压痛等。治疗一般采用物理疗法（热敷或理疗等）、组织疗法（胎盘组织液肌注）、抗生素局部用药等；对于反复急性发作或非手术疗法效果不明显，尤其是有输卵管积水或输卵管卵巢囊肿又不能排除肿瘤者，应施行全子宫双侧附件切除。

本病一般属于中医"腹痛""带下""瘕瘕""不孕"等病证范畴。其病理特点多为虚实夹杂之证。"虚"，多因久病气血耗伤，抗病能力低下（多为脾气不足，肾精亏乏，肝血亏少，阴阳失调）；"实"，则因久病瘀血内阻，痰湿内蕴，气机阻滞，不通则痛，甚则渐成瘕瘕。治疗当攻补兼施，内外合治，或中西结合。补，多用益气补肾养血之法；攻，则选活血化瘀、软坚散结、理气消痰、散寒或清热解毒等方法以治。

（一）慢性盆腔炎通治方（内服方）

它是对慢性盆腔炎中的慢性输卵管卵巢炎（即慢性附件炎）、慢性子宫内膜炎和子宫肌炎、慢性盆腔结缔组织炎均具有一定功效的方剂。现选介加减清盆汤等以内服为主的方剂。若配合选用外治方，可望提高临床疗效。

【方一】 加减清盆汤

【组成】 炒川柏6g，蒲公英、忍冬藤、红藤各30g，椿根白皮、车前子（包煎）、六一散（包煎）各15g，柴胡5g，延胡索10g。

加减变化：脾虚者加太子参15g，焦白术12g；气滞者加橘叶、青皮各6g，枳壳10g；月经量多加仙鹤草15g，苎麻根20g；挟瘀加茜根草15g，失笑散（包煎）12g；不孕者加路路通、桃仁各10g，三棱6g；癥瘕加牛膝12g，红花8g，莪术10g。

【治疗方法】 日1剂，水煎分2次服，50剂为1疗程。

【主治】 清热解毒，行气利湿。主治慢性盆腔炎。

【经验体会】 慢性盆腔炎多由急性盆腔炎未彻底治愈，迁延而成。祖国医学认为本病的主要病因，乃为适值经行，血室正升，胞宫空虚，秽浊、热邪乘虚内侵，而致湿热内蕴，气滞不畅，冲任受阻，凝聚于下焦。方中炒川柏清热燥湿；蒲公英、红藤、忍冬藤、椿根白皮清热解毒；柴胡疏肝解郁；延胡索利气止痛，二药合用舒筋止痛，对肝经气机阻滞所致的小腹痛有佳效；车前子、六一散清热利湿；路路通、桃仁、三棱活血通络，尤其是对慢性附件炎引起的输卵管不通或通而不畅者有良效。全方共奏解毒利湿，行气活血，以通为用之功，对治疗慢性盆腔炎疗效显著。

【来源】 倪平．清盆汤治疗慢性盆腔炎32例疗效观察．黑龙江中医药杂志，1992，（2）：36.

【方二】 复方消炎丸

【组成】 元胡、川楝子、三棱、莪术、赤芍各15g，土茯苓、丹参、芡实各25g，当归20g，香附10g，山药30g。

加减变化：偏热型加苦参、黄柏各15g（即消炎Ⅰ号）；偏寒型加炮姜、茴香各10g（即消炎Ⅱ号）。

【治疗方法】上各药洗净，烘干，粉碎，炼蜜为丸，每丸重10g。每次服1~2丸，每日2~3次。1个月为1疗程。疗程结束后，行妇检判定疗效。3个疗程无效者为无效。

【主治】本方功可活血化瘀止痛，软坚散结。主治慢性盆腔炎。

【经验体会】慢性盆腔炎病变范围广，病程长，严重影响患者身心健康。结合临床表现，运用复方消炎丸活血化瘀、止痛，软坚散结，具有较好的疗效。实验结果提示，本方治疗慢性盆腔炎的作用机理，可能与其抑制毛细血管通透性增强，抗渗出和抑制结缔组织增生的作用有密切关系。此与临床疗效观察相一致。

【来源】李华，等. 复方消炎丸治疗慢性盆腔炎临床观察. 中医杂志，1981，（2）：43。

【方三】抗炎Ⅰ号方

【组成】败酱草6000g，红藤、蒲公英、紫花地丁各5000g，制乳香500g，炒延胡索2000g。

【治疗方法】将上药浓煎2次，取澄清液浓缩至4000ml，过滤后加入砂糖6000g，苯甲酸钠适量，搅拌和匀，分装168ml1瓶，100℃蒸汽灭菌1小时。对照组使用本院协定处方"抗炎Ⅰ号"。全部病例按随机双盲法分为治疗组和对照组，均每日服药3次，每次25ml，10天为1疗程，连续观察治疗1~3个疗程，服药期间停用其他中西药物。

【主治】清热化湿，祛瘀止痛。主治慢性盆腔炎。

【经验体会】妇科抗炎Ⅰ号既能清热化湿，祛瘀止痛，又能改善盆腔血液循环，有利于对增生及黏连部分结缔组织的软化和吸收。方中败酱、红藤善治内痛，长于清热利湿、活血祛瘀。制乳香、炒延胡索活血行气止痛。蒲公英、地丁草清热解毒利湿。全方配伍严谨，恰中湿热为主兼瘀之病机，融清热利湿，化瘀止痛于一炉，起到了祛邪而又不伤正之功效。

【来源】濮瑛. 妇科抗炎Ⅰ号治疗慢性盆腔炎的疗效观察——附480例临床分析. 浙江中医杂志，1992，（11）：496.

【方四】妇炎汤

【组成】薏苡仁、败酱草、附子、土茯苓、蚤休、全虫、琥珀、白芷、丹参各适量。

加减变化：气虚加太子参、黄芪；炎性包块加山甲、鳖甲、皂刺；肾虚加山茱萸；子宫肌瘤加山甲、鳖甲、皂刺、山慈菇。

【治疗方法】每日 1 剂，水煎服。

【主治】温经化湿、行瘀通络，主治慢性盆腔炎。

【经验体会】盆腔炎是女性内生殖器官炎症的总称。从临床上看，慢性盆腔炎的主要症状是少腹或小腹疼痛，白带量多或黄色，腥臭，终日绵绵，久之可导致月经不调、瘕瘕、不孕等，对妇女健康危害极大。由于慢性炎症，患者服用抗生素及其他药物后效果不佳。从中医辨证来看，慢性盆腔炎以寒湿血瘀型多见，故以本方治疗，每获良效。

【来源】韩桂茹. 妇炎汤治疗慢性盆腔炎 52 例临床观察. 天津中医，1989，(6)：16.

(二) 慢性盆腔炎通治方 (外治方)

它是通过外治 (包括药物外敷、中药保留灌肠、离子导入等)，对慢性输卵管卵巢炎、慢性子宫内膜炎和子宫肌炎、慢性盆腔结缔组织炎均具有一定功效的方剂 (或方法)。本节选介外敷消化膏、离子导入方等以外治为主的有效方剂。同时亦提倡内外合治，以提高治疗效果。

【方一】 外敷消化膏

【组成】炒干姜 30g，草红花 24g，肉桂 15g，白芥子、胆南星各 18g，麻黄、生半夏、生附子各 21g，红娘子、红芽大戟各 3g，香油 5 斤。将上药用香油炸枯去渣，然后按每斤兑入章丹 240g，即成膏油，再按每一斤半油兑入麝香 4g，藤黄面 30g 摊成膏药，大膏药每张重 6g，小膏药每张重 3g。

【治疗方法】下腹部痛为主者，用小膏药微火温化后贴归来穴、水道穴，两侧穴位交替使用；以腰痛为主者，贴命门、肾俞、气海俞、阳关；以腰骶坠痛为主者，贴关元俞、膀胱俞、上髎、次髎穴；有炎性包块者，用大膏药贴敷于局部皮肤上。一般夏季每 12 小时换药 1 次，冬季 2 天换药 1 次，12 次为 1 疗程。逢月经停用。

【主治】温肾助阳，散寒祛湿，活血化瘀。主治慢性盆腔炎症。

【经验体会】经明确诊断的 301 例慢性盆腔炎运用外敷消化膏穴位外贴治疗，追访 1 年，各病症的临床症状与体征均有不同程度的消失和好转，甚至怀孕。在实验室观察方面，治疗后血液流变学指标红细胞电泳时间、血浆黏度值与治疗前比较有明显差异；机体吞噬细胞的功能与治疗前比较，有显著差别；在 B 超观察和对微循环的影响方面，与治疗前比较，也有不同程度的改善。说明本方具有调动和提高机体免疫功能，改善机体局部组织代谢和营养，从而加快局部组织韧修复与自生，起到消炎散肿、止痛的作用。

【来源】①刘琨，等. 消化膏穴位敷贴治疗慢性盆腔炎 301 例. 上海中医药杂志，1987，（3）：2. ②刘琨，等. 消化膏治疗慢性盆腔炎的临床观察. 中医杂志，1984，（1）：38.

【方二】 外熨消癥散

【组成】①外用方：血竭 5g，乳香、没药、白芥子、莱菔子各 30g，桃仁、红花、麻黄、小茴香各 15g，附子、吴茱萸各 45g，冰片 10g，炒食盐 90g。

②口服方：寒湿凝滞型：当归、川芎、云苓、白术、泽泻、桂枝各 9g，赤芍、鱼腥草各 18g，乌药 6g，刘寄奴 12g。湿热瘀阻型：当归、川芎、云苓、白术、泽泻各 9g，白芍 18g，鸡血藤 12g，白花蛇舌草、公英各 18g，刘寄奴、车前子各 12g。

【治疗方法】①外用方除冰片，其余均捣为粗末，取醋 1000ml 于铁锅内煎沸后加入食盐煮 10 分钟，加入药末，煎炒至半干后取出，晾 1 天，加入冰片和匀，装入 30×20cm 布袋内。晚睡前或午休时把药袋放置于小腹部，上压热水袋热敷，每日 1~2 次，每次热熨 30 分钟，1 月为 1 疗程。一袋药可热熨 3 月。②口服药，水煎服，每日 1 剂，分 3 次服，隔 2 天服药 2 剂，10 剂为 1 疗程，经期停药。

【主治】活血行滞，逐瘀破积。主治慢性盆腔炎。

【经验体会】170 例慢性盆腔炎用消癥散外熨合当归芍药散内服，有效地改善全身及局部血循环，促进盆腔炎症病灶消退及慢性增生性病变的吸收，以达消癥散积止痛之目的。

【来源】赵景明，等. 消癥散外熨合中药内服治疗慢性盆腔炎 170 例小结. 山西中医，1992，（2）：24.

【方三】 离子导入方

【组成】①湿热瘀结型方：银花、连翘、蒲公英各 30g，当归 20g，白芍、川芎、紫花地丁、黄柏、丹皮、白芷、黄芪各 10g。

②寒凝气滞型方：黄芪 30g，丹参 20g，党参、赤芍、红花、香附、桂枝各 10g，益母草、川续断、玄胡各 15g。

【治疗方法】上两方分别加水 1000ml，煎取 500ml，放入冰箱中备用。选用 KF-Ⅰ型电离子导入治疗机。电极衬垫为 14 层纱布厚，10×14cm²，煮沸消毒后浸泡于 50℃ 中药煎剂中，将药垫拧挤至干湿适度，以不流水为宜。分别放置于右下腹、左下腹和腰骶部。左、右下腹部连接电离子导入治疗机阳极，腰骶部则连接阴极。治疗电量为 10~20 毫安。每日 1 次，每次 30 分钟，12 次为 1 疗程。两疗程之间间隔 4 天。

【主治】主治慢性盆腔炎。其中湿热瘀结型方功可清热祛湿、活血化瘀、软坚散结，主治湿热型慢性盆腔炎；寒凝气滞型方功可益气温阳、活血化瘀、行气软坚，主治阳虚寒邪凝滞型慢性盆腔炎。

【经验体会】中药离子导入治疗慢性盆腔炎，能使附件病灶局部形成药物离子库，保持较高的药效浓度，疗效确切。并且治疗方法简单、安全，病人无痛苦。

【来源】刘玉敏，等．中药离子导入治疗慢性盆腔炎 86 例疗效分析．河北中医，1990，（2）：35.

【方四】 消癥灌肠方

【组成】①消癥饮：败酱草、白花蛇舌草、丹参、海藻、黄芪各 15g，香附 9g，莪术、元胡、当归各 10g，穿山甲 6g。

②灌肠方：蒲公英、赤芍、黄柏各 12g，夏枯草 15g，川楝子 10g。有包块者加三棱、莪术各 10g；有寒者去黄柏、蒲公英，加细辛 10g，小茴香 9g。

【治疗方法】①消癥饮水煎服，每日 1 剂，10 天为 1 疗程；②灌肠方水煎浓缩至 50~100ml，每晚排便后灌肠，保留 60 分钟，10 次为 1 疗程（经期暂停用）。连用 4 个疗程以上。

【主治】上方功可活血化瘀，清热解毒，软坚散结。适用于慢性盆腔炎患者。

【经验体会】消癥饮与灌肠方内外合治，治疗慢性盆腔炎，方法简便，疗效较好，易于推广。灌肠药液由直肠黏膜吸收后，促使血循环加速，改善组织营养，降低毛细血管的通透性，减少炎症渗出，有利于抑制结缔组织增生和包块的吸收，且避免了苦寒药对胃肠的刺激。

【来源】潘玉华，等．中药治疗慢性盆腔炎 102 例疗效观察．中医杂志，1991，（9）：29.

（三）慢性子宫肌炎方

下述方剂以治疗慢性子宫肌炎为主，同时对慢性输卵管卵巢炎、慢性盆腔结缔炎亦可视情用之，亦有较好疗效。

【方一】败酱草合剂

【组成】 败酱草、夏枯草、苡米各 30g，丹参 20g，赤芍、元胡各 12g，木香 10g。

【治疗方法】 以上药按比例配方，水煎 500ml，每次口服 50ml，日 2 次。连用 15 次为 1 疗程，未愈者继续用药，用药 3 个疗程不见好转者判定无效。治疗中不用与本病有关的其他任何中西药，行经期间停用该药，改用生化汤 3~5 天。

【主治】 行气活血化瘀，清热利湿解毒。主治慢性盆腔炎（包括慢性子宫肌炎、慢性附件炎、慢性盆腔结缔组织炎）。

【经验体会】 慢性盆腔炎是由于外邪侵入，淤积于胞中，以致冲任、脏腑失调，气机不利，经络受阻，而导致腰腹痛、带下及痛经等症状。根据临床观察，本症各型大多有不同程度的瘀血及湿热，并以气滞血瘀症候为明显。目前现代医学尚无理想的医疗措施。败酱草合剂选用具有行气活血化瘀，清热利湿解毒功效的中药，旨在减少毛细血管的通透性，减少炎性渗出，加速炎性包块的软化和吸收，同时预防结缔组织进一步增生，故能消除慢性盆腔炎的症状和阳性体征。通过对慢性盆腔炎血瘀型和湿热型疗效对比，提示现代医学已明确诊断的疾病，若组方合理，是否仍需辨证分型，似值得进一步探讨。

【来源】 董世华. 败酱合剂治疗慢性盆腔炎 50 例. 山东中医杂志，1988，（2）：26.

【方二】清宫解毒饮

【组成】 土茯苓 30g，鸡血藤、忍冬藤、苡仁各 20g，丹参 15g，车前草、益母草各 10g，甘草 6g。

加减变化：腹痛拒按，带下量多，色黄质稠加桃仁、黄柏各 10g，鱼腥草 20g；阴痒者加白藓皮 10g，苦参 20g；发热口渴者加野菊花、连翘各

15g；带下量多味臭，赤白相兼，盆腔有包块者加川楝子、荔枝核、郁金、路路通各 10g；带下夹血丝加海螵蛸、茜草根各 15g；月经后期量少，带下量多色白，不孕者去忍冬藤、车前草，加王不留行、苍术、香附、皂角刺、胆南星各 10g；腰骶酸痛、腹痛隐隐，带下量少，质黏稠似血非血，心烦少寐，阴道干涩者去忍冬藤、车前草、益母草，加山茱萸、何首乌、黄精各 15g，炙龟板 12g；腰脊酸痛、小腹坠胀而痛者加桑寄生、杜仲、骨碎补各 15g；带下量多，质稀白者加补骨脂、白术、桑螵蛸各 15g；带下无痒无臭者加蛇床子、槟榔各 15g。

【治疗方法】1 日 1 剂，水煎后 2 次服完。另用药渣加白酒炒热外敷腹部患处，1 日 1 次，1 次 30 分钟。月经第 5 天开始，敷药 10 天停药，连敷 3 个月。

【主治】清热利湿、解毒化瘀。主治慢性盆腔炎（包括慢性子宫肌炎、慢性附件炎、慢性盆腔结缔组织炎）。

【经验体会】本病由于正虚外患而致，其中"湿"与"瘀"为致病关键。阴痒患者可将药渣煎水熏洗。

【来源】何秀容．清宫解毒饮治疗慢性盆腔炎 94 例．广西中医药，1991，（4）：52.

【方三】二丹败酱汤

【组成】丹参、败酱草、赤芍、玄胡、云苓各 15g，桃仁、丹皮各 12g，香附 6g。

加减变化：带下量多，加芡实、苡米、前仁；月经量多加茜草、益母草、贯众炭；腰酸痛加川断、狗脊；闭经加川芎、牛膝；妇检触及包块者加三棱、莪术；下腹冷痛加小茴、桂枝；腹胀痛加台乌片、川楝子；阴痒加苦参、蛇床子；便干加大黄、芒硝；气虚者加黄芪、党参和白术。

【治疗方法】上药加水 1000ml，浸泡 30 分钟，武火急煎后用文火煎至 300ml，每日 1 剂，分 2 次服，12 天为 1 疗程。本组患者治疗最短 1 周，一般只需 2~3 个疗程。

【主治】本方清热利湿，化瘀止痛，主治慢性盆腔炎（包括慢性子宫肌炎、慢性附件炎、慢性盆腔结缔组织炎）。

【经验体会】慢性盆腔炎按中医辨证，多为湿热内阻或气血凝滞胞宫，影响冲任所致。治当清热利湿，化瘀止痛为法。二丹败酱汤中丹参、丹皮、败酱草清热解毒，祛瘀止痛；香附、桃仁、赤芍、玄胡活血祛瘀，行气止痛；茯苓利水渗湿。诸药合用，可使湿去热清，瘕瘕消而诸症除。据现代药理研究，丹参能改善微循环，促进血肿包块的吸收，镇痛并防止组织黏连，对金黄色葡萄球菌、链球菌、大肠杆菌均有抑制作用；香附、赤芍、玄胡有镇痛、镇静、抗炎、解热作用；云苓可提高机体的免疫力。

【来源】王飞霞，等．二丹败酱汤治疗慢性盆腔炎 60 例．湖北中医杂志，1990，（4）：10.

（四）慢性输卵管卵巢炎方

下述所选介之方剂，以治疗慢性输卵管卵巢炎（即慢性附件炎）为主，同时对慢性子宫肌炎、慢性盆腔结缔组织炎等亦可用之。现选介解毒化瘀汤计，以供临床选用。

【方一】 解毒化瘀汤

【组成】 土茯苓、败酱草各 30g，蒲公英 20~30g，制乳香、没药各 6~10g，丹参 20g，当归 12g，桔核 9g。

加减变化：腹痛较甚者去丹参，加三棱、莪术各 6g；肾虚者加川断 15g，寄生 20g，菟丝子 12g；脾虚者加白术 12g，山药 15g；白带量多者加芡实 12g，白果 6g；阳虚者加附子 6~9g，肉桂 3g；月经期间去乳香、没药、丹参，加枸杞子 15g，杜仲 12g。

【治疗方法】 水煎服，日 1 剂，日 2 次。

【主治】 解毒化瘀，调补肝肾。主治慢性附件炎。

【经验体会】 慢性附件炎，病机多以邪毒浸渍，久恋不去，湿热内蕴，气滞血瘀为主。故在治疗上选用大剂量土茯苓、败酱草、蒲公英以清热解毒利湿；丹参、当归、乳香、没药活血消瘕散结；桔核行气调血，引药入经。诸药相合，共奏解毒利湿，化瘀散结之功。慢性附件炎，病势缠绵，邪毒稽留，最易耗伤正气，临床往往伴有腰膝酸软，体倦乏力等脾肾气虚之象，且以肾虚最为常见。故本方在应用时，常需配以补肾健脾之品，以扶正祛邪。又因乳香、没药等为破血峻品，故行经期间应去之，防其伤络动血。

【来源】孙继铭．解毒化瘀汤治疗慢性附件炎 24 例临床小结．江苏中医，1990．（12）：19.

【方二】 乌鸡樗皮汤

【组成】 乌贼骨 15g，樗白皮、白鸡冠花各 15~20g。

加减变化：脾虚寒湿下注者加傅青主完带汤；心脾气血两虚，偏营虚者加归脾汤；偏气虚者加补中益气汤；肾虚失约加内补丸；心气不足的加炙甘草汤；湿热下注者加二妙汤或龙胆泻肝汤；肝胃失和或月经不调者加四逆散或逍遥散；兼有外感则随证加减。

【治疗方法】 水煎服，日 1 剂，分 2 次服。

【主治】 清热化湿，温肾止带。主治附件炎、宫颈炎、子宫糜烂、阴道炎所致的白带增多。

【经验体会】 本组 100 例白带症采用暖肝温肾涩带的乌贼骨；燥湿止带的樗白皮；清热补虚止带的白鸡冠花，三药组成基本方。并根据不同的证型及兼症，配以适当的方药，协助基本方发挥疗效。本组病例中大多数患者，服药 1~2 剂白带即明显减少，3~6 剂症状痊愈。笔者体验到，抓住疾病的主因主证，又结合辨证论治；既有基本方，又有适当的配伍；既有针对性，又有灵活性，确可提高疗效，缩短疗程。

【来源】 周少伯. 乌鸡樗皮汤加味治疗带下症 100 例. 上海中医药杂志，1985，（8）：27.

（五） 慢性盆腔结缔组织炎方

下述所选介之方剂，以治疗慢性盆腔结缔组织炎为主，对慢性子宫肌炎、慢性输卵管卵巢炎等亦可视情选用之，同样具有较好疗效。

【方一】 妇炎康蜜丸

【组成】 ①基本方：当归、丹参、芡实、土茯苓各 25g，赤芍、玄胡、川楝子、三棱、莪术各 15g，香附 10g，山药 30g。

②妇炎康Ⅰ号：基本方加黄柏、苦参各 15g。

③妇炎康Ⅱ号：基本方加茴香、炮姜各 10g。

【治疗方法】 以上各药按比例配方制成蜜丸，每丸 10g，每日 3 次口服，每次 1 丸，1 个月为 1 个疗程。每疗程结束后进行妇科检查判定疗效。对湿热郁结型用妇炎康Ⅰ号；对寒凝气滞型用妇炎康Ⅱ号。

【主治】 妇炎康能活血化瘀，消坚散结，祛瘀止痛，清热解毒。主治慢性盆腔结缔组织炎、慢性附件炎等。

【经验体会】验方妇炎康经实验研究，结果提示：妇炎康能抑制毛细血管通透性的增强，抗渗出和抑制结缔组织增生，增强纤维蛋白溶解酶活性等作用。本方选用具有多种功能的中药复方制剂，故能缓解慢性盆腔炎患者的腰痛、腹痛、白带增多等症状。

【来源】李华，等. 妇炎康治疗慢性盆腔炎临床观察与实验研究. 中西医结合杂志，1986，（4）：222.

【方二】 *清热化瘀消癥汤*

【组成】 丹参、赤芍各30g，当归20g，五灵脂、丹皮、酒制大黄各12g，香附、延胡索、泽兰各15g，莪术10g。

加减变化：湿热瘀结型加龙胆草12g，薏苡仁30g，黄柏12g，苦参15g；寒凝血瘀型的加肉桂6~10g，茴香8g，续断20g。

【治疗方法】水煎服，日1剂，分2次服。

【主治】活血化瘀，行气止痛，主治慢性盆腔炎（包括慢性盆腔结缔组织炎、慢性附件炎及子宫肌炎）。

【经验体会】慢性盆腔炎是由于妇女经期，产期及各种妇科手术等，因体虚外邪乘虚入里侵，寒热之邪入里，蕴结成毒，与血相搏结入下焦而造成本病，又加治疗不及时，拖延病程而成为慢性盆腔炎。根据"通则不痛，痛则不通"之理，故用活血化瘀之法，辨证论治，随证加减，使气血活则瘀阻去，经脉通而痛自止。根据活血化瘀中药具有改善血液循环，降低毛细血管脆性，改善通透性，增加血流量，促进微循环，在局部血流增加的基础上促使包块消散等作用，用化瘀消癥汤治疗慢性盆腔炎，取得较满意疗效。方中以丹参、赤芍为主，用量较大，其作用为活血化瘀消癥止痛，配以莪术、五灵脂、当归、丹皮、泽兰、酒制大黄，更增其祛瘀行气之功效。香附为气分之血药，具有行气止痛之功。根据药理研究证明，活血化瘀药物具有抗感染作用，可促使炎症的吸收和消散。

【来源】陈华玲，等. 化瘀消癥汤治疗慢性盆腔炎238例. 山东中医杂志，1992，（4）：19.

（六）慢性炎性包块方

【方一】桂枝赭石汤

【组成】桂枝、赤芍各10g，茯苓15g，丹皮、桃仁各9g，赭石45g。

加减变化：气虚者加党参、北芪各15g；血虚者加熟地12g，当归10g；寒盛者加附子8g；血热者加生地、旱莲各12g。

【治疗方法】日服1剂，10剂为1疗程。

【主治】化瘀消瘕。主治妇女盆腔炎性肿块、卵巢囊肿等良性肿块。

【经验体会】妇女盆腔良性肿块，包括现代医学所指的炎症渗出性积液包块，卵巢、黄体囊肿及子宫肌瘤等。临床采用活血化瘀，理气消坚的中药保守治疗，很受患者欢迎。桂枝赭石汤由桂枝茯苓丸加赭石组成。方中桂枝入血理气温通血脉；茯苓健脾淡渗；丹皮、桃仁化瘀活血；赤芍凉血和营；赭石功能祛瘀养血，《本草再新》谓其"治血分，去瘀生新"，寓于桂枝茯苓丸方中，既引诸药下降以达病所，又增祛瘀养血之功。全方诸药协和共奏化瘀消瘕之功。用本方据证加减治疗妇人盆腔良性肿块均有程度不同的效果。尽管良性肿块临床证型复杂，辨证治疗中仅掌握肿块的性质非恶性而肿块的大小不超过鸭蛋大者，均可用本方投治。

【来源】林君玉. 桂枝赭石汤治疗妇女盆腔良性肿块30例. 江苏中医，1989，（1）：15.

【方二】双丹除瘕汤

【组成】丹参20g，丹皮、赤芍、桃仁、鳖甲、海藻、三棱、莪术、猫爪草各15g，桂枝10g。

加减变化：气滞血瘀型加元胡、红花、香附各15g；瘀毒内结型加夏枯草、川楝子、薏苡仁、天花粉各15g，银花25g，败酱草30g；气虚血瘀型去丹皮，加龙骨、牡蛎、桂枝各15g，党参25g，黄芪30g。

【治疗方法】水煎服，每日1剂，60剂为1疗程，连服2~3个疗程后判定疗效。

【主治】活血化瘀、软坚散结。主治盆腔炎性包块。

【经验体会】本方重在活血化瘀、软坚散结，颇合盆腔炎性包块之病因病机（气滞血瘀）。同时结合辨证加减用药，且用药量大力宏，服药时间较长。若能较长时间坚持服药，定能收到明显疗效。

【来源】张素琴，等．除瘕汤治疗盆腔炎性包块 64 例．中医杂志，1992，（10）：22.

十、外阴白色病变

外阴白色病变包括由于各种因素影响所致之外阴部皮肤及黏膜的不同程度变白及（或）粗糙、萎缩的状态。1975 年国际外阴病研究会改称"外阴白斑"为"慢性外阴营养不良"，并根据其组织病理变化的不同而分为增生型营养不良（包括无非典型增生、非典型增生两类）、硬化苔藓型营养不良、混合型营养不良（亦包括无非典型增生、非典型增生两类）三种类型。

外阴瘙痒为本病主要症状，搔抓可造成局部破溃与感染而出现烧灼感、疼痛、流液。增生型皮肤增厚似皮革，粗糙，或有鳞屑、湿疹样改变，表面颜色多暗红或粉红，夹杂有界限清晰的白色斑块；硬化苔藓型皮肤或黏膜变白变薄，甚至裂开，阴道口萎缩者可致性交痛；混合型是在外阴萎缩的基础上又有增厚的斑块或疣状增生灶。各型均以病检为主要诊断依据。

西医治疗可内服维生素 A、B_2、B_6、鱼甘油等；局部用药以止痒、消炎、润肤和改善局部营养为目的，用药应依据病理类型。如增生型可用肤轻松、氢化可的松等软膏涂擦；硬化苔藓型给予 1%～2% 丙酸睾丸酮鱼甘油软膏；混合型则用丙酸睾素软膏与可的松软膏合用或先后使用。氦氖激光照射对外阴硬萎有一定疗效。

本病一般属中医"阴痒""阴蚀"等病证范畴。其发病机理，常因肝肾阴血不足，不能滋养阴器，血虚生风化燥，而致阴部奇痒难忍；或因脾气亏虚，一则气虚血少，不能滋养阴部，脾虚又可生湿，流注于下，形成气血不足而湿浊停滞的虚实夹杂局面；或因湿热内盛，热蕴阴部肌肤而致阴痒阴肿；久病入络，气血运行不畅而成瘀滞，与湿浊相互胶结，而见苔癣、奇痒、干裂诸候，且经久难愈。治疗当结合病因病机，或滋养肝肾，养血熄风止痒；或清热利湿，祛风止痒；或活血化瘀软坚；或健脾祛湿杀虫等。

【方一】消斑膏丸方
【组成】①外用消斑膏：A、消斑膏 1 号：补骨脂、仙灵脾各 9g，生狼毒、白藓皮各6g，蛇床子、徐长卿各15g，薄荷1g。用其酒精渗出液，回收浓缩后，制成霜剂；B、消斑膏2号：即1号去薄荷，加0.1%强的松粉拌匀而成（制法同上）；C、消斑膏3号：即1号去狼毒、薄荷，加白花蛇舌草、一枝黄花各30g（制法同上）；D、消斑膏4号：即1号去薄荷加丙酸睾丸酮做成0.2%的霜剂（制法同上）。

②内服消斑丸：黄芪、丹参、当归、菟丝子、仙灵脾、白蒺藜各3g，白藓皮4g，木香0.2g。共研细末，做成蜜丸或煎成汤剂（以上为1日量）。

【治疗方法】①外用消斑膏：1号适用于外阴无破溃或皲裂者；2号适用于对1号有过敏反应但无癌变可能者；3号适用于局部有感染、破溃或皲裂，或有霉菌，滴虫感染者；4号适用于外阴萎缩或有黏连者。

以上软膏均每日外涂阴部1~2次。

②内服消斑丸：每日2次，每次10g。所有病例均服此丸。

膏剂外用和丸剂内服，均以3个月为1疗程。一般用药1~3个疗程。

【主治】外用消斑膏重在清热解毒、杀虫止痒、补肾温阳；内服消斑丸功可益气养血、活血化瘀、补肾、杀虫、祛湿。两方内外合治，主治外阴白色病变（包括外阴硬化性萎缩性苔藓，外阴皮炎、外阴非典型增生等）。

【经验体会】本组方药内外合治，既能补气养血、补肾以治本，又能清热祛风、除湿杀虫止痒以治标，总有效率达93.9%。但治愈率还不够高，且停药后容易复发（如治愈的18例中，有6例于停药2个月~1年有反复）。因此，如何进一步选择方药、改进剂型、缩短疗程，尚需观察研究，以期不断提高治愈率。

【来源】马苗娟，等．中药治疗外阴白色病变82例临床观察．中医杂志，1983，（12）：18.

【方二】 中西结合方

【组成】①中药：丹参注射液。②西药：维生素AD胶丸、维生素E。

【治疗方法】①取穴横骨、曲骨、阴阜、阿是穴消毒后，用5号注射针头于穴位处斜刺进针约1~2cm，刺后病人感酸胀沉重时，在穴位两侧分别缓慢注入丹参注射液1~2ml，每4天注射1次，10次为1疗程。不愈者可继续穴注，直至痊愈。

②维生素AD胶丸每次1丸，每日3次；维生素E100mg，每日3次。均口服。

【主治】活血化瘀，抗菌消炎。主治外阴白色病变。

【经验体会】针对外阴白色病变的致病特点，选用丹参注射液，能活血化瘀，抗菌消炎，促进局部血液循环和改善局部营养状况。加用西药，又可增强疗效。经临床观察，本方效果较好，但对活检证实为不典型增生或重度不典型增生患者，应作单纯性外阴切除术，而施用本法不能获效。

【来源】陈燕，等．中西医结合治疗外阴白色病变30例小结．江苏中医1990，（5）：12.

【方三】辨证系列方

【组成】①内服方：a、肝经湿热型：龙胆草、当归、淫羊藿、补骨脂各20g，柴胡、黄芩、生地、车前子（包）各30g，栀子、川芎、泽泻各15g，甘草9g。每周服2剂，每剂用2日。b、肾阳虚衰型：熟地、山药各30g，当归、菟丝子、补骨脂、淫羊藿各20g，山茱萸、杜仲各15g，制附子、甘草各9g，肉桂6g。用法同前。c、肝肾阴虚型：枸杞子、菊花、泽泻各95g，熟地、菟丝子、山药各30g，川芎、黄柏各12g，山茱萸、当归、补骨脂、茯苓、丹皮各20g。用法同前。

②外阴湿敷方：当归、苦参、蛇床子、菟丝子、地肤子、苍耳子、百蒺藜各30g，补骨脂、紫荆皮各20g，淫羊藿、皂角各15g。煎3次合为1500ml，为3天用量。局封的第2天开始湿敷。每日用500ml分2次于病损区热敷，保温30分钟。

③局部封闭：当归注射液2ml，维生素B122ml，2%普鲁卡因4ml，地塞米松注射液4mg，混匀，分别在阴蒂注入药液1/4量。然后将针头转向两侧小阴唇各注药1/4量。将余1/4药液注入阴道后联合或肛门周围病损区。如病变范围较大。可酌情增加药量1~2倍，缓慢注入病损皮下。每周封闭1次。如皮肤黏膜有破溃者，上述药中加入庆大霉素4万单位。外阴萎缩者，皮下加注丙酸睾丸酮25~50mg。

【治疗方法】全部病例同时采用以上三种方法治疗。4周为1个疗程，经期停止治疗。

【主治】外用方功能清热解毒，活血通络，消肿止痒。内服方则根据证型具有清利湿热，补肾壮阳，调养肝肾等不同作用。主治外阴白色病变、外阴慢性皮炎，神经性皮炎等。

【经验体会】内服辨证方的同时，局部封闭选用地塞米松软化组织，松解黏连。维生素B$_{12}$改善神经功能。丙酸睾丸酮扩张血管，促进蛋白合成。外阴湿敷剂中选用有性激素样作用的菟丝子、补骨脂、蛇床子和淫羊藿。

白蒺藜有抗癌和祛白斑之作用，补骨脂可加深皮肤色泽。紫荆皮、苦参、蛇床子有止痒、消肿、清热解毒作用。当归、皂角活血通络。中西药协同作用，药物直达病所，能改善病损区的微循环，增加细胞营养，促进组织修复和再生。

【来源】郝耀堂．外阴白色病损23例治疗体会．中西医结合杂志，1989，(3)：173.

【方四】**外阴消斑方**

【组成】①内服方：白藓皮、薏苡仁、赤芍、丹皮、黄柏、丹参、土茯苓、蝉蜕、白花蛇舌草、贯众（包煎）、夏枯草、生地各12g。维生素E、维生素B_1、维生素B_{12}、己烯雌酚。

②外洗方：雄黄15g，苦参、蛇床子、鹤虱各50g。

③外涂药：炉甘石洗剂。

【治疗方法】内服方日1剂。维生素E50mg，维生素$B_1$20mg，每日3次。维生素B_{12}500~1000mg，隔日1次，10次为1疗程。也可口服少量己烯雌酚。外洗方水煎取滤汁，入盆内坐浴，先熏后洗，每日2次，每次20分钟。中药坐浴后，外涂药擦于患处，每日2次。

【主治】主治外阴白色病变。

【经验体会】外阴白斑究其病源与肝脾肾三脏关系密切。肝肾阴亏，或郁化热，可使热邪内蕴；外感湿邪，或脾虚失运，可使湿邪内留。湿与热结，下注于阴部，故发此病。所以从整体看，本病是以肝脾肾三脏功能失调为本，外阴部局部病变为标。故内服药侧重调理肝脾肾三脏功能以治其本，使湿热清除，风熄毒解，气血平和，以澄清病源。用熏洗药和外敷药，直接作用患处而治其标，使肿消，斑化，痒止，如此标本兼治，故每获良好。

【来源】马丽颖．中西医结合治疗外阴白斑．吉林中医药，1992，(4)：22.

十一、外阴瘙痒症

外阴瘙痒是多种原因所引起的一种症状。常因阴道分泌物刺激、尿失禁、尿道瘘、肛裂或肛瘘时外阴皮肤受尿粪浸渍,对药物或穿化学纤维内裤以及橡皮月经带等过敏所致。全身原因有糖尿病、维生素缺乏、黄疸、精神因素以及辛辣食物的刺激等。临床上常表现为阴蒂肿大、小阴唇瘙痒不适,有的波及到整个外阴及肛门周围,甚者奇痒难忍,坐卧不宁。常在月经期或食用辛辣刺激之物后加剧。检查外阴除有抓痕或红肿外,一般无皮损;长期瘙痒可引起溃破、红肿或继发性感染,转为慢性时可呈苔癣样硬化。

本病西医主要采用对症治疗。除要求保持外阴清洁干燥、严禁搔抓、热水烫洗等外,常用 3%硼酸溶液或 0.02%呋喃西林溶液湿敷,外涂肤轻松软膏、地塞米松软膏等,内服多种维生素、镇静剂或抗过敏药物。

本病一般属中医"阴痒""阴门瘙痒"范畴。常因肝经湿热下注,郁久生风化燥,湿毒互结;或因肝肾不足,阴血亏虚,化燥生风所致。治疗当结合病机,或清热解毒、祛湿止痒为主;或滋养肝肾,养血熄风止痒为先;久病入络,还应兼顾活血化瘀。一般以外治为主,内、外合治,可提高临床疗效。

【方一】 **蛇白汤**

【组成】蛇床子、白藓皮、黄柏各 50g,荆芥、防风、苦参、龙胆草各 15g,薄荷 1g(后下)。

【治疗方法】带下多而黄者黄柏加倍,有滴虫者苦参加倍,霉菌感染者龙胆草加倍。对各种有原发病因素引起的并发症应加用其他药物治疗。上方水煎,外用熏洗,每日 2 次。如阴道内瘙痒可熏洗阴道。10~15 天为 1 疗程,一般 1 个疗程后即可明显好转或治愈。

【主治】杀菌止痒,主治外阴瘙痒症。

【经验体会】女阴瘙痒症,无论老幼均可染患,本组 400 例中年龄 10~62 岁。其病因除单纯性女阴瘙痒症外,其他尚有因滴虫性阴道炎、霉菌性阴道炎、老年性阴道炎、妊娠、宫颈炎、妇科出血性疾病、女阴湿疹等引起的外阴瘙痒症。其表现症状为外阴、阴道瘙痒，白带过多，外阴湿疹，阴道炎性充血或萎缩，外阴、阴道枯干等。经治疗，疗效显著。

【来源】张希良. 蛇白汤熏洗治疗女阴瘙痒症 400 例. 中医杂志，1980，(8)：77.

【方二】蜀椒汤

【组成】蜀椒、蒲公英、艾叶各 15g。

【治疗方法】上药加水 1500ml 左右，放置火上煮沸后，用文火继煎 2~3 分钟，将水倒入盆中，待水温适宜（60℃）方可洗浴局部 10~25 分钟，1 日 2~3 次，1 帖洗剂可供 2 次煎煮使用。

【主治】杀虫止痒，清热止带。主治外阴瘙痒症（湿热型）。

【经验体会】经临床观察，蜀椒杀虫力很强，若用量在 10g 以上水煎洗浴局部，可较迅速地杀灭阴道内霉菌等，对湿热型阴痒疗效尤佳；蒲公英有较好的清热解毒、消肿止痒的效能，对消除阴部的肿痛起重要作用；艾叶有一定的杀虫作用及良好的柔和、润泽外阴及黏膜的作用，对局部溃烂面起愈合作用。三者合用，起杀虫止痒、清热止带作用。

【来源】马爱华. 蜀椒洗剂治疗湿热型阴痒 106 例疗效观察. 浙江中医学院学报，1984，(1)：20.

【方三】苦参外洗方

【组成】苦参、白藓皮、蛇床子各 30g，冰片 3g，防风 15g，荆芥 10g，花椒 20g，透骨草 35g。

加减变化：外阴溃烂者加明矾 30g；带下多者加黄柏 20g，乌贼骨 30g；伴外阴部痛者加白芷 15g。

【治疗方法】上述药物除冰片外，煎取药液，再入冰片。趁热外熏外阴 10~20 分钟。待药液稍凉后，徐徐洗涤患处。每日 1 剂，早晚各 1 次。

【主治】清热燥湿，解毒止痒。主治外阴瘙痒证。

【经验体会】本病的主要致病因素为湿热蕴结，风邪侵淫，湿热下注。方由清热燥湿、杀虫止痒之苦参、蛇床子、白藓皮、冰片、花椒，以及祛风除湿、解毒止痒之透骨草、荆芥、防风组成。诸药伍用，共奏祛风清热，胜湿止痒之功。

【来源】彭云辉. 苦参外洗方治疗阴痒 22 例. 浙江中医杂志，1986，(7)：304.

【方四】蛇床子洗方

【组成】蛇床子、地肤子各 12g，蒲公英、苦参、生大黄、川柏各 8g，威灵仙、白藓皮、枯矾各 6g，薄荷 3g。

【治疗方法】上药共研粗末，为 1 日剂量，装入布袋内水煎 2 次，薰洗坐浴，每日 2 次，每次 10~15 分钟，停服其他药物，忌鱼腥辛辣之物，遇月经停药。

【主治】清利湿热，兼以杀虫。主治外阴瘙痒症。

【经验体会】此病以湿热下注为主，治法则当清利湿热，兼以杀虫，故重用蛇床子利湿杀虫。试图以"煮散"薰洗外治法以观其效，结果发现研末煎洗较之饮片煎洗效果更显，且用量少，值得进一步研究。

【来源】傅寿生. 蛇床子洗方治疗阴痒 87 例. 贵阳中医学院学报，1984，（4）：27.

十二、子宫肌瘤

子宫肌瘤主要由不成熟的子宫平滑肌细胞增生所致，故又称子宫平滑肌瘤，为女性盆腔最常见的肿瘤，35 岁以上的妇女每 4~5 人中即有 1 例本病患者。一般认为，子宫肌瘤的主要发病因素为长期大量持续的雌激素刺激，尤其在只有雌激素作用而无孕激素作用时更易发生。多数患者可无症状，仅于体检时才被发现；但黏膜下肌瘤或较大的肌壁间肌瘤，可出现月经过多，经期延长或不规则出血，严重者可出现继发性贫血；少数患者有腹痛及压迫症状（如排便或排尿困难），以及继发不孕；体检下腹可触及包块，子宫增大、质硬、表面不平。临床上常按肌瘤的生长部位不同而分为浆膜下肌瘤、壁间肌瘤、黏膜下肌瘤、宫颈肌瘤、阔韧带肌瘤等。探测宫腔可发现其增长或变形，B 型超声检查可协助诊断。

根据患者的年龄，生育状况和临床表现，采用非手术疗法和手术疗法。非手术疗法主要采用括宫术、雄激素治疗月经量多而肌瘤不大的患者；凡肌瘤较大、症状明显而非手术疗法治疗无效者，可采取手术治疗。

本病一般属于中医"癥瘕""月经量多"等病证范畴。气滞、血瘀、痰瘀互结于胞宫，是其基本病因病理。而导致气滞血瘀痰积，常与外邪（如湿热）的侵袭，脏腑功能活动失调密切相关。病至后期，病人正气往往大伤（气血亏虚，阴阳失衡），而痰瘀仍留着不去。早期宜活血理气、破瘀散结、清热消痰；病人出血过多，正气大伤，则应攻补兼施，即活血化瘀、消痰软坚之时，适当选用补气益血填精之品，使邪去而正不伤。

【方一】 消瘤系列方

【组成】①非经期方：当归、川芎、地黄、白芍、桃仁、红花、三棱、莪术、土鳖各9g，昆布、海藻、丹参、刘寄奴、鳖甲各15g。②经期方：当归、地黄、白芍、茜草、刘寄奴、蒲黄炭、川芎各9g，丹参、紫草根各15g，阿胶、益母草各12g。

加减变化：若伴有气血虚弱者，在以上二方基础上加黄芪、党参等；湿热明显者加黄连、黄芩等；血热较甚者加栀子、丹皮等；伴有肝郁或经前乳胀、小腹作胀者加柴胡、郁金等。

【治疗方法】上方均水煎服，1日1剂。非经期方平时服，经期方经期服。

【主治】活血化瘀，消癥散结。主治子宫肌瘤。

【经验体会】子宫肌瘤是妇科常见良性肿瘤，发病率较高，现代医学多采用手术根治。临床观察发现，对子宫肌瘤以本方保守治疗，也能取得满意疗效。

【来源】刘颖，等子宫肌瘤42例临床治疗小结．天津中医，1989，(5)：16.

【方二】 灌肠消癥方

【组成】桃仁、川芎、三棱、莪术、穿山甲、木通、路路通、陈皮、枳实、昆布、牡蛎各15g，蟅虫12g。

加减变化：肥胖痰湿盛者加夏枯草、法半夏备15g。

【治疗方法】水煎取汁，浓缩至100ml，温度在40℃左右（以滴在前臂上不烫不凉为宜）。灌肠前排空大便，用中号导尿管插入肛门15~20cm，用100ml注射器将药液徐徐注入直肠。拔出后将臀位抬高，左侧卧位，保留2小时。每日1次，30次为1疗程，连续1~4个疗程。经期量多时停止灌肠。初期因不适应，可在灌肠后即有便意，数次后渐消失。治疗过程中有小腹微痛等症，提示药物已达病所，治疗效果较好。每个疗程结束后，妇检及B超复查1次，一般在经后3~7天进行。

同时结合中医辨证，以中药内服。其中脾肾阳虚型（月经提前、量多或淋漓不止，色淡红，面色泛白或虚浮，神疲乏力，白带量多，舌淡等）用党参、黄芪、山药、熟地、茯苓各15g，白术、川断、巴戟天各9g，陈皮7g，鸡血藤20g；气滞血瘀型（经行量多或不规则出血，色暗红或有瘀块，小腹胀痛等）用当归、川芎、赤芍、红花、陈皮各9g，丹参、川牛膝各10g，桃仁12g，川楝子、香附、乌药各15g；肝肾阴虚型（月经提前、量多，色红稠，两颧潮红，手足心热，头昏耳鸣，腰膝酸软等）用生熟地、山药、山萸肉、枸杞子、怀牛膝、煅龙牡、夏枯草各15g，女贞子、白芍各12g，丹皮、陈皮各9g。以上方药均水煎内服，每日1剂，疗程同灌汤消癥方。

【主治】活血化瘀、消癥软坚。主治子宫肌瘤。

【经验体会】本方功可理气活血、软坚散结、燥湿祛痰，并结合辨证使用内服方药，内外合治，攻补兼施，且长期用药，故疗效甚为显著。

子宫位于下腹部，根据盆腔静脉壁薄、缺乏外鞘、中小静脉没有瓣膜和静脉丛多等特点，使盆腔脏器的静脉系统就像一个水网相连的沼泽一样，而且直肠和子宫阴道静脉互相吻合。因此设想，经直肠吸收的药物可以很快在盆腔弥散，使之直达病变子宫，在一定时间内维持局部的药物有效浓度，且又避免了破坚攻瘀之品对胃肠的刺激。

【来源】张杰，等. 中药灌肠为主治疗子宫肌瘤54例临床观察. 中医杂志，1991，（10）：44.

【方三】 参芪龙牡汤

【组成】党参、白术、五味子、瓦楞子、龟板、黄芩各10g，黄芪、鸡内金各12g，生龙骨、煅牡蛎、制首乌各20g，玄参15g。

【治疗方法】月经提前者加二至丸；血多者加芡实、海螵蛸；痛经者加芍药甘草汤或失笑散。每日1剂，3个月为1个疗程，治疗期间停用其他中西药。

【主治】益气养阴，软坚散结。主治子宫肌瘤。

【经验体会】此病多于新产、经行不慎，寒邪凝泣不行或热邪煎熬成块，或气滞日久，由气及血，致腹中之血积结成块。采用益气养阴、软坚固涩之法，才能取得较好疗效。尤其对肌壁间者疗效更好，浆膜下及黏膜下者较差。另外，服用本方后，发现对不同大小的肌核均有效果。推测其作用机制，可能与调整了机体内的内分泌机能有关，从而抑制了其肌瘤的生长，使其逐渐缩小。

【来源】叶青，等. 参芪龙牡汤治疗子宫肌瘤 58 例. 山东中医杂志，1988，（4）：24.

【方四】 加味攻坚汤

【组成】王不留行 100g，夏枯草、生牡蛎、苏子各 30g。

加减变化：若偏重于脾肾气虚，腰膝酸困、白带增多显著者加生山药 30g，海螵蛸、白术各 18g，赤芍、鹿角霜各 10g，茜草 9g；偏重于气血两虚，月经淋漓不断、劳累加剧者，加黄芪 30g，海螵蛸、白术各 18g，熟地 15g，当归、白芍各 10g，茜草 9g；偏重于血瘀胞宫，下腹刺痛拒按者加桃仁 10g，赤芍 12g，丹皮、茯苓、桂枝各 9g，水蛭 6g；寒凝瘀阻冲任，少腹冷痛、得温则舒者加官桂、炮姜各 6g，小茴香、五灵脂、蒲黄各 10g，当归、赤芍各 12g；气滞胞脉、痛无定处者加柴胡 7g，当归、白术、赤芍、荔枝核各 10g，莪术 6g。

【治疗方法】上药水煎服，每日或隔日 1 剂，30 剂为 1 疗程。

【主治】通经祛瘀，软坚散结，降气化痰。主治子宫肌瘤。

【经验体会】中医认为血行瘀阻、气滞血脉、气虚血瘀是子宫肌瘤的主要原因。攻坚汤中王不留行为要药，入肝胃经，消肿止痛，功专通利，入血分，以通经散结，祛瘀消癥；夏枯草独入厥阴，消瘰疬结气；苏子性主疏泄，是开郁利膈之良药。诸药合用，能通经祛瘀，软坚散结，降气化痰，再辨别脏腑经络寒热虚实，配以相应方药，故对子宫肌瘤有较好疗效。

【来源】班旭升. 攻坚汤加味治疗子宫肌瘤. 新中医，1990，（1）：34.

十三、子宫颈癌

子宫颈癌简称宫颈癌，占妇女恶性肿瘤的首位。以阴道分泌物增多，阴道不规则流血，小腹或腰部疼痛等为主要临床表现；若膀胱、直肠、髂淋巴或髂血管、输尿管被压时，可出现相应的压迫症状。早期全身症状不明显，晚期则出现继发感染、贫血及恶病质症状。肺、骨、肝等处转移，可出现该脏器相应的症状。妇检宫颈呈糜烂、溃疡或菜花状，组织硬而脆，触之易出血。宫颈刮片细胞学检查、阴道镜检查，以提高诊断准确率。

根据其临床表现，一般属中医"崩漏""五色带""积聚"等范围。常因肝郁气滞、湿热蕴毒、肝肾阴虚、脾肾阳虚等因素，导致气滞血瘀、湿热内蕴，凝聚胞宫，从而发为本病。

该病的治疗，根据其病理类型、阶段不同，可采取手术、放疗、化疗和免疫治疗。中药也有较好的疗效，在放、化疗的同时服用中药可减轻放、化疗的毒副作用，并提高放、化疗的疗效。中药外用具有较好的抗癌作用。根据本病病因病机，以采用行气活血、清利湿热、祛腐生肌、补益肝肾等治法为宜。

（一）宫颈癌外治方

下述方剂，以外治为主，亦有外治的同时加用内服方药的（如宫颈癌组方）。

【方一】三品方

【组成】 白砒45g，明矾60g，雄黄7.2g，没药3.6g。

将白砒、明矾分别研成粗粉，混合后严格煅成白色疏松状物，质轻易碎，研细加雄黄、没药，混合均匀压制成1分硬币大小（厚2mm，重0.2g）的"三品饼"及"三品杆"（长20~25mm，直径3mm，重0.25g），紫外线消毒备用。

【治疗方法】 患者卧于妇科检查床上，用窥阴器暴露宫颈，消毒阴道及宫颈，先用凡士林油纱条保护好阴道及穹窿部，第一次在宫颈口贴敷一枚"三品饼"，7~9天后即可发生局部组织坏死脱落，称之为药物圆锥，一般重1~3g，送病理切片检查。休息1~2天后再上"三品杆"于宫颈管内。如此反复上药5~12次。直至宫颈全部摧毁，宫颈管呈圆锥筒状。待所上"三品饼""三品杆"组织吸收后，局部组织脱落前均敷换中药"双紫粉"（紫草、紫花地丁、草河车、黄柏、旱莲草各30g，冰片少许共为细末高压消毒）。用药时间在患者月经后5~7天至月经前5天。阴道严重萎缩及有严重心、肝、肾疾患者不宜用此法治疗。

【主治】 本方功可清毒祛腐，活血抗癌。主治早期宫颈癌。

【经验体会】 白砒、明矾研末火煅配雄黄、没药，有攻毒抗癌、蚀疮去腐、燥湿活血之功。直接作用于癌体表面，疗效更佳。"三品"药源丰富，价格低廉，使用简便，安全，并可以恢复宫颈的生理功能，为治疗早期宫颈癌的有效方药之一。

【来源】刘瑞，等．中药"三品"治疗早期宫颈癌的临床观察．河北中医，1989，（4）：4.

【方二】 拔毒钉

【组成】水银、牙硝、青矾各60g，明矾75g，食盐45g。

上药研碎后混匀，如传统炼制"降丹"法放入砂罐内，置火上炼烧至冒黄烟，然后将砂罐倒扣在一瓷碗上，罐边空隙用棉纸数层浸湿填紧，再以生石膏和食盐调成的糊状物密封，以此扣有砂罐的瓷碗置于一层水丸坛上，使瓷碗大半浸入水中，在砂罐底部用炭火炼烧4小时，冷却后，取开砂罐，即可见瓷碗内壁附有白色针状或颗粒状结晶。取此结晶10分加入1分研碎的干蟾蜍，充分混合，以米饭为赋形剂，制成如棉签大小的棱形药钉（长1.5~20cm），于后即可应用。

【治疗方法】以窥阴器暴露宫颈，局部清洁后，于宫颈肿瘤或基底部埋入药钉，一般深0.8~1cm，如不易插入，可先用尖刀片在新选择部位戳一小孔，再将药钉埋入。但应注意将整个药钉埋入组织，不能外露，更不能植入宫颈以外的组织，检查无断碎的药钉遗留在阴道内，清洁阴道后，操作即结束，药钉埋植后，逐渐溶解吸收，表层肿瘤组织坏死脱落后，可再重上，直至肿瘤组织全部脱落。两次药钉埋植的时间，一般须间隔7~10天，每次药量不超过400mg。因癌大小及药物纯度不一，所须投药次数亦有差异，一般须3~7次左右。

【主治】本方功可祛腐抗癌。主治子宫颈癌。

【经验体会】本方以水银为主，可促使肿瘤组织发生蛋白质凝固性坏死，以至脱落。对宫颈癌治疗有一定作用，尤其是Ⅰ期以上患者，可使肿瘤明显缩小或消失，症状体征改善，为手术治疗创造有利条件。但在埋入进程中注意药钉仅限入病变的宫颈，且不能外露，以免损伤邻近的组织或器官。

【来源】湖南医学院第二附属医院妇产科．中药"拔毒钉"配合化疗治疗宫颈癌58例．湖南医药杂志，1977，（5）：14.

【方三】 宫颈癌组方

【组成】①外用Ⅱ号药：鸦胆子、生马钱子、生附子、轻粉各4.5g，雄黄、青黛各 10g，砒石、硇砂各 6g，乌梅炭 15g，冰片 1.5g，麝香 3g。将上药混合置乳钵内共研，最后加冰片、麝香混匀即成。

②外用Ⅲ号方：黄连、黄芩、黄柏、紫草各 15g，硼砂、枯矾各 30g，冰片适量，共研极细末即成。

③药线：芫花根皮、生附子（捣）各 15g，外科用粗线适量，白砒 1.5g，清水 300ml。先煎芫花根皮半小时，再煎生附子（同煮）15 分钟，后加入丝线及白砒煎 5 分钟，离火，静放 24 小时，将丝线捞取，阴干备用。

【治疗方法】①外用中药：将Ⅲ号药粉约 0.5g 放在带线的棉球上，将药物及棉球填在宫颈癌病变处，嘱病人 24 小时后自己抽出棉球，以利分泌物排出。

用不带线的棉球，蘸Ⅱ号药粉（棉球大小按宫颈病变大小而定，药粉不宜太多），紧贴在宫颈病变处，48 小时后再上药时取出。

一般用法是：先用Ⅲ号药 2~3 次，以后再用Ⅱ号药（亦连用 2~3 次），肿瘤表面披有坏死及灰白色膜，再用Ⅲ号药 3~4 次。如此交替应用，当肿物消失后，再以Ⅲ号药为主，隔日上药 1 次。

如果颈管被浸润，可将Ⅱ号药粉作成短棒状的柱子，放入颈管内，以消灭颈管内的癌瘤。

②药线结扎：对于巨大菜花型宫颈癌，宜采用药线结扎菜花根本，卡断其营养供给，再配合局部外用药，促使菜花脱落。方法是将肿瘤基底用线扎紧，每隔 2~3 天结扎 1 次，直至菜花脱落。结扎过程中宫颈局部用药规律同上，但应将药粉放在扎线的创面上。

③内服汤药：结合辨证论治，凡肝肾阴虚型用生山药、丹皮、泽泻、生地、车前子、括蒌、续断、桑寄生、仙鹤草、阿胶、牡蛎、夏枯草、黄柏等；凡肝郁气滞型用当归、白芍、柴胡、青皮、乌药、香附、白术、茯苓、茵陈等味；而瘀毒型则应清热解毒为主，常用苡仁、土茯苓、丹皮、赤芍、银花、白花蛇舌草、丹参、蚤休、蒲公英、三棱、莪术加减；脾肾阳虚者，多选附子、吴茱萸、党参、茯苓、小茴香、海螵蛸化裁以治。

上药水煎，每日服 1 剂，每周服 6 剂。

【主治】外用Ⅱ号药重在祛腐败毒，外用Ⅲ号药清热解毒；内服方药则系辨证施治方。主治子宫颈癌。

【经验体会】本病内外合治，外用药可使癌变坏死脱落；内服方可改善机体的失衡状态，提高免疫机能，增强抗癌能力。因此，中医药治愈宫颈癌并能长期存活，不单纯是宫颈局部外用药的作用，而更重要的是调整整个机体的机能而发挥的作用。

宫颈癌治愈后有复发的可能性，如能及时发现，采用手术或放疗，仍然能取得良好治疗效果。

【来源】①山西医学院第三附属医院妇产科中西医结合治疗小组．中医中药治疗子宫颈癌154例报告．新医药学杂，1973，（5）：19. ②张延澜，等．中医药治疗子宫颈癌远期疗效观察（附90例随访分析）．山西中医，1992，（3）：11.

【方四】黄蜈散Ⅰ号

【组成】黄柏64%，轻粉13%，蜈蚣7%，冰片3%，麝香0.7%，雄黄12.3%。

上述各药去杂质、烤干，分别研成细末，过100目筛后，按处方中规定的剂量混合，备用。在研磨冰片时，应与其他药粉一起研磨，以免冰片黏于器皿上难以取下，药物研好后，密闭存藏。研磨用的乳钵，用前应使用酒精消毒。

【治疗方法】用窥器撑开阴道，暴露宫颈，用棉球拭净阴道及宫颈分泌物。在预先制成的专用棉球上（扁形而且较宫颈稍大，中央贯穿长棉线，无菌干燥），撒药粉1g左右，用长柄镊子送入阴道，使药粉紧贴于宫颈上。棉球线头留于阴道外，待24小时后，患者自行拉出棉球。轻者1周上药1次，重者1周上药2~3次。治疗期间，避免性生活，月经或怀孕期间停止上药。

【主治】主治子宫颈癌前病变。

【经验体会】核异质细胞与宫颈癌有一定关系。本方用清热解毒、芳香走窜之峻剂外用，对治疗宫颈癌前期病变疗效较好，从临床看，治疗应以11~30次为宜，本组2例复发者，均与治疗中断有关。后来延长疗程，继续上药，仍可产生逆转作用。

【来源】张永洛，等．黄蜈散Ⅰ号方治疗宫颈核异质细胞71例临床分析．山西医药杂志，1983，（1）：16.

（二）宫颈癌内服方

本节所选方剂以内服为主，亦有采用内外合治者（如双术三草汤）。

【方一】 胜利丹

【组成】 雄黄、大黄各 15g，乳香、没药、甲珠、血竭各 7.5g，石膏 5g，蜈蚣 3 条，蜗牛、朱砂、冰片、蟾酥、硼砂各 10g，全蝎 15g，轻粉 2.5g，白芷 5g，麝香 0.5g。

先将朱砂、轻粉、冰片及麝香共研细末，再将其余药物亦加工成细末，混合均匀，用面粉适量作黏合剂，调制成丹，晾干，即得。

【治疗方法】 口服，每次 2~3g，每日 1 次，饭后服。开始时用量宜小，后逐渐增至常用量。

【主治】 主治宫颈癌、肺癌、胃癌，食管癌等。

【经验体会】 本方熔清热解毒、活血软坚、抗癌等法于一炉，临床证实对肺癌等晚期癌症有一定的疗效。但方中含有轻粉等有毒之品，极少数病人服药后有恶心、呕吐等现象，严重时可减量或暂停用药。同时服药期间应禁食葱、蒜、辣椒、鸡肉等发物。

【来源】 杨今祥．抗癌中草药制剂．北京：人民卫生出版社，1981，189.

【方二】 乌龙散

【组成】 狗头。

将狗头置炭火上烧红，取出，置地上去火毒，待冷却后，色黑如炭，即研成细末，过 100 目筛，再置 80℃ 温箱中 1 小时消毒后，瓶装备用。注意：狗头置炭火上烧红要掌握好火候，火候不及，则研成粉末为黄色，不能内服。火候太过，则研成粉末为白色；火候适度，则研成粉末为黑色，以黑色为标准。

【治疗方法】 每次服 3g，每日 2 次，开水送下，或用稀饭调服，或用空心胶丸装好，每次服 5 丸，每日 2 次。配合用狼毒粉末加赋形剂调成糊状敷宫颈病灶处，每周换敷 2 次。针灸及中药煎剂内服亦同时给予。

【主治】 本方功可抑癌、抗癌。主治子宫颈癌。

【经验体会】乌龙散专治恶疮不愈，又补血和血，能抗癌、抑癌；狼毒外用，以毒攻毒，散结消肿，配中药煎剂及针灸多法联用，治疗宫颈癌效果明显。

【来源】禹新初，等．中医药治疗肿瘤 7 例的体会．湖南医药杂志，1980，（2）：7.

【方三】双术三草汤

【组成】黄芪24g，当归、白术、莪术、三棱各15g，白花蛇舌草、仙鹤草、半枝莲、败酱草各30g。

加减变化：肝郁气滞者去黄芪，加柴胡、陈皮、郁金、茯苓、白芍；肝肾阴虚者加女贞子、枸杞子、山萸肉、生地；虚火较甚者加黄柏、知母；湿热瘀毒者减白术，加土茯苓、蒲公英、生苡仁、滑石、车前子、丹参、黄柏；心脾两虚者去败酱草，加党参、茯苓、阿胶、龙眼肉、生龙牡、酸枣仁、陈皮；出血加三七粉、小蓟炭、阿胶；少腹或小腹痛加玄胡、制乳没、香附；腰痛加川断、桑寄生、狗脊；便秘加用蜜糖；尿赤加木通、瞿麦、篇蓄。

【治疗方法】水煎服，每日 1 剂，分 3 次服，每周服 6 剂，休息 1 日。若宫颈连续 3 次刮片无癌细胞，局部停止上药（即后述外用方），再续服 3 个月以善其后。全疗程（不包括善后服药、间歇服药）最短 2 个月，最长 10 个月，一般 4~6 个月。从治疗起 3 年内，再每半年内服药 1 个月，以巩固疗效。

同时配合使用下述外用药：

①二白散：功可去腐止血，促进局部癌细胞脱落。取白矾、白砒各等分，先放白砒于瓦罐中，次以白矾末盖之。用火煅至青烟尽，白烟起，取出研末，供局部用。

②二品条：取二白散与捣烂的适量熟粳米粉，制成粗细不等条型，阴干供局部用。功可摧毁颈管内癌灶及组织。

③三黄散：黄连、黄柏、大黄、煅炉甘石、枯矾、煅石膏各等分，冰片少许，共研细粉末，供局部用。功可清热，促进上皮新生。

外用药的具体用法是：常规消毒阴道壁，于宫颈病灶上放二白散30~50mg，同时用凡士林纱布保护正常阴道壁，一般隔日上药 1 次。待病灶呈灰白色，改用三黄散至癌组织自行脱落，此时若用探针触及宫颈病灶处仍质硬，再上二白散。二白散不得连用 2 次以上，二白散与三黄散常交替使用。若覆盖宫颈口的癌组织脱落，即可插入二品条于颈管内，5 日内不得上二白散。若伤面腐肉已净，用探针触及宫颈组织质软，此时作宫颈刮片细胞学检查，若连续 3 次未找到癌细胞，即以三黄散收功。用药后有少数人感觉下腹部疼痛或不适，持续半日至 1 天后，自行缓解。若将二白散装瓶内放置 1 年后，或外用二白散、二品条时，加用蟾蜍粉，并在内服药中加入银花、生甘草、蒲公英等，均可减轻疼痛。

【主治】上述方药，功可益气活血，解毒，祛腐生新，抗癌。主治 I、Ⅲ期宫颈癌。

【经验体会】本病系正气不足、冲任损伤的基础上，湿热瘀毒凝聚胞宫而成，故治疗当攻补兼施，内外合治。其中内服方具有益气健脾、清热解毒、活血化瘀、止血、利湿消肿之功。外治方中，二白散由"三品一条枪"衍化而来，可直接使癌细胞脱落；腐肉净后宫颈出现糜烂面，中医谓之"湿毒"，因而配合三黄散清热解毒燥湿。由于局部用药，方证合拍，故收效显著。

【来源】田景丰．中医药治疗 I、Ⅲ期宫颈癌 30 例 10 年疗效观察．中医杂志，1989，（9）：30．（注：本方剂量由笔者所加）

（三）防治宫颈癌放疗、化疗毒副反应方

恶性肿瘤（包括宫颈癌）化疗、放疗后，常易出现一系列的毒副反应，包括局部反应（如疼痛、肿胀、组织坏死等）和全身反应（如消化道症状、白细胞及血小板减少、肝肾功能损害、神经系统损害等）。应用中医药预防和治疗放疗、化疗后出现毒副反应有良好效果，近年来已较广泛地运用于临床。下述方剂，既可用于宫颈癌，对其他癌症亦可视情选用之。

【方一】参芪防毒汤

【组成】黄芪、党参各 30g，五味子、补骨脂、炒白术各 15g，麦冬 20g，当归、茯苓、陈皮、清半夏各 12g。

【治疗方法】水煎，每日 1 剂，分 2~3 次服。于化疗前 3 日开始服用，星期日停药 1 天。化疗结束后继续服 1 周调理脾胃之品。

【主治】防治宫颈癌、肺癌、胃癌、肝癌、食道癌、结肠癌、乳腺癌、恶性淋巴瘤化疗所致毒副反应。

【经验体会】恶性肿瘤使用化疗，常产生一系列的毒副作用。而自拟防毒汤，通过扶正来抑制肿瘤的生长，增强自身的抗病能力和耐受能力，用于临床已取得了一定的效果。防毒汤药物十味，功可益，补阳，养血，行气燥湿，健脾止呕，化瘀散结，既协同化疗发挥抗癌作用，又防止化疗带来的毒副反应，使化疗顺利完成。

【来源】金光，等．中药防治肿瘤化疗毒副反应 509 例临床观察．陕西中医，1990，（11）：485.

【方二】养血升白饮

【组成】党参、黄芪、当归、熟地、女贞子、鸡血藤、土茯苓各 15g，焦白术、补骨脂各 10g，炙山甲、生甘草各 6g，焦山楂、焦神曲各 9g。

加减变化：阴虚者加生地、龟板各 15g，阳虚者加巴戟、仙茅各 12g，心血不足者加酸枣仁、夜交藤各 12g，湿热者加黄柏、泽泻各 10g。

【治疗方法】水煎，日服 1 剂。

【主治】治疗恶性肿瘤（包括宫颈癌、卵巢癌等）因化疗所致白细胞减少。

【经验体会】现代医学认为，白细胞生成于骨髓池，积累于骨髓，入血后以各半数分布子循环池和周围池。中医学无白细胞这一名称，视其功能属于气的范畴。它的生成离不开先天之精气和后天之水谷之气，故与脾肾有关。气和血的关系为"气为血帅，血为气母"。据此可知，化疗所致白细胞减少系毒物影响化生气血的脾胃和骨髓所致。故用党参、黄芪、白术补气健脾以资化源；当归、熟地滋补阴血使阳得阴助；女贞子、补骨脂以补肾之阴阳，肾强则骨髓造血功能活跃；穿山甲、鸡血藤能活血通络，使骨髓池和周围池中的白细胞进入循环池；土茯苓、生甘草的解毒作用可祛除毒物对造血器官的影响；山楂、神曲消食和胃，促进食欲。诸药合用，确有升高白细胞之功效。

【来源】赵茂初．升白饮治疗化疗所致白细胞减少 120 例．山东中医杂志，1989，（3）：12.

十四、卵巢癌

卵巢癌是发生于卵巢表面体腔上皮和其下方卵巢间质的恶性肿瘤。其中以黏液性囊腺癌、浆液囊腺癌、粒层细胞瘤、恶性畸胎瘤、未分化癌等为多见。本病在女性生殖器官恶性肿瘤中发生率仅次于子宫颈癌。大都好发于40~50岁之间。以小腹部肿块、腹胀、月经异常、蒂扭转、内分泌失调等为主要临床表现，若直肠、膀胱、胃肠道、横膈等被压时，可出现相应的压迫症状，如合并感染、破裂、出血，可发生相应的症状。B型超声及腹腔镜检查可协助诊断，病理检查可确诊。

根据临床表现，属于中医"积聚""腹痛""肠覃""月经失调"等范畴。常由于瘀血内阻、湿热蕴结、肝肾阴虚、气血两虚等导致本病。

本病的治疗，据病理类型和病程等不同，宜分别选用手术、放疗和化疗。如能配合运用中药，可减轻西医疗法的副反应及其后的巩固治疗，可获得较理想的效果。针对本病病因病机，可采用行气活血、清热利湿、滋补肝肾、补益气血等方法。

本节选介蛇莲桔核汤、地鳖蟾蜍汤等治疗卵巢癌经验方共2首。临床上最好配合手术、放疗或化疗治疗，以提高疗效。

【方一】 蛇莲橘核汤

【组成】白花蛇舌草、半枝莲各60g，橘核、昆布、桃仁、地龙各15g，土鳖虫、川楝、小茴各9g，莪术、党参各12g，红花3g，苡仁30g。

【治疗方法】水煎，每日1剂，分2次口服。

【主治】本方功可清热解毒，活血化瘀，抗癌。主治卵巢癌及卵巢囊肿恶性变。

【经验体会】本方融清热解毒、软坚散结、活血化瘀、益气渗湿诸法于一炉，颇合该病病机。尤其是白花蛇舌草、半枝莲用量大而为君，若能长期坚持服药，可望获得一定疗效。只是观察的病例还比较少，故有待进一步加强验证。

【来源】杨今祥．抗癌中草药制剂．北京：人民卫生出版社，1981，316．

【方二】 地鳖蟾蜍汤

【组成】地鳖虫、蟾蜍、土茯苓、猪苓、党参各 15g，白花蛇舌草、苡仁、半枝莲各 18g，三棱、白术各 10g，莪术 12g，甘草 3g。

【治疗方法】水煎 3 次，分 3 次服。如无明显反应，可连服 2~3 个月以上。

【主治】主治卵巢癌。对不宜手术及放、化疗者，或用各种攻伐疗法之后，为抑制残癌，较为适宜。

【经验体会】本方功可活血化瘀、软坚化痰、清热解毒、益气固本，若配合运用手术、放化疗，可望提高疗效。

【来源】潘明继．癌的扶正培本治疗．福州：福建科学技术出版社，1989，275.

十五、卵巢良性囊肿

卵巢良性囊肿临床较为常见。小囊肿多无自觉症状，生长缓慢，增大后下腹部可出现包块。巨大囊肿可出现压迫症状。当发生蒂扭转、破裂或感染时，常出现急性腹痛。下腹部可扪及囊性包块，多为圆形，大者可充满全腹，一般可活动。妇检子宫一侧或双侧有圆球形囊性肿块，表面光滑。B 型超声检查可协助诊断。

本病的治疗，除生理性囊肿外，一经确诊（尤其是合并蒂扭转、感染、坏死、出血、破裂），应手术治疗。

结合临床表现，卵巢囊肿一般属中医"肠覃""癥瘕"等病范畴。其发病机理，常因气血瘀阻，痰湿内蕴，痰湿瘀血互相裹结聚于胞宫而成。因此，治疗总以理气活血、化瘀消积、化痰祛湿为基本法则，临床证实有一定疗效。

【方一】 消囊肿合剂

【组成】熟地、当归各 12g，鹿角胶、肉桂、白芥子、麻黄、炒桃仁、三棱、莪术、海藻、陈皮各 10g，菟丝子、夏枯草各 20g，乳香、没药各 6g。共制成合剂。

【治疗方法】服消囊肿合剂每日 2 次，每次 50ml，连服 10 天为 1 疗程；

若前1疗程未愈者，继续进入下1疗程。连服4个疗程囊肿无明显缩小者，不再继续治疗。月经期停用，改服以祛瘀生新为主的生化汤加减3~5剂。

【主治】补阳填精，散寒化痰。主治卵巢囊肿。

【经验体会】卵巢囊肿是妇科常见疾病之一，患者往往在一定诱因作用下发生蒂扭转，少数可发生恶变，严重危害妇女身心健康。目前多以手术治疗为主。祖国医学认为肿瘤的发生，主要是脏腑功能失常，气机不调，痰湿凝聚所致。凡癥瘕积聚，每多痰凝血瘀为患。所以消囊肿合剂恰中本病之病机。方中熟地、鹿角胶、菟丝子、当归以温肾补血；肉桂温命门助阳散寒；三棱、莪术、夏枯草、桃仁活血祛瘀散结；白芥子、陈皮化饮除痰；乳香、没药活血止痛；少用麻黄鼓舞阳气通达表里。故该方能起到精血充、阳气振、阴寒去、痰滞除的作用，实乃温阳补肾、化痰软坚、散结消瘀，治疗卵巢囊肿之良方。

【来源】董世华．消囊肿合剂治疗卵巢囊肿24例小结．黑龙江中医药，1992，（6）：8.

【方二】消囊回春丹

【组成】炮山甲100g，生水蛭60g，三棱、莪术、白芥子各30g，肉桂20g。诸药共研极细粉末，黄蜡为丸。

【治疗方法】每次服4.5~6g，早晚温开水送服，1个月为1疗程。如需再服，停药7日后，继续进行下1个疗程。一般服药1~3个疗程。

【主治】本方功可活血化瘀，软坚散结，行气化痰，温阳生新。主治卵巢囊性肿瘤。

【经验体会】本病大致属中医"肠覃"范畴。乃由痰湿，瘀血互相凝结下焦而成。故治疗当活血、软坚、化痰等为基本法则。消囊回春丹即具这等功效。观所用药物，药精专而力宏，且制成丸剂，缓缓图治，使瘀血去，痰湿散，囊肿消。服药过程中未见不良反应。服中药保守治疗，对于年青而又希望保留生育能力的患者具有较为重要的意义。

【来源】渠敬文．消囊回春丹治疗卵巢囊性肿瘤12例．辽宁中医杂志，1989，（2）：23.

【方三】活血消肿方

【组成】①消肿合剂：桂枝、桃仁、赤芍、丹皮、茯苓、陈皮、半夏、石见穿、夏枯草、半枝莲、刘寄奴、昆布、海藻、牡蛎、大腹皮、琥珀末各等分，制成合剂。

②消瘤丸：丹皮、赤芍、乳香、海藻、昆布、夏枯草、三棱、莪术、当归、延胡索、香附各等分，制成丸药。

【治疗方法】①消肿合剂，每日两次，每次 50ml，连服 3 个月为 1 疗程。

②消瘤丸：每日 3 次，每次 4 丸，3 个月为 1 疗程。如上药用 1 个疗程无明显见效，再连服 2~3 个疗程。

【主治】活血破瘀，化痰消癥。主治卵巢囊肿、子宫肌瘤。

【经验体会】本组子宫肌瘤、卵巢囊肿采用活血化瘀、化痰软坚、散结消癥之法，收到良好的效果，取代了手术治疗，减少了患者的痛苦，说明中医药对本病的治疗有较大的优势。

【来源】马菲亚．消肿合剂、子宫消瘤丸治疗子宫肌瘤、卵巢囊肿 100 例．上海中医药杂志，1990，（8）；12.

【方四】 丹参消癥汤

【组成】丹参 15~25g，桃仁 10~15g，赤芍、橘核、山豆根各 10~20g，三棱 8~10g，香附、桂枝、山慈菇各 6~12g，荔枝核 15~20g。

加减变化：卵巢囊肿加枳壳、川楝子各 6~12g，乌药 6~15g；子宫肌瘤加吴萸、莪术各 8~15g；体虚气弱上方用量宜小或加党参、白术、白芍、茯苓；血虚药量亦宜小，加白芍、熟地、黄精；带下黄黏稠加草薢、车前子；带下清稀加炒山药、椿根皮、桑螵蛸；大便稀加炒山药、扁豆、炒白术等。

【治疗方法】水煎服，每日 1 剂，月经期停服，经后第 7 天开始服药，药量宜小逐渐加量。不宜口服者改为灌肠疗法（药物不变）。每个月经周期为 1 疗程，每疗程服药 10~14 剂，一般治疗 2~4 个疗程。

【主治】本方功可活血化瘀，软坚散结，理气止痛，清热解毒化痰。主治卵巢囊肿、子宫肌瘤。

【经验体会】本方所选药物，注重药专力宏，用量亦大；服药方法上，强调用量由小到大，使患者逐渐适应所用药物。经临床观察，疗效较好。

【来源】秦秀兰，等．消癥汤治疗子宫肌瘤卵巢囊肿 88 例观察．河北中医，1987，（4）：17.

【方五】 化痰消肿汤

【组成】柴胡 6g，赤芍、昆布各 10g，当归、制香附各 12g，鹿角霜、冬瓜子、浙贝、夏枯草各 15g，薏苡仁、蒲公英、野菊花、生牡蛎各 30g。

加减变化：伴少腹痛者加川楝、玄胡、五灵脂各 10g；月经量多，行经期长或淋漓不尽者，加荆芥炭 5g，旱莲草 25g；带下多，加白果肉 6g；若乏力，白细胞减少者，去牡蛎加黄芪 20g；白细胞总数超过正常或中性粒细胞升高者加败酱草 30~50g。

【治疗方法】每日 1 剂，煎服 2 次，每次取汁 200ml。

【主治】清热化痰，解郁散结，利湿消肿。主治卵巢囊肿。

【经验体会】瘀血、痰水相互胶结乃卵巢囊肿之病机，痰、瘀日久化热。故以清热化痰法，佐以解郁舒肝治疗本病。经观察，对卵巢囊肿有较好疗效。

【来源】高巧巧. 清热化痰法治疗卵巢囊肿 30 例. 湖北中医杂志，1992，（3）：22.

【方六】 薏苡附子败酱散

【组成】生苡仁 30~60g，熟附片 5~10g，败酱草 15~30g。

加减变化：如热象显著，口干便结者，附子减半量，加红藤 30g，蒲公英、紫花地丁各 15g，制大黄 10g（后下）；发热者，加柴胡、黄芩各 10g；口黏苔腻，脘闷，纳呆，腹胀便溏，湿邪偏盛者，加土茯苓 30g，泽兰、泽泻、苍术各 10g，虎杖 20g；血瘀者，加制莪术、三棱、失笑散各 12g；挟痰者，加制南星 10g，海藻 15g，生牡蛎 30g；包块坚硬者，加炮山甲、王不留行各 10g，水蛭 5g，炙蜈蚣 2 条。

【治疗方法】上药清水煎取，每日分 3 次温服。药渣加青葱、食盐各 30g，加白酒炒热，乘热布包外熨患处，上加热水袋，使药气透入腹内。每次熨 0.5~1 小时，每日 2 次。

【主治】本方功能清热利湿，散结消瘀。主治卵巢囊肿。

【经验体会】薏苡附子败酱散主治肠痈脓已成之症。用本方治疗湿热下注，痰湿互结之卵巢囊肿，病证虽异，病机相似，临床观察可收到良好效果。方中重用苡仁、败酱苦寒淡渗以清热利湿，活血化瘀。佐以微量附子，大辛大热，通行经络隐曲之处，假其辛热以行郁滞之气。附子辛热，似与本证湿热病机有悖，但本组病例均有白腻苔或灰霉苔，用附子后舌苔均在 3~5 日内迅速宣化，形症亦相应减轻，未见辛热伤阴之弊，相反有 2 例焦霉苔，畏附子辛热不用，加用大量清热利湿药，服后反见舌苔灰黑，腹痛增剧，复加入附子而得救。可见仲师制定本方，伍用附子，乃取其相反相成，阴中有阳，以收阳生阴化之妙用。

【来源】李兰舫．薏苡附子败酱散治疗卵巢囊肿 11 例，浙江中医杂志，1987，(12)：538.

【方七】加味桃红四物汤

【组成】当归 15g，白芍 12g，山棱、莪术各 10g，生地、川芎、红花、桃仁各 9g。

加减变化：腹胀去地、芍，加小茴、木香、五灵脂；腹痛加元胡、川楝；血热加丹皮、栀子和鳖甲；经血色黑加白鸡冠花；气虚加党参、白术。

【治疗方法】每日 1 剂，水煎服。同时用超短波治疗，采用板状电极腰骶部下腹部对置法，空气间隙 1.5cm，电流强度 100mA～130mA，每天 1 次，每次 30 分钟，16～20 天为 1 疗程。

【主治】中药活血化瘀；超短波能增强局部血液循环，消除炎症。合用之，主治卵巢囊肿。

【经验体会】从中医看来，卵巢囊肿由瘀血阻滞而成，故以活血化瘀药组方治之。超短波能增强局部血液循环，消除炎症。内外合治，故有较好疗效。

【来源】闵建华．中西医结合治疗卵巢囊肿 50 例．湖北中医杂志，1992，(6)：33.

十六、绒毛膜上皮癌和恶性葡萄胎

绒毛膜上皮癌（简称绒癌）和恶性葡萄胎（简称恶葡）是发生于胎盘外层的绒毛膜上皮细胞（即滋养叶细胞）的一种恶性程度很高的肿瘤。一般认为这两种肿瘤是一种疾病的两种不同阶段，其中绒癌比恶葡的恶性程度更高。据统计约有 50%恶性滋养叶肿瘤发生于葡萄胎之后，25%发生于流产之后，22%发生在正常分娩以后，其他则发生于异位妊娠时。患病者主要是 35 岁以下的妇女。临床常见症状为阴道持续不规则出血，检查时子宫增大且柔软，形状不规则。阴道有酱色而特臭的血性分泌物。全身症状为贫血、消瘦、疲乏，甚至出现恶病质。并发感染可有发热。因本病恶性程度高，早期即可发生肺转移。其他转移部位是阴道、外阴、盆腔、肝、脑等。

绒毛膜促性腺激素（HCG）测定对诊断本病有重要参考价值；刮宫找到绒癌上皮癌细胞即可确诊。

本病一般属中医"鬼胎""漏下"等病范畴。多由痰湿寒热邪毒诸邪阻滞胞宫，瘀血凝滞，日久成积，乃为本病。若失治误治，正气更伤，则终不可治。

本病以往死亡率很高。现西医运用氨甲喋呤、氟脲嘧啶等化疗对本病有显著疗效，在没有转移情况下，80%～90%的患者可治愈。假若患者HCG浓度显著升高，说明尚有肿瘤残存，需行子宫全切除术。中医主要选用清热解毒、活血化瘀、软坚散结之品，各地报道有较好的疗效（尤其是天花粉制剂）。

【方一】天皂粉胶囊

【组成】 天花粉50g，牙皂粉30g。两药分别研成细末，混匀，装入胶囊。每颗胶囊含天花粉0.25g，牙皂粉0.15g。

【治疗方法】 外用。置于阴道后穹窿部。同时配合使用内服方：龙葵、半枝莲、白花蛇舌草各30～60g，败酱草15g，水煎2次，分2～3次服，每日1剂。

【主治】 本方功可抗癌。主治绒毛膜上皮癌、恶性葡萄胎。

【经验体会】 据各地报道，天花粉对绒癌和恶葡有较好疗效。现代药理研究证明，该品含有天花粉蛋白，有较强的抗原性，能引起过敏反应，严重时可导致死亡，故应用本方时应先以0.1μg作皮内注射，阴性者方可使用。

【来源】 ①杨今祥．抗癌中草药制剂．北京：人民卫生出版社，1981，268.②黄跃兰．天花粉治疗19例恶性滋养叶肿瘤的临床观察．中西医结合杂志，1987，（3）：154.

【方二】五灵红花汤

【组成】 五灵脂、蒲黄粉、茜草根、甘草各6g，红花、台乌药各3g，射干、当归、山慈菇、蒲黄、炒阿胶、乳香、没药各9g，海螵蛸30g，丹参15g。

加减变化：肝郁血热者加黄芩炭3g，香附、葛根各9g；气郁血滞者加枳实、桃仁各9g，藏红花1.5g。

【治疗方法】 水煎，每日1剂，煎2次，分2次服。

【主治】主治绒毛膜上皮癌。

【经验体会】本方系湖北中医学院老中医蒋玉伯先生验方。方中以五灵脂、红花、丹参、山慈菇、蒲黄等药逐瘀攻毒；以当归、阿胶等药养血扶正；以乌药、乳没等药活血行气，药证相对，故能获得较好疗效。

【来源】胡熙明主编．中国中医秘方大全，下册．上海：文汇出版社．1989，812.

【方三】复方蜂房汤

【组成】当归、泽兰、山甲珠各 9g，软蜂房 6g，茯苓 12g，丹参 15g，山楂 18g。

【治疗方法】水煎服，日 1 剂，以 5 剂为 1 疗程。服 1 个疗程后做尿妊娠试验，若转为阴性后不服用；若仍阳性可继服第 2 疗程。

【主治】预防绒毛膜上皮癌的发生。

【经验体会】葡萄胎可恶变为绒毛膜上皮癌，用本方可预防性治疗。用药后，可出现不规则阴道流血，量不多者不需停药，亦不止血。治疗过程中，如服第二疗程后尿妊娠试验仍属阳性，可适当加入紫草或半枝莲等以加强抗癌作用。

【来源】广西岑溪市人民医院．复方蜂房汤预防子宫绒毛上皮癌的观察．新医学，1974，（4）：179.

【方四】黄芪补血汤

【组成】黄芪、熟地各 12g，黄精、南北沙参、天花粉、山萸肉、鸡血藤、刘寄奴各 10g，淮山药 20g，炙甘草 6g。

加减变化：头痛加白蒺藜、桑叶；阴虚甚者加生地、麦冬；脾虚者加白术、党参。

【治疗方法】每日 1 剂，水煎分 2 次温服。多在化疗后期或化疗结束后服用。白细胞、血小板数上升后，宜再服 5～10 剂。可配合输血治疗。

【主治】主治滋养细胞肿瘤化疗所致造血系统毒副反应。

【经验体会】滋养细胞肿瘤在化疗后期或化疗结束后，可见白细胞、血小板减少，自觉头昏、乏力、气短、面色㿠白，中医认为系气血亏耗所致，故治以益气养血，滋补脾肾。此时患者恶心呕吐的反应已过去，口服中药较易接受，为中药治疗创造了有利条件。由于中药使病人血象恢复较快，能按时接受下 1 次化疗，所以也间接地提高了治疗滋养细胞肿瘤的疗效。

【来源】叶婉筠. 中医药治疗滋养细胞肿瘤化疗副反应79例. 安徽中医学院学报，1989，（3）：46.

十七、子宫内膜异位症

子宫内膜异位症是指子宫内膜组织生长在子宫腔以外的其他部位所引起的一种病变。当异位的子宫内膜异位于子宫壁层以外（包括子宫颈部及子宫体浆膜层）的任何部位时，统称为外在性子宫内膜异位症，临床上所说的"子宫内膜异位症"，主要是指此而言；当异位的子宫内膜出现在子宫肌层时，称之为内在性子宫内膜异位症，又称子宫肌腺病。近年来的研究发现，虽然二者的病理形态学相似，但其病因、发病机理、临床表现、对卵巢激素的反应等均不相同，因此多数学者认为它们是不同类型的两种疾病，主张不再沿用内在性或外在性子宫内膜异位症的名称（本节主要讨论的是外在性子宫内膜异位症及其治疗方剂）。

子宫内膜异位症的病灶分布很广，但绝大多数位于盆腔内的卵巢（最常见，约80%，习惯上称卵巢巧克力囊肿）、子宫直肠陷凹、乙状结肠的盆腔腹膜和阴道直肠隔以及宫颈、阴道、外阴等处；此外，尚可见于小肠、阑尾、腹膜后淋巴结、输尿管、肾、肺、胸膜、乳腺以及脐等处，但少见。发病年龄多在30~40岁，初潮前无发病者，20岁前后亦可见之。临床上以进行性和继发性痛经、月经量多、不孕等为基本特征；妇检可见子宫稍增大、后倾，有黏连，子宫骶骨韧带、子宫直肠窝或宫颈后壁可扪及小硬结，触痛明显。阴道后穹窿可出现紫蓝色小结节，卵巢可形成张力大的囊肿，盆腔可有广泛黏连及压痛等。腹腔镜及病理检查可确诊。

本病的治疗原则上应根据症状轻重、病变部位及范围、年龄和对生育的要求等情况全面考虑。对有生育要求的年轻妇女要尽可能采用性激素及中药等药物治疗或保守性手术；对年龄大而无生育要求且保守治疗无效者可行全子宫及双附件切除术。

结合临床特征，子宫内膜异位症一般属中医"痛经""癥瘕""月经不调""不孕症"等病证范畴。其发病机理较为复杂，但基本者乃是"瘀血"为患。中医有"离经之血"即为瘀血之说，瘀血久留，必成积块，阻滞于胞宫，不通则痛，故临床上每以疼痛为主。而瘀血的形成又常因肝郁气滞、脾虚生湿酿痰，痰气瘀血交阻，造成恶性循环，致使病变进行性加重。故治疗应重在理气活血、软坚散结、化瘀止痛，每选王清任少腹逐瘀汤、血府逐瘀汤以及活络效灵丹诸方以治。近年来亦有学者认为本病肾虚不足是发病的内因，是本（性激素失调），血瘀是标，治疗宜补肾为主兼及活血，临床证实亦有较好疗效。

中西医结合、辨病与辨证相结合治疗本病近年来受到了人们的广泛重视。

【方一】 活血灌肠汤

【组成】①血府逐瘀汤：当归、生地、红花、赤芍、牛膝各 9g，桔梗、枳壳、川芎、甘草各 6g，柴胡 3g，桃仁 12g。

②灌肠汤：三棱、莪术各 10g，红藤、皂角刺、蜂房、赤芍各 12g，桃仁 6g。

加减变化：寒凝血瘀型，加细辛、附子；气滞血瘀型，加川楝子、蒲黄、五灵脂；热郁血瘀型，加红藤、败酱草；气虚血瘀型，加黄芪、党参、木香；不孕者，加仙灵脾、仙茅。

【治疗方法】①血府逐瘀汤随证加减，每日 1 剂，煎服，日服 2 次。②灌肠汤加水煎成 50ml，用小儿肛管插入直肠内，药不宜过烫，在 15 分钟灌完，灌后卧床半小时，每天 1 次。

【主治】活血化瘀。主治子宫内膜异位症。

【经验体会】子宫内膜异位症是妇科常见病，属中医"癥瘕"，是沉痼难疗的腹中积聚病证。多由寒凝气滞、气血不足、血脉凝涩、经络留滞、隧道闭塞，冲任气血运行不通，血不循经留于脉外，成为离体之血，瘀结下焦，结而成癥。血瘀是产生本症的关键。方用活血逐瘀汤活血化瘀，恢复正常气血运行，对控制病灶的扩大，消除疼痛，调整月经周期，减少月经的出血量，具有较好效果。若加用中药灌肠，或加服激素，可缩短疗程，提高疗效。

【来源】马敏珠．血府逐瘀汤治疗子宫内膜异位症 83 例．上海中医药杂志，1993，（2）：16.

【方二】 失笑归竭汤

【组成】炒蒲黄 8g，五灵脂 12g，血竭 3g，田七粉 15g（冲服），当归 10g。

　　加减变化：经血过多者加阿胶 10g（烊化），京墨 8g；经血过少者加益母草 15g，青皮 5g；伴见盆腔炎症而有热象者加银花 12g，丹皮 10g；病程过久而有虚寒见症者加党参 15g，白术、巴戟天各 10g。

　　【治疗方法】水煎服，每日 1 剂，于经潮前 3 天开始服。

　　【主治】理气化瘀。主治子宫内膜异位症。

　　【经验体会】子宫内膜异位患者每于盆腔检查时见到紫蓝斑痕、囊泡和结节等瘕瘕现象。其剧烈疼痛等症状又与胞宫脉络瘀阻，不通则痛的病机密切关联，故治疗必须从活血化瘀、消除癥瘕入手。失笑归竭汤，取失笑散善治气滞不行、瘀血内停之功，辅以血竭、田七活血止血止痛，当归补血调经，主辅协同共奏活血止痛，化瘀消瘕之效。

　　【来源】林君玉．失笑归竭汤治疗子宫内膜异位 30 例小结．江苏中医，1990，（8）：14.

　　【方三】异位逐瘀汤

　　【组成】桃仁、红花、牛膝、赤芍、川芎、乳香、没药各 10g，当归、生地各 15g。

　　加减变化：寒凝者去生地，加熟地 15g，小茴香 10g，干姜、肉桂各 6g；气滞者加柴胡 6g，枳壳、金铃子、桔梗、玄胡索各 10g；气虚者加炙黄芪、党参各 15g，升麻、木香各 10g；热郁者加红藤、败酱草、炒苡仁各 15g。

　　【治疗方法】上药 1 日 1 剂，水煎内服。外用药：取钟乳石、乳香、没药各 20g 为末，混匀过筛消毒备用，每周两次，每次 1 小药匙，于月经干净后上在后穹窿，然后用带线棉球塞住，24 小时后取出。

　　【主治】活血化瘀、调经止痛。主治子宫内膜异位症。

　　【经验体会】运用本方的关键在于活血化瘀。治疗本病宜早不宜迟。外用药用于病变在子宫直肠窝者，效果较理想。患者反应上药后有舒适感，包块能见到明显缩小。本病寒凝血瘀者居多。本法对体征的改善还不很理想。

　　【来源】林育樵，等．子宫内膜异位症中医治疗之探讨．福建中医药，1988，（6）：21.（注：本方剂量为笔者所加）

十八、盆腔瘀血综合征

盆腔瘀血综合征是由于盆腔静脉慢性瘀血而引起的一种妇科病变，为常见病症之一，多见于 25～40 岁有过妊娠分娩的妇女，常与流产、难产、输卵管结扎术等因素相关。其临床特征是：慢性下腹部疼痛，腰骶痛，性交痛，痛经，极度疲劳感，性感不快，白带过多，乳房痛等；妇检可见外阴阴道静脉怒张，宫颈呈紫蓝色，大部分子宫后倾后屈，肥大，宫旁压痛，但无明显病灶，既往无明显急性盆腔炎感染史。其发病原因主要因为盆腔内静脉丛多，有阴部静脉丛、膀胱阴道丛、子宫阴道丛等；膀胱、生殖器官和直肠三个系统静脉丛彼此相通，且静脉壁薄，中小静脉均无瓣膜。因此，三个系统间任何一个静脉回流障碍，皆可影响其他两个系统，使盆腔静脉内血流迟缓。对可疑患者，可行盆腔静脉造影术，观察盆腔静脉回流速度，有盆腔瘀血时，静脉回流速度明显变慢，造影剂流出盆腔要超过 20 秒钟。盆腔血流图亦可用以确诊。

本综合征的治疗，轻者取侧卧位、胸膝卧位，纠正便秘，治疗宫颈炎，加强盆腔肌肉锻炼，避免过度疲劳等；重者可作圆韧带悬吊术及骶韧带缩短术，或韧带筋膜横行修补术，或经腹全子宫附件切除术等。

结合临床特征，本综合征一般可归类于中医"腹痛""痛经""带下"等病证范畴。或因肝气郁结、气机阻滞，渐至血瘀之证；或因早婚早育、多生多育，精气耗伤，气虚无力而致瘀滞；或因湿热蕴结下焦，热毒瘀血互相影响而成本病。无论何种成因，最终均可导致气滞血瘀，故治疗当以理气活血、化瘀消癥为基本法则。

【方一】**加减桂枝茯苓汤**

【组成】桂枝、茯苓、丹皮、桃仁、白芍各 10g。

加减变化：血瘀伴血热口苦尿赤，舌红苔黄脉数者，加大黄 10g；伴气滞见乳房胀痛、胁痛、经前加重，脉弦洪者，加柴胡 9g，川朴花、青皮、佛手各 10g；伴气虚见头晕乏力、动则气喘，舌淡脉迟涩者，加熟地、党参、黄芪各 30g，当归 15g。

【治疗方法】上药加水 1200ml，煎至 400ml，滤出药液；再加水 800ml，煎至 400ml，2 次药液混合，早晚空腹各服 400ml，15 剂为 1 疗程。

【主治】本方化瘀血，消癥块。主治盆腔瘀血综合征。

【经验体会】本病多发生于产后或流产之后，属本虚标实，故选桂枝茯苓丸为主方。现代研究证明，丹皮可减轻局部充血；大黄、桃仁可扩张股动脉，增加这些部位的血液供应，改善瘀血状态；另外，本方还具有减轻全血比黏度，降低血浆纤维蛋白原浓度，加速红细胞电泳时间等作用，从而改善微循环，消除瘀血状态，故能消除诸症。

【来源】陈定生．等．桂枝茯苓丸治疗盆腔瘀血综合征 32 例临床观察．新中医，1991，（6）：31.

【方二】加减桃仁承气汤

【组成】桃仁 9g，大黄 12g，桂枝、芒硝、甘草各 6g。

【治疗方法】上药加水 1400ml，煮取 450ml，去渣入芒硝，再上文火微沸即成。饭后温服 150ml，每日 3 次。

【主治】本方清热化瘀泻下。主治盆腔瘀血综合征。

【经验体会】盆腔瘀血综合征是近年来经盆腔静脉造影证实的一种病变。长期站立、子宫后位、早婚早育及孕育频繁、便秘、慢性盆腔炎等均可使盆腔静脉瘀血。根据本病特点，用清热化瘀泻下的桃仁承气汤治疗。方中桃仁破血祛瘀，大黄攻下瘀积，二药合用，瘀热并治；桂枝通行血脉，助桃仁破瘀行血；芒硝软坚散结，助大黄通便泄热；甘草调胃安中，并缓诸药峻烈之性。全方适用于瘀热蓄积下焦之证。

【来源】金振堂，等．桃仁承气汤治疗盆腔瘀血症 35 例．安徽中医学院学报，1990，（3）：33.

十九、功能失调性子宫出血

功能失调性子宫出血病（简称"功血"）是一种常见的妇科疾病，多见于青春期和更年期。临床表现为月经失去其正常有规律的周期，代之以不同频率的经量过多、经期过长的子宫出血。内外生殖器无明显器质性病变，无妊娠并发症或全身出血性疾病。

本病临床分类为无排卵型功血和排卵型功血。①无排卵型功血最常见于青春期和更年期，表现为无规律的子宫出血，经期长短不一，从 1~2 天到 10 余天，甚至可达 1 个月以上，经量多少不一。青春期月经初潮后的 1~2 年中经常因下丘脑—垂体—卵巢轴调节功能尚未健全而出现无排卵型月经，多表现为周期稀发，经期长，经量多少不定或周期频发的不规则出血。更年期往往开始在卵巢功能完全衰退之前，因反馈功能失调而引起无排卵型月经达数年之久。在生育年龄由于无排卵的不育患者，最典型是多囊卵巢综合征。②排卵型功血大多数发生于育龄妇女，这些妇女均有排卵功能。临床又可分为排卵型月经过多、黄体不全和黄体萎缩不全及排卵期出血等类型。

本病的诊断，首先应排除器质性病变；辅助检查包括诊断性刮宫、基础体温测定、宫颈黏液检查、血液测定、阴道脱落细胞涂片检查、激素测定等。无排卵型功血的治疗，包括采用性激素止血、刮宫、调正月经周期、恢复排卵功能等；排卵型功血则应针对不同的发病原因采用不同的措施，如正常排卵型月经过多常选用睾丸素、前列腺素合成酶抑制剂、止血剂等治疗。

功血一般属中医"崩漏"范畴。其发病机理，常与先天肾中精气不足、血热内扰、气虚摄血无力、瘀血阻滞而新血不能归经等因素密切相关。先天禀赋不足（或早婚多产），精血亏耗，脾气不摄，常为发病之本；郁怒伤肝，肝失疏泄，气血运行不畅，或虚火灼伤脉络，或瘀血内阻，又常为致病之标。中医治疗崩漏，有"塞流、澄源、复旧"之说，对临床颇有指导意义。一般而言，出血量多之时，急以塞流治之，出血减少后当以澄流清本，血正以后调理善后谓之复旧。针对本病病因病机，临床上常采用滋肾养阴、温肾散寒、益气健脾、清肝泻火、疏肝理气、活血化瘀等不同治法，具有较好疗效。

（一）功血通治方

无论是无排卵型功血，还是排卵型功血；无论是青春期功血还是更年期功血，均可视病情而选用之方。

【方一】安宫止血汤

【组成】生龙牡、生地各 30g，白术、藕节各 12g，山药、续断各 20g，茯苓、阿胶、杭白芍、乌梅炭、贯仲炭各 15g，大小蓟、香附、泽兰各 10g。

加减变化：瘀血明显者加三棱、莪术各 10g；伴发热者加银花、蒲公英、败酱草各 10~20g；肾虚明显者加女贞子、旱莲草、菟丝子、淫羊藿各 10~15g；气虚怯弱者加党参 10g，生黄芪 20g；虚热者加丹皮 15g，地骨皮 12g；盗汗者加玉竹 15g；自汗者重用牡蛎至 50g；心悸怔忡者加远志 12g；失眠加枣仁 20g。

【治疗方法】每日 1 剂，水煎服。

【主治】安宫止血。主治功能性子宫出血。

【经验体会】功能性子宫出血属中医崩漏范畴，是妇科最为常见病证。方中用生龙牡、续断、阿胶以安宫，取续断以补盖肝肾，通利血脉；抗白芍敛阴平肝；茯苓、白术、山药以健脾固冲任；藕节、大小蓟、生地、乌梅炭凉血止血；香附、泽兰祛瘀生新；贯仲炭清热解毒。临床用本方随证加减，收效满意。

【来源】孙克彪．治疗功能性子宫出血 84 例经验介绍．天津中医，1991，（5）：25.

【方二】育阴止崩汤

【组成】熟地、山萸、杜仲、川断、桑寄生各 20g，海螵蛸、白芍、牡蛎各 25g，黄胶、怀牛膝各 15g，炒地榆 50g。

加减变化：如气虚下陷者，加升麻 15g，黄芪 25g；如流血过多者，倍炒地榆；加侧柏 20g；烦热者加麦冬、地骨皮各 15g。不出血时，减原方中炒地榆，加何首乌 20g，龟板 25g。

【治疗方法】水煎服，每日 1 剂。六服为宜，直至病愈。

【主治】育阴潜阳，固冲止血。主治功能性子宫出血（崩漏）。

【经验体会】韩老认为，崩漏证属肝肾阴虚、相火妄动、灼伤胞经者居多，尤其是青年女子先天不足，肾气未充，冲任脉虚，容易产生此病。故育阴潜阳、固冲止血，是治疗本病的常用大法。育阴止崩汤即是针对这种病因病机而设者。

【来源】哈荔田，等．功能性子宫出血（崩漏）证治．中医杂志，1985，（6）：5.

【方三】健脾益肾汤

【组成】黄芪、山药各 30g，党参、土炒白术、阿胶（烊化）各 10g，炒杜仲、生地、熟地、煅龙牡各15g，炒白芍、乌贼骨各12g，陈皮、柴胡各6g，菟丝子25g。

加减变化：阴虚有热者，太子参易党参，去白术加白茅根、旱莲草各15g，麦冬12g，炒黄芩10g；兼瘀血者，加茜草9g，三七粉（分冲）3g，益母草12g；出血量多者加赤石脂10g，棕炭15g；出血停止后，去龙牡、乌贼骨，加枸杞、山萸肉、续断、仙灵脾以益肾固本。

【治疗方法】水煎服，每日1剂。宜连服2个月以上。

【主治】本方功可益气健脾，补肾填精，固冲止血。主治功能性子宫出血。

【经验体会】功血之治，前人有"塞流、澄源、复旧"三大法门。临床运用，三者不可截然分开；同时还应结合病因病机而兼用其他治法，以标本兼顾。由于本病其"本"在肾，故血止之后，尤应注意补肾固冲，"本"固则有利于疗效的巩固。

【来源】刘秀芬，等. 健脾补肾法治疗功能性子宫出血100例. 河北中医，1989；（4）：38.

【方四】 固本安冲汤

【组成】黄芪、续断、生地、海螵蛸各20g，白术15g，茜草10g，煅龙骨、煅牡蛎各25g。

加减变化：热甚者加地骨皮、沙参、炒栀子各15g，藕节、地榆炭各20g；兼肝郁症状者加柴胡、香附、白芍各15g，川楝子10g；瘀血甚者加益母草30g，红花5～10g，三七粉（冲服）3g，川芎10g，当归15g，失笑散10g；气虚者可加人参、艾炭、炙升麻各10g，山药20g；肾阴虚者加山药20g，女贞子、旱莲草各15g；肾阳虚者加附子5～10g（先煎），肉桂10g，枸杞子15g；若血崩出现虚脱时可用参附汤煎水灌服。

【治疗方法】每剂加水煎3次，共取汁450ml。每次服150ml，每日2次。血止后2～3天停药。

【主治】功可益气固本，安冲止血。适用于多种妇科疾病所表现出的"崩漏"，如功能性子宫出血。

【经验体会】本方选用益气（黄芪、白术）补肾（续断、生地）、收涩止血（海蛸、煅龙牡）之品，并注意随证加减，颇合崩漏病机，故收到一定疗效。

【来源】曹萍. 安冲汤治疗崩漏57例. 中医杂志，1988，（9）：23.

（二）青春期功血方

中医治疗青春期功血，根据"少年治肾，中年治肝，老年治脾"之原则，补肾（滋阴温阳）之法临床最为常用。

【方一】 补肾固崩汤

【组成】 生地炭、熟地炭各15g，阿胶珠、枸杞子、莲房炭各12g，山萸炭、当归身、仙鹤草、炒白术、鸡冠花炭各10g，黑升麻、黑芥穗、五味子、五倍子各9g，茅根炭30g，炙甘草6g。

加减变化：出血如注者加三七粉5g；夹瘀者加茜草根、丹参、三七止血去瘀；出血过多，气随血脱，气虚明显者加党参、黄芪各15g，或加用独参汤；阴虚血热者去白术、熟地炭。

【治疗方法】 每日1剂，水煎服，分两次，早晚各服1次。

【主治】 补肾固冲，养血止血，调养冲任。主治青春期宫血。

【经验体会】 通过临床观察，引起青春期功血之因，是由于少年时期的女子，肾气尚未完全充盛，冲任二脉的发育未全，肾的"主蛰、封藏"功能失司，血海的不充或不固，过于早熟所引起的疾患。故经行紊乱，甚则出血不止。笔者采用补肾固崩汤治疗本病30例，总有效率100%。方中生地、熟地、阿胶、当归身养血；莲房、仙鹤草、五味子、五倍子、茅根、鸡冠花止血；枸杞子、山萸肉补肝肾，收涩止血；莲房炭为治疗子宫出血的专药，能走子宫又可为引经药；荆芥穗能入血分，炒炭用可止血，治崩漏下黑紫血块有良效；升麻有升举阳气的作用，因崩漏为下部出血，用升麻可引血上行，与当归配伍能使血循经，恢复正常血液循环则崩漏易止。用于临床，疗效显著。

【来源】 何国兴.补肾固崩汤治疗室女崩漏30例观察.黑龙江中医药，1991，（3）：35.

【方二】 青春固冲汤

【组成】 当归5g，白芍、熟地、菟丝子、白术各15g，女贞子、黄芪各20g，旱莲草、血见愁30~50g，甘草10g。

加减变化：血净后减去血见愁，旱莲草减半量，加五味子15g。

【治疗方法】水煎服，1日2次口服，日1剂。

【主治】滋阴补肾，固冲和血。主治青春期功能性子宫出血。

【经验体会】青春期功能性子宫出血亦称无排卵功血，其基本病理生理是无排卵。《傅青主女科》说："水出诸肾。"肾虚则经乱，故认为青春期崩漏病根本在肾，病位在冲任，变化在气血，表现为子宫非时下血或为经期或为经漏。调经宜补肾，运用中药补肾固冲任调和气血之法，调整月经周期从而使卵泡能正常生长发育，促进排卵。旱莲草、血见愁补肾止血；当归、白芍养血和血而调经；黄芪、白术、甘草补气调中，气血相宜。肾气旺，天癸充，气血调和，冲任功能正常则经期正常，崩漏自愈。

【来源】郭德兰．自拟青春固冲汤治疗青春期崩漏31例体会．黑龙江中医药，1988，（16）：14.

【方三】 止漏补先汤

【组成】鹿角胶、龟板胶、杜仲炭各15g，熟地黄50g，山药、当归各10g，山萸肉20g，枸杞子、菟丝子各30g，血余炭1团，河车粉25g（冲服），童便为引，以7~8岁男孩青白者为佳。

加减变化：兼气滞者加香附20g，木香5g；兼血瘀者加红花5g，五灵脂10g；兼阴虚火旺者加丹皮30g，黄柏10g；阳虚者加巴戟天15g，血茸粉2g；兼脾虚者加白术10g；兼气分热者加沙参20g，麦门冬30g；兼气虚下陷者加党参30g，黄芪50g，升麻7g。

【治疗方法】本方水煎服，日2次，治疗15~20天为1疗程。

【主治】补肾健脾，益精止血。主治青春期子宫出血。

【经验体会】本病传统治法分为脾虚、肾虚、血热、血瘀等型进行辨证论治。笔者在临床治疗中，是以补先天为主，益后天为辅。因肾藏精，主生殖、发育。"精者，身之本也。"如先天不足，后天失养，等到发育成熟期，则阴血更虚，久之月经不调，气随血陷而成漏证，即现代医学所称卵泡发育不成熟所致。因此在临床中以补先汤补先天为本，用药重视补先天必依血肉有情之品，"精不足者补之以味"，以厚味之品达到澄源的目的。因气血互根，精血同源，精不足者气必虚，气虚而失摄，往往用此法治疗该病时，几剂即奏效。

【来源】张凤民．补先汤治疗室女漏证105例观察．黑龙江中医药，1991，（1）：19.

【方四】 固本止血汤

【组成】 生地、熟地、旱莲草、白芍、女贞子、川黄柏、地骨皮、炙黄芪、炒白术、失笑散（包）、地榆各 10g，川断 15g，三七粉 3g（冲服）。

加减变化：冲任血热证，加丹皮、炒山栀各 10g；肝肾阴虚证。加龟板、山萸肉各 10g；气虚血瘀证，加党参、当归、红花各 10g，黄芪增至 30g。

【治疗方法】 水煎服，日 1 剂，分 2 次服。

【主治】 补肾养血固冲。主治青春期功能性子宫出血。

【经验体会】 随着生活水平的提高，少女过早进入青春期者较多，但因体内性腺激素水平不足，常发生功能性子宫性出血。因本止血汤重在补肾养血固冲为本，以益少女先天；并酌加清热泻火，祛瘀止血之品以澄源兼顾塞流，再伍入益气健脾之药以助生化之源，调养后天补先天，故收效较好。

【来源】 薛葵．固本止血汤治疗室女崩漏 30 例．江苏中医，1992，（10）：8。

（三）更年期功血方

更年期功血的病因病机与治疗法则基本同于青春期功血。但更年期常以脾虚为本或脾肾具虚，肝郁为标。故更年期较注重补脾或脾肾双补，兼疏肝理气，可望提高临床疗效。

【方一】 固本止崩汤

【组成】 黄芪 20g，党参、白芍、熟地、萸肉、菟丝子、肉苁蓉各 15g，当归、白术各 10g，陈皮、炙甘草各 4g。

加减变化：血热型，去陈皮、黄芪，加仙鹤草、焦山栀，生地易熟地；血瘀型，加红花、血竭、失笑散，香附易陈皮；脾虚型，气虚甚加红参，气虚下陷加升麻、柴胡、荆芥；伴阴虚加炮姜、附子；肾虚型，偏阴虚去术、陈加旱莲草、生地；偏阳虚，去白术加附子、肉桂、枸杞子。

【治疗方法】 每日 1 剂水煎服，症状严重者每日可服 2 剂。

【主治】 温补气血，益肾固涩。主治更年期功能性子宫出血。

【经验体会】 更年期功能性子宫出血的病因为脾肾功能趋衰、冲任二脉不固，经行失控所致。故本病的治疗以虚为本，治以"补脾肾、固冲任"入手，采用固崩汤加减，治疗不用止血而用温补气血，求本而治。本方虽偏温性，对于阴虚而热者，作辨证加减亦宜之，诚如张景岳言："凡物之死生，本由于阳气……则补阴当先补阳，人徒知滋阴可以降火，而不知补阳之可以生水"。特别是本病重症，往往气损及阳，出现虚寒之象，更应大剂温补，于方中加入诸温阳之品，尤其是附子能温壮元阳，引药直达病所，配合得宜，效如桴鼓。切不可拘泥"血证忌温"，犹豫失机。

【来源】牟重临．固本止崩汤治疗更年期功能性子宫出血54例．辽宁中医杂志，1988，（11）：28.

【方二】 滋阴健脾汤

【组成】白花蛇舌草、煅牡蛎（先煎）各30g，大生地、太子参12g，黄柏、枸杞子、钩藤、白芍、当归、炒白芍各9g，知母15g。

加减变化：腰酸甚，加川断、补骨脂各9g；纳呆，加焦神曲9g，陈皮4.5g。

【治疗方法】连服3个月为1个疗程，经期停服。经来第1天作内膜活检，看病理变化情况判断其疗效。大多数病人在用药前后都作了血压、血常规、血脂等检查，部分病人进行了阴道细胞内分泌测定及静息体温测量。

【主治】滋阴健脾。主治更年期无排卵型功血病。

【经验体会】更年期功血病的治疗以止血为主，减少气血的消耗，有利于正气的恢复和保养，使脏腑功能从紊乱渐趋正常。更年期患者应以理脾为先，又因失血过多，阴血亏耗，阴虚则阳亢。故拟定了以滋阴健脾为主要药物的方剂治疗。通过临床实践观察，本法可能是提高人体内部固有的调节机能，使阴阳得以平衡。乃以《内经》所云："阴平阳秘，精神乃治"。使大部分患者由无排卵转成为有排卵，月经规则，经量正常等取得了良好的疗效。

【来源】朱美德．滋阴健脾法治疗更年期无排卵型功血的疗效观察．上海中医药杂志，1981，（8）：15.

【方三】 加减固冲汤

【组成】党参、黄芪、煅龙骨、煅牡蛎、茯苓各30g，白芍、炒白术、山萸肉、茜草根、阿胶（烊化）各15g，当归炭20g。

加减变化：脾虚气弱型，若出血量多，加服云南白药，每日1～2次，每次 0.5g，党参改高丽参；脾肾两虚型，加巴戟、杜仲、仙灵脾、川断；脾虚挟热型者，去当归炭、山萸肉，加炒栀子、地骨皮、白薇、炒白术改生白术，党参改用西洋参；脾虚夹瘀型，加田三七、失笑散。

【治疗方法】上药每日 1 剂，渣再煎，早晚各服 1 次。

【主治】本方补脾益肾固冲止血。主治功能失调性子宫出血，尤适宜于更年期功血。

【经验体会】平素脾肾亏虚是导致本病的内因。因此，"补虚"是"塞流"的重要措施。脾气亏虚，气不摄血则出血，故健脾益气为"塞流"之重要方法。方中重用参、芪、苓、术以益气健脾，固脱止血；山萸肉补益肝肾、敛气涩精；煅龙骨、煅牡蛎和当归炭收涩止血；白芍敛阴补血；阿胶补血止血；止血又需防瘀，止血太过则恐留瘀为患，故用茜草根凉血止血，同大量补气收涩药为伍，使血止而不留瘀。血止后，则应调理善后。用基本方去龙牡、当归炭，加杜仲、桑寄生、川断、菟丝子、鹿胶之类。此即固本复旧。脾肾双补是复旧的重要措施，脾气旺盛则肾气充盈，肾气充盈则脾阳得运，今脾肾双补，使本固血充，经血自调。

【来源】区永光. 固冲汤加减治疗功能失调性子宫出血. 新中医，1991，(11)：31.

【方四】 益气补肾汤

【组成】熟地、龟板胶各 24g，鹿角胶、山萸肉、枸杞子各 12g，菟丝子、续断各 15g。

加减变化：兼脾气亏虚者，加党参、焦白术、黄芪以健脾益气，阿胶、黑姜炭、荆芥炭以养血止血；偏于肝肾阴虚者，易熟地为生地，加丹皮、白芍、女贞子、旱莲草以滋补肝肾，地骨皮、地榆炭清虚热兼以止血；偏肾阳虚者，加附子、肉桂、杜仲、仙灵脾以温补肾阳；兼气滞血瘀者加当归、丹参、益母草、川芎、香附、五灵脂以行气活血化瘀，血余炭、蒲黄炭活血止血；若肝郁气滞明显者，加延胡索、郁金、柴胡以疏肝解郁；寒凝血瘀者加桂枝、艾叶温经散寒；邪热炽盛者，去鹿角胶，易熟地为生地，加黄柏、栀子、地榆、丹皮以清热凉血止血。

【治疗方法】上药水煎服，每日 1 剂，月经来潮时开始服用，连服 6~9 剂，血止停用。连服 3 个月经周期。

【主治】本方补肾止血。主治功能性子宫出血，尤适宜于更年期功血。

【经验体会】本方以填补肾精为主，方中熟地、龟板滋补肾精；枸杞、菟丝子、鹿胶既补肾精，又补肾阳；续断补肾强腰；龟胶、鹿胶、续断均为止血治崩之要药。全方滋而不腻，温而不燥，且能止血，实属标本兼顾。只要肾中精气充足，则能主宰冲任二脉，调节卵巢功能，固摄经血。在此基础上，按发病原因的不同而辨证论治，如肾阴虚者，滋补肾阴，肾阳虚者，温补肾阳，凡此均为固本之法。

【来源】李俊鸣，等．以补肾为主治疗功能性子宫出血73例疗效分析．新中医，1984，（8）：21．

【方五】宫血宁
【组成】黄芪15～30g，熟地10～20g，阿胶10～15g（烊化），山萸肉10g，白芍、山药、续断、桑寄生、菟丝子、仙鹤草、地榆各15g。

加减变化：气虚甚加党参、太子参、白术；阴虚明显，热象偏重者加果枸杞、女贞子、知母、黄柏；阳虚明显，寒象偏重者加附子、肉桂、艾炭；瘀血著者酌加当归、川芎、桃仁、红花、益母草；气滞甚者加香附、乌药、枳壳；出血量大且急者加三七粉、云南白药等。

【治疗方法】每日1剂，水煎服，早晚各服1煎。若出血量多，可日服2剂，每4～6小时服1次，趁热温服，6天为1疗程。疗效不佳可连续进行第2疗程。

【主治】健脾补肾，益气养血，安护冲任。主治更年期功能性子宫出血。

【经验体会】宫血宁方中，黄芪、山药补气摄血；熟地、白芍、阿胶养血调经；山萸肉、菟丝子、续断益肾填精，固守冲任；地榆、仙鹤草止血塞流。诸药合用，塞流、澄源、复旧共济，补虚、凝血、止血兼施，使脾气健，肾气充，冲任固，则经迅自调，出血可止。

【来源】唐占山．自拟宫血宁治疗更年期功血56例．云南中医杂志，1990，（5）：14．

二十、排卵期子宫出血

两次月经期间，在基础体温上升前后子宫少量出血称排卵期子宫出血。又称经间期出血。其基本特征是，多在月经周期12～16天流血，持续1～2

小时至 1~2 天，量少，常伴一侧下腹部疼痛。其出血原因可能是由于排卵时卵泡破裂、血液内雌激素水平下降所致。

出血量少一般不需处理。血量多时在月经周期第 10 天左右开始用雌激素 3~4 天（己烯雌酚等）。

本病一般可属中医"月经先期""赤白带下"等范畴。其发病机理，常因先天肾气不足，肾之阴阳失衡，阴不制阳，虚阳内扰，脉络受损而出血；或肾气不固而血溢胞宫之外；或湿热内蕴，损伤胞宫血络而血溢脉外。临证治疗，总以补肾为大法。或补益肾气，以摄活血；或滋阴养肾以制虚阳；兼有湿热内伏，当清热利湿以治；若久病入络，挟有瘀血，则又宜兼顾活血化瘀以治。

此外，"功能失调性子宫出血病方"一节中，有些方剂亦可用以治疗本病，临证时可参考借鉴。

【方一】 *清利止血汤*

【组成】黄柏、川牛膝、生苡仁各 10g，炒丹皮、地榆炭、小蓟、赤白芍各 15g，苍术、制香附各 5~10g。

加减变化：气虚者加用党参、黄芪、白扁豆、炒白术；兼瘀血者选用蒲黄炭、五灵脂、参三七、茜草炭，或桃仁、乳香、没药之类；肝气郁滞者加柴胡、青皮、郁金之属；阴虚火旺则入生地、旱莲草、知母、地骨皮、黄芩等。

【治疗方法】出血时用上方治疗。出血前的治疗方法是，在患者下次月经周期的第 10±2 天开始用药，根据其湿热症情的轻重，选用清肝止淋汤，或三妙丸、四炒丸加减；若有阴阳气血亏虚者，用归芍地黄汤，或知柏地黄汤加减。其他兼证加减用药同前。一般每个经间期用药 5~10 剂，每日 1 剂，水煎，分 2 次饭前服。治疗 3 个周期为 1 疗程。或平时口服知柏地黄丸、归芍地黄丸，四妙丸等巩固治疗。

【主治】本方清热利湿止血。主治排卵期子宫出血。

【经验体会】经间期出血，即排卵期子宫出血。此期由于肾中阴阳血气消长转为变动、顺接不稳定等原因，极易受到内外邪气的干扰和损伤，从而发生病变。本病与季节气候有关常发病和复发于 6~9 月，此间"天暑下迫，地湿上蒸"，故治疗上当清热利湿。重视"治未病"，由于本病有一定季节复发的倾向性，故宜在次年相近季节的前 1~3 个经间期进行出血前预防治疗。通过药物治疗调节阴阳气血的盛衰，可使疗效提高，病程缩短，达到防患于未然的治疗目的。

【来源】王净．中药治疗经间期出血 38 例．湖北中医杂志，1991，(2)：21.

【方二】缩宫灵

【组成】马齿苋、益母草各 30g。

【治疗方法】水煎服，每日 1 剂，于出血期间服用。血止后再改用其他药物调整月经周期或治疗原发病。

【主治】本方功可缩宫止血。适用于功能失调性子宫出血、刮宫后出血、经间期出血，以及子宫肌瘤、子宫肥大症、放环后、电熨后、不合理使用激素、盆腔炎等所致的各种出血。

【经验体会】根据中医学治疗崩漏的原则"急则治其标"而创制缩宫灵方，经初步临床观察，发现药味虽少，但疗效较高，容易掌握，对功血、刮宫后出血、盆腔炎等引起的出血性疾病均有止血效果。临床证实本方无过寒过热之偏，无任何副作用，对各种辨证分型（如阴虚血热、气虚出血、血瘀型、实热型）的出血均可应用。对未婚患者尤为适宜。

【来源】李秀珍．缩宫灵治疗妇产科出血性疾病 100 例疗效观察．中医杂志，1990，(7)：47.

二十一、闭经

闭经是妇科疾病中常见的症状，常由多种原因所引起。其中病理性闭经分为原发性和继发性两种。凡年过 18 岁仍未行经者称为原发性闭经；在月经初潮以后，正常绝经前的任何时间内（妊娠期、哺乳期除外），月经闭止超过 3 个月者称之为继发性闭经。

正常月经的建立有赖于丘脑下部—脑垂体—卵巢轴的功能协调，以及靶器官子宫内膜对性激素有周期性反应。其中任何一个环节发生故障，无论是器质性的还是功能性的，都可导致闭经。闭经常见原因按解剖部位的不同而分为：①子宫性闭经，包括先天性无子宫或发育不良，子宫内膜损坏（如物理性创伤、结核感染、产后或流产后感染等）或子宫切除，子宫内膜反应不良等。②卵巢性闭经，如先天性无卵巢或发育不良，卵巢损坏或切除，卵巢肿瘤，卵巢功能早衰等。③脑垂体性闭经，如垂体损坏引起的功能减退（如席汉氏综合征），脑垂体肿瘤，原发性脑垂体促性腺功能低下等（极罕见）。④丘脑下部性闭经，包括精神神经因素（如精神紧张、精神分裂症、环境改变等），消耗性疾病（如营养不良，严重贫血等），肥胖生殖无能性营养不良症，药物抑制综合征，如长期使用避孕药，闭经溢乳综合征、多囊卵巢综合征、其他内分泌腺影响等等。

本病的诊断，首先应详细了解病史，区分是原发性还是继发性闭经；进行全面体检，包括发育、营养等情况，妇科检查注意外生殖器发育、阴毛分布、子宫有无先天畸形等等；辅助检查常采用刮宫或子宫内膜活体组织检查，卵巢功能检查（如基础体温测定、阴道脱落细胞涂片检查、子宫颈黏液检查等），垂体功能检查（如 FSH 测定），垂体兴奋试验，治疗性试验（如孕激素试验、雌激素试验）等。闭经的治疗，必须寻找发病原因，针对病因而治。例如结核感染给予抗痨治疗，贫血者积极纠正贫血；垂体肿瘤、多囊卵巢综合征可采用手术治疗；下丘脑—垂体—卵巢轴功能失调性闭经，运用激素治疗等。

关于闭经的临床表现及病因病机，历代医家均有较详细的论述。其形成原因，或因气血生化不足，无经血可下所致；或因肝肾精血亏虚而成；或因气滞血瘀，血行不畅；或因痰湿瘀血内阻，影响经血运行；或因精血亏损之时伴有气滞血瘀或痰阻胞宫。临证治疗当审证求因，气血不足者当补气养血，肝肾亏虚时宜养肝滋肾，气滞血瘀则当理气活血。若正虚之时兼有痰湿瘀血，则又当攻补兼施。

【方一】化瘀通经散

【组成】当归、赤芍、红花、桃仁、三棱、莪术、川牛膝、乌药、穿山甲、丹参、刘寄奴各 10g，川芎 5g，肉桂 3g。

加减变化：有热象者加丹皮 10g，去肉桂；积瘀过久，已成干血者，加地鳖虫 10g。

【治疗方法】水煎服，每日 1 剂。一般服药 60 余剂左右。

【主治】活血化瘀，调气散寒。主治闭经（以原发性闭经、继发性闭经属气滞血瘀者为宜）。

【经验体会】徐医师指出：大多认为闭经虚多实少，主张温补，致使临床不敢用活血化瘀之药，病家亦不敢服这类药物。而临证所见，功能性闭经属实证多而虚证少，尤其是继发性闭经，瘀血阻滞的实证较为多见。故其主张治疗应以活血化瘀为主，调气散寒为佐。自拟化瘀通经散之方义，法则即在于此。并认为"活血化瘀药，没有副作用及绝对禁忌症"，"对输卵管阻塞不孕症，也有一定疗效"。

【来源】唐吉父，等. 闭经证治. 中医杂志，1985，（5）：9.

【方二】 周期调经汤

【组成】①促卵泡汤：当归、川芎、枸杞、香附各 10g，菟丝子、仙灵脾、女贞子、熟地、泽兰各 15g，山药、鸡血藤、制首乌各 20g。

②促排卵汤：当归、川芎、红花、牛膝、香附各 10g，菟丝子、女贞子、仙灵脾、肉苁蓉各 15g，泽兰、熟地、鸡血藤各 20g。

③促黄体汤：当归、赤芍、仙灵脾、肉苁蓉、枸杞各 10g，菟丝子、女贞子、熟地各 15g，黄芪、党参、丹参、鸡血藤各 20g。

④调经活血汤：当归、川芎、桃仁、红花各 10g，赤芍、泽兰、香附、牛膝、益母草、川断各 15g，熟地 20g，鸡血藤 30g。

加减变化：肝郁气滞者加郁金、川楝子各 10g，柴胡 6g，胞宫虚寒者加吴萸、艾叶各 10g，生姜 3 片，桂枝 6g；气虚者加党参、黄芪、山药各 20g；瘀血重者加三棱、丹参各 15g；血虚者加制首乌 20g，阿胶 15g。

【治疗方法】经后期（周期 6~10 天）服促卵泡汤 5 剂；排卵前期和排卵期（周期 11~16 天）服促排卵汤 5 剂；排卵后期（周期 17~25 天），服促黄体汤 7 剂；月经期（周期 26~30 天）服调经活血汤 3~5 剂。以上均为水煎服，每日 1 剂。

【主治】补肾养血，活血调经。主治闭经（包括原发性闭经和继发性闭经）。

【经验体会】本组病例为肾虚挟瘀，肾虚为本，血瘀为标，补肾活血，标本兼治，比单纯补虚或单纯活血要好。为巩固疗效，最好坚持服用 5~6 个周期，即使月经来潮，亦应继续服用，以免病情反复。另外要注意调情志，慎房事，适冷暖。

【来源】白立全. 中药周期调经法治疗闭经. 四川中医，1990，（7）：44.

【方三】 加味真武汤

【组成】干姜 10g，附子、白术、白芍、茯苓、肉苁蓉、桃仁 15g。

【治疗方法】加水适量，煎 2 次，共成浓汁 200ml，分 2 次服。一般

35~40剂可愈。

【主治】本方温阳补肾，健脾通经，主治闭经（肾阳虚者）。

【经验体会】肾为水火之脏，内涵真阴真阳，在肾阳不断温养下，使任脉通，太冲脉盛，则月经以时下。若肾阳虚，则任脉虚，太冲脉衰少，血海不充，胞宫空虚，无血可下则成闭经。用加味真武汤治疗肾阳虚闭经症，古籍尚少记载，近代亦少报道。方中附子温补肾阳，干姜温中散寒，肉苁蓉益精壮阳，温暖子宫，通经启闭。三者辛温味厚，用之能使任脉通，太冲脉盛，天癸再至，而月经又以时而下。加苓、术健脾益气，桃仁活血通经，芍药敛阴和阳而止痛。诸药合用益命火以消阴翳，温冲任而通经脉，故对肾阳虚闭经，是比较理想的方剂。

【来源】侯锡五，等．温阳补肾法治疗闭经60例临床小结．湖北中医杂志，1982，（4）：26.

【方四】 加减归脾汤

【组成】炙黄芪30g，炒党参、炒白术、当归、茯神、龙眼肉各10g，木香、紫河车粉各5g（分吞），朱远志6g，炙甘草3g。

加减变化：四肢麻木加炒白芍、鸡血藤各12g；腹痛加元胡、炙鳖甲各12g；形寒加仙灵脾12g、鹿角片10g；体胖腹胀加炒枳壳、泽兰叶、生山楂各10g；腰际酸楚加杜仲、淮牛膝各12g。

【治疗方法】上药煎汤，用汤药吞服紫河车粉。每日1剂，每剂服2次。

【主治】健脾养心，益气补血。主治人流术后闭经。

【经验体会】人流术后闭经，主要是各种心理因素不同程度地影响了患者的情志变化，导致气血生成受阻，月经闭止。或者是人工流产手术损伤胞宫，虚其身体而亏其血脉，而导致闭经。归脾汤为治心脾两虚之常用方。此在取其健脾养心，益气补血之功，以调理情志复其统血、生血之职而治闭经。

【来源】方聪玉，等．归脾汤加减治疗人流术后闭经24例．实用中西结合杂志，1992，（12）：717.

【方五】 药物闭经方

【组成】①肝郁气滞型：柴胡、丹参、赤白芍各20g，香附、当归、郁金各10g，黄芩、胆草各15g。

②阴虚火旺型：生石膏 60～80g，知母、生地、玄参、丹参各 20g，枸杞子、坤草、黄芩各 15g，酒军 6g。

③脾虚湿盛型：礞石 40～60g，山药、茯苓各 20g，竹茹 12g，半夏、陈皮各 10g，胆星、砂仁各 6g。

④肝肾阴虚型：生熟地、山药、山萸肉、菟丝子、当归各 20g，杜仲、坤草、枸杞子、仙灵脾各 15g，焦三仙各 10g。

【治疗方法】水煎服，每日 1 剂，7 剂为 1 疗程。

【主治】疏肝理气，活血通经；滋阴清热，养血通经；健脾祛湿，化痰通经；滋补肝肾，调理冲任。主治抗精神病药物所致闭经。

【经验体会】由于用抗精神病药物如氯丙嗪、氟奋乃静等，易引起闭经。在不停上药的基础上，辨证论治，收到了较满意的效果。

【来源】周小波，等．抗精神病药物所致闭经的中医治疗．北京中医，1987，（2）：15．

二十二、席汉氏综合征

席汉氏综合征是由于产后大出血，特别伴有较长时间休克，引起垂体前叶组织缺氧、坏死，导致垂体功能减退所致。

产后无乳是最早出现和最常见的症状，然后出现产后闭经，性欲减退，第二性征逐渐消退，生殖器萎缩。如果促甲状腺素及促肾上腺素的分泌也受到影响，患者除闭经外，出现消瘦、乏力、怕冷、毛发晚落、反应迟钝、心动过缓、血压下降等症状。辅助检查血浆雌激素、FSH 及 LH 均低落，PRL 正常或降低，甲状腺和肾上腺功能也降低。

本病一般属中医"产后血崩""闭经"等范畴。多与产后阴血大伤、阳气亦衰密切相关，故治疗总以补肾温阳、补气养血为基本法则。

【方一】温阳益气汤

【组成】①中药：制附块 10g，党参、黄芪、当归、熟地、丹参、白芍、白术各 12g，甘草 5g。

加减变化：脉微欲绝者加用红参；挟有湿热者加板蓝根、黄芩、黄柏；脱发者加首乌；年轻经闭者加用茺蔚子。病情稳定后以参芪六味丸方加减调治之。

②西药：强的松，甲状腺素等。

【治疗方法】中药每日 1 剂，分 2 次服。并同时采取西医治疗。入院后即保胎，供氧，补充热量及多种维生素，每日强的松 10~30mg，口服。昏迷者氢化可的松 0.2g，每日静脉滴注，甲状腺素每日 20~60mg 口服；年轻者曾予短期人工月经周期治疗。同时抗感染，抗休克，纠正酸中毒及电解质紊乱等综合治疗。

【主治】中药补肾温阳，气血双调。主治席汉氏综合征。

【经验体会】本病主要是终身服用激素，进行替代治疗，但长期大量应用激素易引起严重并发症。中医学认为，由于血崩致冲任损伤，血海不固，气血亏损，肾阳不足，同时由于阴阳互根，无阳则阴无以生，最终肾阳肾阴俱损。故治疗时既用补肾温阳之剂，又用益气补血之品，而对兼有湿热或血瘀者则加用清热化湿或活血化瘀药物。若遇脉微欲绝则重用红参或野山参以回阳救逆，益气救阴。当病情稳定后，则以参芪六味丸为主进行调治。采用此法治疗，激素用量大为减少或已停用，而病情持续稳定，好转。

【来源】徐永正．中西医结合治疗席汉氏综合征 6 例．中西医结合杂志，1991，（9）：568.

【方二】 八珍益母汤

【组成】红人参、白术、益母草、肉桂、淫羊藿、甘草各 10g，当归、川芎、茯苓、白芍、熟地各 15g。

【治疗方法】水煎服，每日 1 剂，分 2 次口服，另可同服胎盘丸。

【主治】养血益精，滋补肝肾。主治席汉氏综合征。

【经验体会】本组 7 例席汉氏综合征，均按产后大出血导致肝肾阴亏，精液不足，冲任虚损辨治。选用八珍益母汤加减治疗痊愈。通过临床实践说明本方可能对恢复脑垂体前叶的功能有一定促进作用。

【来源】王春林，等．运用八珍益母汤治疗席汉氏综合征．辽宁中医杂志，1987，（1）：22.

二十三、闭经溢乳综合征

闭经溢乳综合征（又称溢乳闭经综合征）是一种非生理状态下乳房分泌乳汁和闭经同时存在的综合征。乳汁分泌量从挤压时有少量到漏乳，尚可伴有血泌乳素（PRL）增高、不孕、更年期症状（如面部阵发性潮红、性情急躁、性机能减退、性交困难）等现象。其病因病机，常与垂体病变、药物的影响（如长期服用利血平或氯丙嗪、吗啡，口服避孕药等）、产后溢乳、原发性甲状腺功能低下和其他原因（如甲亢、肾功能不全、支气管癌等均可引起高 PRL 血症）有关。

本病的诊断，主要依据临床上有闭经、溢乳并存，以及不孕、性机能减退、血 PRL 增高等。治疗包括病因治疗（如高 PRL 血症、闭经溢乳由于原发性甲状腺功能低下所致，可用甲状腺素替代）和药物治疗。药物治疗目前主要采用溴隐亭口服。

中医对本病的记载甚少。结合临床表现，一般可归类于"闭经""肝郁"等病证范畴。常因肝肾阴虚、肝火内扰，或气滞血瘀、痰湿阻滞，或肾阳不足、温煦不及等因素所致。治疗当结合病因病机而选择相应方药。

【方一】 温阳化痰汤

【组成】鹿角胶、淫羊藿、皂刺各 10g，熟地、焦白术、川贝、川芎、桃仁、炒麦芽各 15g，巴戟天、牛膝、枸杞各 9g。

加减变化：腰痛足跟痛加杜仲、川断、补骨脂；口干咽燥加麦冬、知母；五心烦热加知母，生地易熟地；服药期间有经前期征兆加红花、益母草。

【治疗方法】水煎服，每日 1 剂，30 剂为 1 疗程。

【主治】温补肾阳，滋阴清热，活血祛瘀。主治溢乳闭经综合征。

【经验体会】抗精神病药物能升高血中泌乳素水平，从而引起本病。中医认为是阴阳两虚兼有痰瘀，治疗采用温养下元，痰瘀同治的原则取得较满意的临床效果。

【来源】包海燕，等. 治疗精神药物性溢乳闭经综合征25例. 内蒙古中医药，1988，（1）：15.

【方二】 加味逍遥散

【组成】 当归、柴胡、白术、云苓、薄荷、香附、青皮各9g，白芍15g，麦芽60g。

加减变化：月经先期，量多或淋漓不断，舌红，苔黄者加丹皮、栀子各9g；闭经，月经后期，量少（月经稀少）加泽兰15g，红花9g，改当归为15g。

【治疗方法】 每日1剂。水煎，分两次温服。经期停止用药。闭经者连续服药。直至PRL值降至正常。服药30剂PRL值不降者为无效。

【主治】 行气解郁，活血调经。主治高泌乳素（PRL）血症。

【经验体会】 高泌乳素血症是由于多种因素引起垂体分泌过多的泌乳素所致。泌乳素升高可使下丘脑-垂体-卵巢轴功能紊乱，从而发生不孕，闭经，经前期紧张综合征等。本组患者大都具有肝郁症状。在辨病与辨证基础上选用逍遥散加减治疗高泌乳素血症，可调整垂体内分泌功能，从而抑制了泌乳细胞的过度分泌，达到了降低泌乳素的治疗目的。服药后泌乳素不仅迅速下降，90.74%降至正常。而且在治疗过程中随着泌乳素的降低，临床症状亦获得相应改善或治愈。该方不仅降低血中泌乳素，还可以降低过高的黄体生成激素，从而调整了LH与FSH的比值。

【来源】 李秀珍，等.逍遥散加味治疗高泌乳素血症54例.中西医结合杂志，1991，（7）：439.

二十四、多囊卵巢综合征

多囊卵巢综合征是一组复杂的症候群，其发生是由于丘脑下部、垂体、卵巢之间激素分泌量的关系异常，破坏了相互之间的依赖与调节，因而卵巢长时期不能排卵，表现出一系列的异常症状。如进行性月经稀少或闭经，不规则阴道流血，不孕，肥胖，多毛等；妇科检查可扪及双侧增大的卵巢。辅助检查可出现单相型基础体温；B型超声检查、气腹造影或腹腔镜检查卵巢增大，腹腔镜可见卵巢包膜增厚，呈灰白色，表面凸凹不平；激素测定，血中睾丸酮、雄烯二酮及脱氢表雄酮普遍增高，尿17酮类固醇排出量正常或增高，血FSH偏低，LH增高，LH/FSH比值明显升高等。

治疗方面，由于克罗米芬、绒毛膜促性腺激素、HMG 等的应用，中西医结合治疗等，本病的排卵率可达 70%~80%；药物治疗 6 个周期仍无排卵者可考虑卵巢楔形切除术，部分患者出现血泌乳素偏高现象，经溴隐停或中药治疗后也有较好疗效。本病经治疗后预后一般较好，不治疗或长期无排卵者则应注意有发生子宫内膜腺癌的可能。

结合临床表现，本病一般可归属于中医"闭经""崩漏""不孕"等病证范畴。其病因病机是多方面的，但与肾中精气不足关系最为密切。因肾藏精，主生长发育与生殖，肾精又参与经血的组成，与月经关系密切。精之精气不足，每可表现为闭经、不孕、月经量多等候；肾阴不足则肝阳易亢，故部分患者又常出现水不涵木的心烦、不寐等征象。目前一般认为，肾亏是本病之"本"，同时又常兼肝郁肝阳上亢、痰瘀互结等；故治疗总以调补肾中阴阳精气为主，兼顾疏肝理气、化痰软坚、活血化瘀等法。中西医结合可提高临床疗效。

【方一】 化瘀散结汤

【组成】 三棱、莪术、炮山甲、象贝母、山慈菇各 9g，南星 6g，皂刺 12g，夏枯草 15g。

加减变化：肾虚者加覆盆子、菟丝子、枸杞子各 12g；血虚者加熟地 20g，当归 12g；阴虚者加玄参 15g，栀子 9g，龙胆草 6g；E2 值偏低或宫颈黏液检查见黏液较少者，加泰舒滴丸每日 4mg；T 或 PRL 值偏高者加白芍、甘草各 12g，龙胆泻肝丸 9g。

【治疗方法】 从月经周期第 9 天开始服上方，每日 1 剂，连服至基础体温上升后 2 天，宫颈黏液典型羊齿状结晶消失、椭圆体出现时，而改用健黄体汤（熟地、当归、白芍、甘草、菟丝子等）加减。如连续用药至月经周期第 35 天，仍未见排卵发生者，即用孕酮，撤药性出血后即开始下一周期治疗。

【主治】 化痰祛瘀散结，主治多囊卵巢综合征。

【经验体会】 多囊卵巢综合征是年轻妇女的常见疾病，以月经不调及不孕为主要临床表现。中医认为，本病属肾气虚衰、痰湿、瘀血内阻，冲任二脉损伤的体虚标实之证。斯方化痰祛瘀调冲任，兼消散卵巢"症块"，并随证加减，用之临床，每获良效。

【来源】 武保乡，等中西医结合治疗多囊卵巢综合征 73 例．湖北中医杂志，1993，（1）：11.

【方二】归芪调经汤

【组成】当归、炙黄芪、菟丝子各 30g，仙灵脾 15g，生姜 3 片，大枣 10 枚。

【治疗方法】水煎服，每日 1 剂，分早晚 2 次服。连续服 3 个月为 1 疗程，连用 1~2 个疗程。

【主治】本方功可补气养血、补肾填精。主治多囊性卵巢综合征出现的闭经和继发性Ⅰ度闭经。中医辨证属气血两虚或无症型（即无明显症状体征），对实证不适宜。

【经验体会】月经的形成与先后天因素密切相关。虚性闭经多因先天不足、后天失养所致，故补肾填精、补气养血之法，当为治疗之首务。经临床观察，证实这一思路对于虚性闭经确有较好的疗效。而对于实性（如气滞血瘀、痰湿内阻等）闭经，本方则不适用。此外，治疗结果表明，本方对气血两虚型与无症型的疗效几乎相同，故只要不是实证，临证即可用之，且须坚持较长时间服药。

【来源】贺稚平，等．归芪调经汤治疗虚性闭经临床研究．中医杂志，1984，（12）：35.

【方三】补肾活血方

【组成】凡肾阳亏虚，冲任虚寒，证见子宫发育不良，经期错后，量少色淡甚至闭经、腰酸肢冷、面色暗黄、口淡无味、白带清稀、小便频数、舌淡脉沉等，宜选下列组方：①促卵泡汤：仙茅、仙灵脾、当归、山药、菟丝子、巴戟、肉苁蓉、熟地各 10g。②促排卵汤：当归、丹参、茺蔚子、桃仁、红花、鸡血藤、续断各 10g，香附 6g，桂枝 3g。③促黄体汤：阿胶、龟胶、当归、熟地、制首乌、菟丝子、续断各 10g，淮山药 15g。④活血调经汤：当归、熟地、丹参、赤芍、泽兰各 10g，川芎 4g，香附 6g，茺蔚子 15g。

凡肾阴亏虚，冲任郁热，证见子宫发育不良或正常、月经有时先期、经量多、质稠色暗、或淋漓不绝、唇红面赤、口苦咽干、腰酸腿软、小便短赤、舌红少苔、脉数无力等，则选下列组方：①促卵泡汤：女贞子、旱莲草、丹参、山药、菟丝子、熟地、肉苁蓉、制首乌各 10g；②促排卵汤：丹参、赤芍、泽兰、熟地、枸杞子各 10g，桃仁、红花各 4g，苡仁 15g，香附 6g；③促黄体汤：丹参、龟板、枸杞子、女贞子、旱莲草、熟地、制首乌、肉苁蓉、菟丝子各 10g；④活血调经汤：丹参、赤芍、泽兰、熟地、茯苓、茺蔚子各 10g，当归、香附各 6g。

【治疗方法】水煎服，每日 1 剂。按人工假设月经周期分别选用不同方药：引经净后服促卵泡汤 4~6 剂；假设排卵前服促排卵汤 4 剂；假设排卵后服促黄体汤 6~9 剂；假设月经前服活血调经汤 3~5 剂。

在用药过程中必须注意：卵泡发育良好型在月经周期中以血瘀为主要病机，可按上述各方药序贯法用药；而卵泡发育不良型应以肾虚为主要病机，必须在应用促卵泡汤提高性腺功能基础上，即阴道涂片细胞学检查，雌激素水平出现中度影响以上时，始能启用促排卵汤。

【主治】以上方药功可补肾填精、调补阴阳、活血化瘀调经。主治多囊性卵巢综合征所致不孕症。

【经验体会】经临床观察，中药人工周期疗法针对本病病因病机，即在一个月经周期的不同阶段中，有肾虚与血瘀的不同病机特点，采用以"补肾—活血化瘀—补肾—活血调经"为立法公式及周期性选方用药，是取得满意疗效的关键。国内许多报道证实补肾法可促进卵泡发育；增厚而坚韧的卵巢包膜成为机械性影响排卵障碍，这可作为血瘀证的诊断依据，故活血化瘀也作为促进业已成熟或治疗后成熟卵泡排卵的一种治法。因此，"补肾"与"活血化瘀"可作为本病的主要法则。

【来源】林至君.中药人工周期疗法治疗多囊性卵巢综合征的临床探讨.中医杂志，1984，（6）：28.

二十五、痛经

凡是在经期前后或行经期间发生痉挛性腹痛或其他不适，以致影响生活和工作者称为痛经。痛经又分原发性和继发性两种。原发性痛经又称功能性痛经，是指生殖器官无明显器质性病变的月经疼痛，常发生在月经初潮或初潮后不久，多见于未婚或未孕妇女，往往经生育后痛经缓解或消失；继发性痛经指生殖器官有器质性病变如子宫内膜异位症、盆腔炎、宫腔黏连、子宫内膜息肉等病引起的月经疼痛。

继发性痛经的发病机理及临床表现，详见有关病症的相关内容。原发性痛经的病因目前尚未完全明了，一般认为与下列因素有关：精神紧张，感觉过敏；身体素质差；子宫颈口或子宫颈管狭窄，子宫过度倾屈，子宫内膜整块脱落，以致经血潴留，刺激子宫收缩；子宫内膜碎片和经血中前列腺素 F2a 含量异常增高，引起子宫肌和血管痉挛性收缩等。原发性痛经每发作于月经第 1~2 天，常为下腹部阵发性绞痛，可放射至阴部和腰骶部，时伴恶心、呕吐或腹泻等症状。疼痛剧烈时可出现面色苍白、手足冰冷、出冷汗，甚则昏厥。亦有部分患者于经前1~2天即有下腹疼痛，经行时加剧。膜样痛经（又称膜性痛经）的病人则于月经第 3~4 天时疼痛最剧烈，待膜状物排出后即消失。

原发性痛经如能详细了解病史，并经妇科检查及 X 线或 B 超等辅助检查排除生殖系统器质性疾病，诊断即可成立。治疗一般采用精神治疗（如消除患者的焦虑和恐惧心理），西药可用镇痛、镇静、解痉药物，以及前列腺素拮抗剂等。

原发性痛经一般属中医"室女痛经"范畴。常因先天禀赋不足，冲任失常；或气血不足，胞宫失濡；或肝肾不足，精血亏少；或气滞血瘀，瘀血内阻胞宫；或寒凝血瘀，经血运行不畅，从而导致痛经的形成。治疗当审证求因，针对病因病机而治，或内外合治，可望提高临床疗效。

本节重点选介原发性痛经的治疗经验方（包括内服方、外治方），对于一些既可治疗原发性痛经又可治疗继发性痛经之方，亦附之于后，以供临床参考。至于因子宫内膜异位症等病引起的继发性痛经，可参见相关章节内容。

（一）原发性痛经方

【方一】 *温经止痛散*

【组成】 肉桂、三棱、莪术、红花、当归、五灵脂、延胡索各 12g，丹参 30g，木香 10g。

【治疗方法】 将上药制成冲剂，每剂药分成 2 小袋，每袋 10g，于经前 2 天开始服用，1 日 2 次，每次 1 袋冲服，持续至经末后 3 天停服，连服 3 个月经周期。

【主治】 温经化瘀，理气止痛。主治原发性痛经。

【经验体会】 对寒凝气滞血瘀所致的原发性痛经患者 198 例，应用温经止痛散经 1～3 个月经周期治疗，近期总有效率为 87.37%；对 71 例临床治愈者作末次治疗后 3～19 个月随访，总有效率为 95.8%。本病属寒凝气滞血瘀证，经血液流变学各项指标测定，治疗后血液黏度有所改善。经甲皱微循环各项指标测定，治疗后微血管形态改善，管襻数目增多，长度增长，血流速度加快及流态改变。从而证明本药具有活血化瘀的功能和引血归经的作用。

【来源】孙宁铃，等．"痛经散"治疗 198 例原发性痛经及其机制初探．上海中医药杂志，1986，(7)：5.

【方二】玄灵止痛汤

【组成】玄胡、醋炒五灵脂、白芍各 10～30g，当归、川芎、甘草各 10～20g。

加减变化：气滞血瘀型，主方加柴胡、香附、桃仁各 6～15g；寒凝血瘀型，主方加艾叶、吴萸各 10～15g；血热挟瘀型，主方加丹皮、炒栀子、黄芩各 10～20g；气血虚挟瘀滞型，主方加黄芪、党参、熟地各 10～20g。

【治疗方法】每日 1 剂，水煎，日 3～4 次服，每次经前 3～5 天开始服用，至经净痛止。3 个月经周期为 1 疗程。

【主治】活血化瘀，通利血脉，缓急止痛。主治原发性痛经。

【经验体会】本病的机理，主要是血瘀停滞，瘀阻胞宫，胞脉，使经行滞涩不通则痛。《血证论·经血》说："若无瘀血，则经自流通，安行无恙。"故根据"痛则不通"的理论，着眼于痛，入手于血，以通为主治疗本病，玄灵汤中玄胡、五灵脂、当归、川芎活血化瘀，通利血脉；白芍、甘草缓急止痛。临床据不同兼证，或疏而通之，温而通之，清而通之，补而通之，药证合拍而获效。

【来源】杨昔年．对 110 例原发性痛经的疗效观察．上海中医药杂志，1986，(11)：12.

【方三】当归止痛汤

【组成】当归 30g，元胡、川芎、白芍各 20g，甘草 9g。

加减变化：气滞血瘀者加香附、乌药、五灵脂、桃仁；寒凝血瘀型加吴茱萸、桂枝、五灵脂；血热挟瘀型加生地、丹皮；气血亏虚者加黄芪、党参、生熟地；肾虚型加熟地、杜仲、肉苁蓉、巴戟天；头痛加白芷、全蝎；乳房或乳头痛加王不留行、麦芽。

【治疗方法】水煎服，每日 1 剂。于经前 5 天始服，服至经净痛止。连服 2~5 个月经周期。

【主治】理气活血，化瘀止痛。主治原发性痛经。

【经验体会】以当归止痛汤结合辨证加减治疗原发性痛经，疗效确切。动物实验证明，当归对子宫有抑制和兴奋"双向性"作用；元胡有显著镇痛作用；川芎浸膏使子宫收缩增强，大剂量反使子宫麻痹，收缩停止；芍药与甘草有解痉作用。故认为本方对痛经产生镇痛作用的机理，可能是通过对子宫的双向性作用而调节子宫的机能有关。

【来源】刘孟安，等．当归止痛汤治疗原发性痛经 86 例．北京中医杂志，1988，(5)：30.

【方四】加味芍药汤

【组成】元胡、白芍、香附各 10g，甘草 3g。

【治疗方法】水煎服，每日 1 剂，连服 3 剂。在行经前 1 天或有行经先兆时服。

【主治】活血祛瘀，理气止痛。主治室女痛经。

【经验体会】芍药甘草汤酸甘并用，为柔肝、解痉、止痛之剂。加香附入气分，行气中之血；元胡入血分，行血中之气。四药合用增强了活血行气，祛瘀止痛效果。

【来源】袁耀先．加味芍药甘草汤治疗室女痛经．北京中医，1983，(1)：33.

（二）膜性痛经方

原发性痛经中属膜性痛经者，典型症状为月经第 3~4 天时疼痛最剧烈，膜状物排出后疼痛即消失。活血化瘀为其基本治法。

【方一】益气化瘀汤

【组成】①行经期方：党参 15g，白术、茯苓、益母草各 12g，炒蒲黄、白芍各 10g，五灵脂、当归、制香附、川芎各 9g，三七（冲服）5g。下腹畏寒胀痛者加肉桂 3g，乳房胀痛者加柴胡 9g。

②经间期方：菟丝子、党参各 15g，何首乌、白芍各 12g，肉苁蓉、熟

地黄、杜仲、桃仁各10g，当归身、蒲黄各9g。

【治疗方法】上方均水煎服，每日1剂。其经间期方于月经第15天开始服用，连服1周。

【主治】益气化瘀，主治膜性痛经。

【经验体会】膜性痛经，是妇女月经病中较严重的一种疾患，多见于未婚或未孕女青年。是指子宫内膜整块排出时，子宫收缩增强或不协调收缩所引起的痛经。一般属实体实证，西医通常用补充孕激素的治法，但效果很不理想。用本方观察30例，效果满意，而三七、蒲黄、益母草则是治疗本证不可缺少的良药。

【来源】陈爱莲. 益气化瘀法治疗膜性痛经30例. 广西中医药，1993，
（1）：16.

【方二】 化瘀消膜汤

【组成】三棱、莪术、炒五灵脂、炒蒲黄、穿山甲、王不留行、香附、菟丝子各10g，当归、山楂、党参各15g，血竭（冲服）2g。

加减变化：兼有寒象者，加肉桂6g；仙灵脾、艾叶各10g；兼热象者，加赤芍、黄芩各10g。

【治疗方法】月经干净后开始服药，每日1剂。水煎服。服至下次行经即停。连续服用2个月经周期为1疗程。

【主治】本方功能活血化瘀，消膜定痛。主治膜性痛经。

【经验体会】现代医学认为，膜性痛经属原发性或功能性痛经范畴。通常采用性激素治疗，效果不甚理想。根据此病的好发年龄及临床特征，多见于未婚未孕之女青年，经前即有腹痛，经色黯红有块，待块物流出，其痛渐减。结合舌质脉象，显然与祖国医学气滞血瘀痛经相似。"不通则痛"是关键所在。遵《内经》"血实宜决之"之意，立活血化瘀，消膜定痛之法，故获良效。

【来源】李维华，等. 自拟化瘀消膜汤治疗膜性痛经32例. 浙江中医杂志，1992，（3）：129.

【方三】 化瘀散膜汤

【组成】蒲黄、五灵脂、青皮各12g，山楂20g，血竭粉10g。

加减变化：偏热型加红藤、熟军；偏寒型，加小茴香、炮姜；至经期蒲黄宜炒，血竭粉易三七粉。

【治疗方法】自患者完成各项临床及实验室检查后的首次月经净止日起，每日取上药头、2 汁水煎剂分早、晚两次服完，日服 1 剂，连服 3 个月经周期为全疗程。

【主治】行气活血，化瘀散膜。主治膜性痛经。

【经验体会】"膜痛"患者在整体上有血 E2 水平异常升高及血液黏度增高的病变，又有局部随经潮而隐现的腹痛、膜块、及微观上的子宫内膜病理、组化改变（子宫内膜中血管内、外瘀血），可以认为属气滞血瘀痛经之重症。治当以活血化瘀为主，化瘀散膜汤有破气行滞、活血化瘀的功效。通过临床观察，施于患者的整个月经周期，具有降低异常 E2 水平，改善机体血液的黏滞性及子宫的瘀血状况等作用，表明其治疗效果是通过调整患者整体的气血，完全或不完全地阻断瘀块的形成，且直接化散已经形成的瘀块，从而促进子宫内经血的流畅，使患者获得膜化痛止或接近向愈的结果。

【来源】徐斌超，等．化膜汤治疗膜性痛经 30 例。上海中医药杂志，1987，（1）：34.

【方四】四物三香汤

【组成】当归、川芎、白芷、木香、制香附各 10g，白芍 12g，生地 6g。

加减变化：气滞血瘀型加牛膝、桃仁、五灵脂各 10g，益母草 30g，红花 6g；寒湿凝滞型加生艾叶、吴萸、干姜、小茴香各 10g，肉桂 3g；气血虚弱型加黄芪、山药、女贞子各 30g，党参 15g，茯苓 10g；肝郁气滞者加柴胡、川楝子、元胡、小茴香各 10g；肾阳虚、子宫发育不良者加紫石英、仙灵脾各 10g，巴戟、肉苁蓉各 15g；肝肾亏虚型加枸杞子、山药各 10g，女贞子 30g，山萸肉 15g；膜样痛经加血竭 3g，苏木 10g。

【治疗方法】经血来潮前 3~4 天开始服药，每日 1 剂，经来痛止停药。下个月经周期再如此用药，一般在连用 2~3 个月经周期后痊愈或好转。

【主治】养血活血，行气止痛。主治痛经（包括膜样痛经）。

【经验体会】方中四物汤既能养血，又能活血，补中有行，对痛经虚中有滞，则各得其所。

【来源】苏学贤．四物三香汤治疗痛经 57 例疗效观察．湖北中医杂志，1990，（2）：16

（三）痛经外治方

采用外治方法（如针刺、膏剂或散剂外敷局部）治疗痛经（包括原发性痛经和继发性痛经），经临床证实有较好疗效。若外治的同时配合方药内服，可提高治疗效果。现选介化瘀止痛膏、痛经外敷散等验方或外治法，可供临床参考。

【方一】 化瘀止痛膏

【组成】 当归、川芎、桃仁、炒白芍、吴萸各 100g，肉桂、细辛、川牛膝各 30g，炙甘草 50g，丹皮 20g。

【治疗方法】 上药共研细末（过 120 目箩），用时取 20g 药末，加 30 度白酒（原白酒加开水稀释）、少许凡士林调匀。经前 3 天敷于脐部，经至敷于关元穴，胶布固定。经净取下。痛甚者用热水袋加温。连敷 1~3 个月经周期。

【主治】 活血化瘀，温经止痛。主治原发性痛经。

【经验体会】 任主胞宫，神阙、关元同属任脉。现代医学研究表明，脐在胚胎发育过程中为腹壁最后闭合处，表面角质最薄，渗透力强，有利于药物的吸收。故外敷神阙、关元，能使药物直达病所。痛经虽有气滞、寒凝、热郁、虚弱等不同，但皆为血瘀不通而痛。本方旨在化瘀止痛，祛邪补虚，加酒通利血脉。本方制作简单、疗效确切，无痛苦，无副作用。

【来源】 江明旺．化瘀止痛膏治疗痛经 80 例．陕西中医，1991，(12)：536.

【方二】 三味痛经膏

【组成】 五灵脂、郁金各 250g，冰片 1g。

【治疗方法】 上药共研细末，装在瓶中备用。在月经前 3~5 天，选关元、中髎两穴，每穴取 15g 粉末，用白酒调成糊状，摊在纱布块上，贴敷于穴位，外用橡皮膏固定。月经来潮后 2~3 天无腹痛去掉膏药。

【主治】 舒经通络，散寒止痛。主治原发性及继发性痛经。

【经验体会】 原发性痛经或继发性痛经，在治疗上一般多采用口服药治疗。本组 33 例应用穴位敷贴治疗后，痊愈 31 例，好转 2 例，有效率为

100%。说明本治疗方法疗效可靠，使用安全，价格低廉，有独特的临床使用价值。

【来源】崔周燮．三味痛经膏穴位敷贴治疗痛经 33 例．吉林中医药，1992，(6)：16.

【方三】 活络发泡膏

【组成】取斑蝥、白芥子各 20g，研极细末，以 50%二甲基亚砜调成软膏状。

【治疗方法】用时取麦粒大小一团，置于 2×2cm 的胶布中心，贴于中极或关元穴。每月经前 5 天贴第 1 次，月经始潮或觉腹痛则贴第 2 次。两个月经周期为 1 疗程。

注意事项：一般贴 3 小时揭去药膏，当时或稍后即出现水泡，通常 2~3 天逐渐干瘪结痂。

【主治】清热利湿，活血化瘀，温经止痛。主治痛经。

【经验体会】经临床辨证施治，用发泡膏外贴中极穴、关元穴，治疗妇女痛经症 82 例，取得了明显效果。其中气滞血瘀者疗效最好。

【来源】施亚萍，等．发泡膏治疗痛经 82 例临床观察．北京中医，1990，(5)：28.

【方四】 痛经外敷散

【组成】当归、吴茱萸、乳香、没药、肉桂、细辛各 50g，樟脑 3g。

【治疗方法】先将樟脑以外的各药研细，将当归、吴萸、肉桂、细辛共水煎 2 次，煎液浓缩成稠状，混入溶于适量 95%乙醇的乳香、没药液，烘干研细末加樟脑备用。经前 3 天取 5g 药粉，用黄酒数滴，拌成浆糊状，外敷脐中，用护伤膏固定，药干则调换 1 次，经行 3 天后取下，每月 1 次，连续使用，至治愈或微痛为止。

【主治】温经散寒，活血止痛。外敷以治痛经。

【经验体会】本病病机主要是气滞血阻，月经运行不畅，不通则痛。方中当归、乳香、没药活血止痛，吴萸、肉桂、细辛温经散寒，樟脑作为引药渗透，使诸药直达病所。脐为五脏六腑之气出入之处，故应用外敷散敷脐，能达温通脏腑，祛风散寒，行气活血的作用。寒散气行血活痛经自愈。本法不仅疗效迅速，而且经济简便，故值得推广。

【来源】许曼理．痛经外敷散治疗痛经 92 例．浙江中医学院学报，

1985,（4）：25.

【方五】 痛经Ⅰ号散

【组成】 全当归、大川芎、制香附、赤芍、桃仁各9g，延胡索、上肉桂各12g，琥珀米1.5g。

【治疗方法】 上方研末，在经前1~2天或行经时取3g，用30%酒精调和，湿敷于脐部，外衬护创胶或用纱布、橡皮膏固定，日换1次（夏天可换2次），连续敷疗3~4天为1个疗程。

【主治】 行气祛瘀调经。主治原发性痛经。

【来源】 许仁和．"痛经Ⅰ号"外敷治疗原发性痛经．上海中医药杂志，1987，（9）：34.

【方六】 耳穴按压法

【穴位组成】 主穴：子宫、卵巢、下角端。配穴：气滞血瘀加肝，寒湿凝滞加肝脾，阳虚内寒加脾肾，气血两虚加脾胃、肾。

【治疗方法】 用0.5cm×0.5cm大小医用胶布，中央贴1粒王不留行籽，贴于所选耳穴，每穴每次按压1分钟，每日按压5次，压力以能耐受为度，两耳交替，每隔6天更换1次，5次为1疗程（约1个月经周期）。

【主治】 调理冲任气血为主，主治痛经。

【经验体会】 ①近年来的许多研究证明，子宫内膜和血内前列腺素的增高是造成痛经的决定性因素。前列腺素广泛存在于子宫、卵巢等组织，故选子宫、卵巢以调节前列腺素含量，缓解疼痛；选下角端舒张子宫平滑肌，解痉止痛。②中医学认为痛经病位在冲任、胞宫，变化在气血，其治则以调理冲任气血为主，故选耳穴子宫及结合辨证分型加肝、脾、肾、胃穴，以调理胞宫气血，调肝、健脾、益肾、和胃，使全身气血调和，冲任流通，经血畅行则疼痛自止。③本法简便易行，易于推广。

【来源】 宋秀珍，等．耳压治疗痛经60例临床观察．北京中医学院学报，1992，（2）：58.

【方七】 痛经耳压法

【穴位组成】 主穴：内生殖器、内分泌、肾。配穴：气滞血瘀配肝、脾、三焦、心、交感；寒邪凝滞配肝、腹、皮质下，加灸关元；气血虚弱伴有恶心、呕吐、配脾、胃、腹；肝肾不足配肝、腹、脾。

【治疗方法】 每次行经前1周开始治疗。每次主穴必用，根据患者既往症状辨证取穴。在耳壳常规消毒，用耳穴探测仪找到敏感点后，将王不留行子准确地贴在所选耳穴上，并进行按压，每日自行按压 3~5 次，每周治疗 3 次，每次贴压一侧耳穴，两耳交替进行，3 次为 1 疗程。

【主治】　理气疏经、活血止痛。主治痛经。

【来源】　赵永祥．耳压治疗痛经 35 例．云南中医杂志，1992，(1)：33.

（四）痛经通治方

【方一】　痛必宁冲剂

【组成】　白芍、当归、川芎、党参、肉桂、黄芪、莪术、元胡、牛膝各等分制成痛必宁冲剂。

【治疗方法】　①原发性痛经口服痛必宁冲剂，经前 2 天开始服至月经第 2 天，每日 3 次，每次 1 袋（10 克）开水冲服，连服 3 个月经周期。

②炎症继发性痛经经前 5 天开始服，服至月经第 2 天。用法用量同上。

【主治】　本方补气调经，散寒祛瘀。主治痛经。

【经验体会】　本方剂由温经汤化裁而成。痛经的发病机理，多为虚中挟实，寒中有热。痛经一证，现代医学对原发性多采用镇痛、解痉、内分泌治疗法及扩张宫颈等手术疗法。其中镇痛疗法作用短暂而不能根治，内分泌疗法对已婚未孕者不利。而痛必宁则有优势，镇痛效果好（药理实验证明有多方面镇痛作用），临床使用疗效可靠。冲剂使用方便，能发挥应急作用，无毒副作用。

【来源】　刘稚超，等．痛必宁冲剂治疗痛经的临床疗效观察．中医药学报，1991，(5)：39.

【方二】　当归芍药散

【组成】　当归、芍药、川芎、茯苓、白术、泽泻按 1：5.6：2.7：1.3：1.3：2.7 的比例下料，共研细末，装入胶囊，每粒胶囊含药粉 0.4g。

【治疗方法】　中度疼痛患者每次 6 粒，重度疼痛每次 8 粒，每日 3 次。实证痛经（气滞血瘀型、寒湿凝滞型）患者和肝脾不和型痛经患者在每次月经来潮前 2 天开始服药；虚证痛经（气血虚弱型、肝肾阴虚型）患者于经净后第 1 天开始服药。服药 7 天为 1 个疗程，共服 3 个月经周期。服药期间停用其他中西药，无效者改用其他方法治疗。

【主治】补虚扶正，活血化瘀，行气止痛，调理肝脾。主治原发性痛经、继发性痛经（包括子宫内膜异位症、子宫肌瘤、慢性附件炎）。

【经验体会】当归芍药散配伍精当，气血兼顾，攻补兼施，祛瘀生新，药精而效宏。经临床观察，本方对气滞血瘀、寒湿凝滞、肝脾不和、气血虚弱、肝肾阴虚型痛经均有良好疗效，尤以肝脾不和型为佳。经临床观察，该方对原发性痛经的疗效显著高于继发性痛经。此外，当归芍药散还具有良好的调经作用，且无任何副作用。

【来源】谢春光，等．当归芍药散治疗痛经的临床疗效观察．中医杂志，1989，（8）：33.

【方三】痛经灵胶囊

【组成】党参、黄芪、桂枝、川牛膝、甘草、白芍各 10 份，川芎、丹皮各 6 份，吴茱萸 4 份。

【治疗方法】上药按比例共研细末，过 80 目筛装胶囊，每囊净重 0.5g，每次服 5 粒，每日服 3 次，温开水送下。服药于经前 1 周开始至月经干净停药，此为 1 疗程。服 1 疗程未愈者，可按上法再服，一般多在两个疗程内获愈。若病人首诊时正值经期，则可即行服药至经净。若病愈，应续用 1 个疗程。

【主治】益气养血，温经散寒，兼以活血化湿。主治痛经。

【经验体会】本胶囊以益气养血，温经散寒为主，兼具活血和化湿之力，主治因虚寒及寒湿所致的痛经。若见气血亏虚太过或挟瘀较甚者，则辅以当归养血膏养血调经，或益母草膏活血行瘀以裨补之，取效亦良。本方制作简单，使用方便，易为病者接受。

【来源】聂玉英．痛经灵胶囊治疗痛经 60 例．四川中医，1987，（7）：37.

【方四】红兰花酒剂

【组成】红花、当归各 10g，益母草 60g，川芎 5g，黑胡椒 7 粒。

【治疗方法】以上诸药，用白酒 500ml 浸泡 48 小时即可服用。每日早晚各服 1 次。每次服 20ml。连服 1 个月经周期为 1 个疗程。

【主治】活血祛瘀，理气止痛。主治痛经。

【经验体会】本方系《金匮要略》红兰花酒方加味而成，原方主治"妇人六十二种风及腹中血气刺痛"。本方适宜血瘀气滞之患者，尤以血瘀为主之痛经者。本方制作简单，服用方便，价格低廉，疗效满意，值得推广。

【来源】万仪辉．加味红兰花酒治疗痛经．成都中医学院校报，1990，(4)：37．

二十六、经前期紧张综合征

经前期（10～14 天）出现生理上、精神上以及行为上的改变，称为经前期紧张综合征。典型症状为经前 10～14 天出现盆腔下坠感，腰背疼痛，头痛，乳房胀痛，全身无力，疲劳，抑郁，精神过敏（无原因哭泣或大怒等），面浮肢肿等，月经来潮后症状消失。

本病发病原因不甚清楚。如有的认为经前期紧张综合征常存在于有排卵型的月经周期中，可能是组织对孕激素、雌激素敏感性失常有关；水钠潴留、催乳素浓度增高以及维生素 B_6 缺乏等亦有可能导致本病的产生。临床治疗，主要是采用精神疏导与药物治疗相结合。药物治疗主要是对症处理，包括纠正水钠潴留、控制精神神经症状、消除乳房胀痛以及激素治疗等，但疗效均不够理想。

结合临床表现，本病可归类于中医"脏躁""经前乳胀""经行水肿""经行头痛""经行身痛""经行情志异常"等病证范畴。肝气郁结、肾阴不足、肝阳上亢是本病发生的基本原因。因乳房、胸胁、小腹乃肝经循行之处，冲任隶属于肝肾，肝经气机郁滞则诸症丛生；肾阴不足，不能涵养肝木，肝阳上亢，挟痰湿上扰清阳，则可出现经前精神情志异常、头痛身痛、乳房胀痛等症；肝木乘脾，脾湿不运，水津不布，即见经行水肿，脾肾不足，则见精神疲乏、四肢无力等候。中医药治疗，重在疏肝理气，滋肾柔肝，结合心理疏导，以调整脏腑气血阴阳；累及脾、心等脏，则宜兼而治之。临床证实，中医治疗本病具有一定的疗效。

【方一】芪附四君汤

【组成】制附片 15g，黄芪、太子参或党参各 30g，白术、茯苓、甘草各 10g。

加减变化：寒象明显或兼表证者选加生姜、苏叶、麻黄、桂枝、防风；

气滞明显者选加香附、木香、枳壳；有瘀象者选加当归、川芎、丹参、白芍；有痰滞者选加半夏、陈皮；阳虚明显者选加淫羊藿、补骨脂；阴虚明显者选加熟地、白芍、首乌；纳少便稀者选加山楂、神曲、二芽；不寐者加酸枣仁；浮肿尿少者加益母草、泽泄。

【治疗方法】上药水煎，每日1剂，分2次服。在经前及经期服用3~5剂。

【主治】本方有扶阳益气之功，主治经前期紧张综合征。

【经验体会】经前期综合征，通过临床观察，以气阳不足兼有痰湿瘀滞者居多，而以气阳不足为本，痰湿瘀滞为标。本病常因恼怒烦劳或感受风寒而诱发，临床表现可以表证为主，也可以里证为主，亦有表里俱病，而出现种种经前期症候。对本征患者只要有形寒肢冷，倦怠神疲少气，脉沉或缓等，不问新久，均以本方随证化裁，以治本为主，兼顾其标。临证时应根据患者阳虚、阴虚、痰湿、瘀滞等证之孰轻孰重，随证施治，灵活化裁。

【来源】黎济民．芪附四君汤治疗经前紧张综合征50例．湖北中医杂志，1989，（2）：6.

【方二】加味柴胡汤

【组成】柴胡20~30g，黄芩、党参、生姜、半夏各9g，炙甘草6g，大枣5枚。

加减变化：乳胁痛加川楝子10g，白芍、夏枯草各15g；烦躁发热加半夏、人参、丹皮各10g，栀子、生地各15g；泄泻加炒白术15g，薏苡仁20g；水肿加茯苓20g，泽泻15g，心悸失眠加远志15g，炒枣仁、当归各10g；恶心呕吐减甘草、大枣，加竹茹、苏梗各10g；头晕头痛加菊花10g，川芎15g；血瘀加丹参15g，鸡血藤10g；气虚加黄芪15g；不孕加紫石英、女贞子各15g。

【治疗方法】水煎服，每日1剂，于出现本征前1~2天开始服药，服至月经来潮。连服5个周期为1疗程。

【主治】疏肝理气，健脾利湿，养心安神，活血祛瘀。主治经前期紧张综合征。

【经验体会】本组经治疗后，对接受过24小时尿孕二醇检验的51例，再次留样检查24小时尿孕二醇含量，其结果 X±SD：4.03±1.92mg，与治疗前 X±SD：2.82±1.03mg 比较，经统计学处理，有显著性差异（P<0.05）。

认为小柴胡汤治疗经前期紧张的疗效，是通过促黄体功能，提高孕激素水平，降低雌激素、孕激素比值来实现的。另外柴胡用量一般情况下不可少于20g。对个别病例用量可至50g，其效果良好，并未见任何不良反应。

【来源】刘长江，等. 运用小柴胡汤治疗经前期紧张征167例疗效观察及机理探讨. 北京中医，1987，（6）：30~31.

二十七、更年期综合征

妇女绝经前后在卵巢功能衰退的同时出现的一系列以自主神经系统紊乱为主的症状，即称更年期综合征。大部分妇女更年期（国际公认的更年期是自41岁开始）可有不同程度的症状出现，少数人症状比较严重，常常影响工作和生活。年轻妇女因病卵巢切除或放疗后也可有类似症状，而且往往症状更为明显。其主要特征是：绝经期前后出现阵发性面部、颈胸部潮红，易出汗，心悸，烦躁，易怒、头晕，目眩，耳鸣，乏力，记忆力减退，肥胖，关节肌肉疼痛，皮肤发痒，骨质疏松，月经紊乱等；由于雌激素水平下降，宫颈和阴道上皮萎缩，阴道分泌物减少而出现性交痛及阴道炎症；内分泌检查显示卵巢激素水平低下、垂体促性腺激素及FSH值升高。

更年期综合征的治疗，症状轻微者主要是心理安慰；神经精神症状较重者可适当给予镇静剂如安定、利眠宁等。性激素治疗，较长时期、合理的选用，疗效较好。

结合临床表现，本病可归类于中医"断经前后诸证""脏躁""年老经断复来""百合病"等范畴。中医学认为，女子七七肾气衰，冲任阴血虚少，天癸将绝，出现肾之阴精亏乏或肾之阳气虚衰，阴阳失于平衡。由于肾阴肾阳是机体阴阳. 之根，其一旦出现不足，必致全身脏腑经络失之滋养、温煦而功能失调。肾阴亏虚，肝木失之涵养则出现潮热、汗出、烦躁、易怒、头晕、目眩、心悸、失眠等候；肾阳不足、温煦不及则表现为四肢不温、尿频失禁、脉沉无力等症；肾中阴阳两虚则诸症兼而有之。治疗总以调平肾中阴阳为大法。

【方一】更年健
【组成】生地、龟板各15g，枸杞子、白芍、菟丝子、仙灵脾、巴戟天、知母、肉苁蓉各 12g，黄柏、茯苓各 9g，黄连 3g。

【治疗方法】上药加水浓煎成 75ml；分早、晚两次服完，连续服药 3 个月。

【主治】以滋肾养肝为本，佐以清泻心火。主治更年期综合征。

【经验体会】大多数学者认为，更年期综合征以肾阴虚为主。本组 20 例辨证分型结果，17 例属肾阴虚。更年期综合征者对周围事物的反应迅速而又强烈，往往表现出激动、亢进等交感神经兴奋状态，本组 20 例精神类型分析，17 例为精神兴奋型，其中 14 例为肾阴虚型患者，证实了更年期综合征中阴虚型多为交感神经兴奋型。笔者认为，肾阴虚是本征的根本病因，斯方即从这一病因出发，以滋肾养肝为本，佐以清心。方中生地、龟板、菟丝子、知母、苁蓉滋养肾阴；白芍、杞子肝肾同治；仙灵脾、巴戟天虽有温补肾阳之功，但温而不燥，意在阳中求阴；黄连、黄柏清热泻火。如此配伍以滋肾阴为主，各方兼顾达滋水涵木，交通心肾之目的，从而取得良好的临床效果。

【来源】毛秋芝，等．"更年健"对更年期综合征生殖内分泌的影响．上海中医药杂志，1993，(1)：14.

【方二】更年新
【组成】生地 20g，丹皮、炒酸枣仁、硃茯苓、钩藤各 10g，莲子心 1.5g，煅紫贝齿 15g。

【治疗方法】水煎。日服 2 次。8 周为一疗程。

【主治】滋阴补肾，清热泻火，平肝安神。主治更年期综合征。

【经验体会】本组运用更年新方治疗更年期阴虚火旺证，在滋阴补肾的基础上，配伍清心、肝之火，安定神魂之品，取得满意的效果。

【来源】陆启滨，等．更年新方治疗更年期综合征的临床观察．中西医结合杂志，1991，(9)：535.

【方三】定经汤
【组成】菟丝子、白芍、当归各 30g，大熟地、山药各 15g，白茯苓 10g，荆芥穗 6g，柴胡 1.5g。

加减变化：眩晕、目涩加菊花 10g，枸杞子 10~15g；头晕、腰酸、经量多加女贞子 15g，旱莲草 30g；头痛，舌有瘀点加川芎 10~15g，丹参 15~30g；失眠多梦加酸枣仁 10~18g，柏子仁 10~15g，夜交藤 15~30g；心烦易怒、舌红加栀子 10g，珍珠母 30g；易惊善恐加制首乌、枸杞子、酸枣仁各10~15g；畏寒，乏力，肢痛，舌淡加仙灵脾 10~15g，黄芪 15~30g；两胁胀满，少腹时痛加香附 10g；面部潮红，舌红加生地 15~60g，知母 10g，黄柏 6~10g；苔腻、纳差去熟地，或加陈皮 10g。

【治疗方法】水煎服。每日 1 剂，分两次服。

【主治】舒肝肾之气，补肝肾之精。主治更年期综合征。

【经验体会】据临床观察，妇女更年期综合征的病变部位中心在肝肾。病因为精血衰少，天癸将竭，由此而产生阴损及阳，阴虚阳亢，肾虚肝郁等变化。定经汤为治"经水先后无定期"而设。妇女更年期综合征，不但因该病多见此症，更主要是由于该方有补肾调肝之功，加之随之灵活化裁，所以临床疗效比较显著。

【来源】席增业．定经汤治疗更年期综合征 37 例．中西医结合杂志，1985，（8）：501.

【方四】 益肾更年饮

【组成】生地、紫草、桑寄生、钩藤（后下）、生麦芽各15g，仙灵脾、炒当归、制香附各10g。

加减变化：肝郁心虚，脏躁神烦加淮小麦、炙甘草、红枣；脾虚不运，纳差便溏加党参、白术、山药、茯苓；肾虚火旺，烦躁易怒，血压偏高者加熟女贞、墨旱莲、夏枯草、石决明；阴虚血少，失眠心悸加北沙参、麦冬、制首乌、酸枣仁、五味子；阳浮夜泄，自汗盗汗加糯稻根、浮小麦、白芍。

【治疗方法】水煎服，每日 1 剂，分 2 次服。

【主治】本方功可滋阴温肾，平调阴阳，养心安神。主治更年期综合征。

【经验体会】妇女更年期综合征之临床表现，常系肾之阴阳失调，水火不济所致。因此，平调肾之阴阳，使之恢复到相对平衡状态，显然是治疗本病的关键。故本方之意以补充肾之精气阴阳，养血安神为大法，颇合病因病机。临床证实确有一定疗效。

【来源】张志坚，等．妇更饮治疗更年期综合征探讨．中医杂志，1984，（4）：43.

二十八、月经过多

月经周期正常，经量却明显增多，盆腔检查除外器质性病变，基础体温呈双相者，称为月经过多。其发病原因，目前尚不清楚，多数学者认为月经过多与子宫内膜的前列腺素（PGS）系列产物比例失调有关。

月经过多亦可继发于产后、人流术后、扎管术后，一般属功能性；也可继发于器质性疾病如子宫肌瘤、子宫内膜异位症、子宫肌腺瘤等病。

临床诊断，除基础体温测定、病史及妇科检查外，还有诊断性刮宫提示宫腔大小正常，宫壁光整，病理组织检查子宫内膜呈分泌期反应，阴道脱落细胞涂片中成熟指数、伊红指数、宫颈评分及血雌、孕激素水平均可在正常范围，且有周期性变化。

西医治疗本病主要采用对症处理，包括加强营养，运用止血剂，或用激素治疗，严重时则需刮宫止血，但效果均不够理想。

本病中医亦称"月经过多"或"经血过多"。其发病机理，或因脾气亏虚，统摄无力，经血溢出体外；或因肾气不固，而致血出；或因脾肾两虚；或因阴虚火旺，迫血行道；或因瘀血内阻，血不循于常道，溢出体外；亦因湿热之邪内犯胞宫而致月经过多者。故临证治疗，当审证求因，审因论治。常用之法，包括益气健脾摄血，温肾化气摄血，滋阴降火、凉血止血，活血化瘀、去旧生新，或清热利湿止血等等。

本节所选介之方药，主要用以治疗"月经过多"病者。至于器质性疾病如子宫肌瘤、子宫内膜异位症等病所出现的月经过多，可参考相关章节所介绍的经验方。

【方一】 *益气清营固冲汤*

【组成】 炙黄芪、重楼各30g，太子参、大生地、贯众炭、乌贼骨各15g，炒黄芩12g。

加减变化：应当随病情变化而略加药味。如气滞血瘀可加炒柴胡、炒白芍、炒当归、制香附、煅花蕊石；肝肾阴虚加熟女贞、墨旱莲、炒川断、煅牡蛎；阴血虚加熟地、阿胶、女贞、旱莲、桑寄生等。

【治疗方法】 水煎服，每日1剂。服药时间随病情而定，一般服5~10

剂即可获效。

【主治】本方功可益气摄血、清营凉血、解毒、固冲、止血。适用于妇科多种血证，如月经过多、经间期出血、崩漏、胎漏、产后及人流后恶露不绝等属气阴两虚，营热扰冲或夹瘀血、湿热者。

【经验体会】本方为姚寓晨主任医师经验方。方中以炙黄芪、太子参益气摄血；生地、黄芩滋阴清热凉血；贯众炭、乌贼骨、重楼解毒消炎止血，诸药合用，共奏益气清营、固冲止血之效。用之临床，效果明显。

【来源】姚寓晨，等．益气清营固冲汤治疗妇科血证举隅．中医杂志，1990，(3)：22.

【方二】复方宫血安冲剂

【组成】党参、续断各15g，炙黄芪12g，白芍、女贞子各10g，山楂、乌梅、旱莲草各8g，甘草5g。

【治疗方法】上药制成冲剂，12g为1包。口服，1日3次，每次1包，经前5天开始服药，每月经周期服药5天为1疗程。

【主治】本方能大补气阴以固本，迅速止血以治标。主治月经过多。

【经验体会】气虚而血失统摄；为月经过多的主要因素。宫血安以西党参、炙黄芪二药为君，旨在益气摄血以固其本；以白芍、续断二药为辅，有补肝益肾，养血敛阴之功，能助血归经，为治阴虚血热下血之良药，且均入肝经，行中有止，止中有行，可使血热清而不凝，血行缓而不滞；山楂、乌梅酸涩微温，固摄收涩；女贞、旱莲即二至丸，为滋阴清热，凉血止血之验方；少量甘草为使，以补中益气而调和诸药。全方能大补气阴以固其本，迅速止血以治其标。经药理实验证明，宫血安能明显缩短凝血时间，能调节子宫功能，而有一定的止血作用，且未见任何毒性反应。在服法上参照了月经周期，既最大限度地发挥了药物疗效，又减少了煎药的麻烦和经济负担，是较科学、较合理的服药方法。

【方药来源】湖南中医学院宫血安研制小组．复方宫血安冲剂治疗月经过多43例临床观察．湖南中医学院学报，1991，(2)：17.

【方三】月经过多艾灸方

【穴位组成】十七椎穴（位于第5腰椎棘突下）。

【治疗方法】患者俯卧，将点燃着的艾条在该穴上温灸30~40分钟。灸后盆腔有明显的热感。若在灸前配合针刺2~5分钟则效果更佳。

【主治】艾灸十七椎穴能通行经络，益气活血，调理冲任。主治月经过多。

【经验体会】十七椎穴为经外奇穴，位置正处督脉所循行之路，并位邻胞宫，用艾条温灸本穴可以通行经络，益气活血，调理冲任、督脉，从而达到治疗目的。此法尤其对辨证属虚寒者效果最好，亦适用于崩漏及产后大出血，对于盆腔炎症也有一定疗效。

【来源】何克哲．艾灸十七椎穴治疗月经过多．新中医，1990，(7)：35.

【方四】加味桃红四物汤

【组成】桃仁、当归、茜草各 10g，红花 6~10g，川芎 6g，赤芍 12g，熟地、海螵蛸各 15g。

加减变化：兼热加黄芩 10g，蒲公英 15g，生地易熟地；腰酸加续断 15g；瘀滞甚加黑蒲黄 10g，益母草 15g；兼寒加炮姜 6g；气虚加生黄芪 15g；纳呆加山楂 15g。

【治疗方法】煎汤内服，每日 1 剂。

【主治】本方祛瘀生新，引血循经。主治阴道出血。

【经验体会】瘀血是常见的妇科出血症的主要机理之一。由于瘀阻胞脉、冲任，以致血不循经，阴道出血不止。以量多如崩，量少如漏，色暗红或褐色，有血块为特点。既有瘀血又有失血的体征。不祛瘀则血不止，专补血则易留瘀。若能寓化瘀于养血之中，则有利于机体康复。加味桃红四物汤并非逐瘀峻剂，从临床 128 例的止血效果来看。仅有 7 例药后血稍多而旋即止，其余则药后由血少而止或止。由此可见，桃仁、红花并非走而不守，散而无收，泻而无补的峻猛药物。出血后往往出现舌淡或脉细，其时瘀血未去，切不可妄用参芪大补，否则会导致出血更多。而辨证之法，重点在于血色、血质。128 例患者中，血色暗红或褐的有 106 例，占 82.8%，有血块的为 92 例，占 71.9%这均说明瘀血症的存在。又血以和为贵，应用活血化瘀药切不可大剂独任，而辅以理气之品又必不可少。

【来源】钟秀美，等．加味桃红四物汤治疗阴道出血 128 例疗效观察．浙江中医杂志，1992，(7)：300.

二十九、倒经

月经期在子宫以外部位如鼻黏膜、胃、肠、肺、乳腺等部位发生出血，即称之为倒经。其中以鼻衄为常见。倒经大多是由于子宫内膜异位症所引起（其发病机理，可参考"子宫内膜异位症"一节）。治疗方法，常采用局部止血以电灼出血点及子宫内脏异位灶，或服用孕激素，但疗效够理想。对年龄大而无生育要求且保守治疗无效者可采用手术（如全子宫切除术）。治疗。

本病中医又称"经行吐衄"。其病因病机，认为多由肝郁气滞化火，灼伤脉络所致；或素体阴虚火旺，迫血妄行；或气滞血瘀，血行不畅而上逆；或湿热内蕴所致。治疗或疏肝理气，或滋阴降火，或理气活血化瘀，或清利湿热之邪。邪气一旦消除，则血自然下行，倒经诸症自可渐除。近年来，对本病的治疗除辨证施治外，主张加用治血化瘀、引血下行之品，具有一定疗效。

【方一】归芩红花汤
【组成】当归、黄芩各10g，红花6g，白茅根、赤芍、香附、益母草、川牛膝各12g，代赭石、珍珠母各20g，玄参、生地各15g。
【治疗方法】水煎服，月经来潮前1周开始服药，每日1剂，15天为1疗程。
【主治】活血调经，引血下行，滋阴清热凉血。主治倒经。
【经验体会】倒经的病机主要是血热气逆，血热妄行。《沈氏女科辑要笺正·月事异常》说："倒经一证，亦曰逆经，乃有升无降，倒行逆施，多由肾虚于下，阳反上冲，非重剂抑降，无以复其下行为顺之常。甚者且须攻破，方能顺降。"根据中医通因通用的治则，采用活血调经，稍加重镇攻破，清热凉血并用，引血下行，使其经血顺降，不再逆行，则鼻衄自止，月经正常。
【来源】叶明. 通因通用治疗倒经50例疗效观察. 北京中医，1989，(3)：23.

【方二】 活血化瘀汤

【组成】 桃仁、红花、当归、赤芍各 12g，川芎、生川军、益母草、牛膝、甘草各 10g，生地 20g。

加减变化：小腹刺痛固定不移加三棱、莪术；胸胁刺痛加柴胡、郁金；少寐多梦加丹皮、丹参、琥珀；咽干口渴加北沙参、花粉；肢体发麻或疼痛加乳香、没药、鸡血藤。

【治疗方法】 每日 1 剂，每疗程 15 剂，配合中成药当归丸或桂枝茯苓丸调治。

【主治】 疏肝清热、滋服降火。主治倒经（经行吐衄）。

【经验体会】 经行吐衄，一般认为是由肝经郁火、胃火血热或阴虚肺燥所致。常采用疏肝清热、滋阴降火法治之，但也有因瘀血阻滞胞宫所致者。本组 32 例中，临床表现多有血瘀体征，此"吐衄"乃由瘀阻胞脉，血行不畅，以使郁火上冲，血逆口鼻，伤及阳络所致。应予活血化瘀为先，使血得瘀去则火自降。为此遵循中医"见血休止血，祛瘀当为先"的治则，以桃红四物汤活血祛瘀；益母草、生川军推陈逐瘀，止血而不留瘀；牛膝通利血脉引血下行。诸药合用，血行瘀去，郁火自清，吐衄不作而愈。

【来源】 江伟华．活血化瘀法治疗经行吐衄 32 例．上海中医药杂志，1992，（5）：10.

【方三】 加减疏经散

【组成】 白芍、川牛膝、黄芩、生地各 10g，佛手、香橼皮、木贼草、绿萼梅、柴胡、白蒺藜、无花果、甘草各 6g，木蝴蝶 5g。

【治疗方法】 每日 1 剂，水煎 2 次，合汁分 2 次服。月经期后服六味地黄丸以益肾固本，月经再至时继服本方 3 剂，连续数个周期。

【主治】 养血疏肝，调经降逆，醒脾益胃。主治倒经（经行乳衄）。

【经验体会】 经行乳衄的发生多与情志不遂，气郁化火，逆而上冲有关。故治当以养血疏肝，调经降逆为主，兼以调理脾肾。方中以柴胡、佛手、木贼草、绿萼梅、玫瑰花、香橼皮、木蝴蝶等疏肝解郁；白芍、无花果等养血柔肝；生地育养阴血；甘草补气健脾，和中安胃；黄芩、牛膝凉血清热，引血下行。全方共奏疏肝解郁，顺气降逆，调经止血之功。经后服六味地黄丸以滋补肝肾，化生精血，濡养冲任。此乃急者治其标，缓者治其本，标本兼顾，可绝病根。

【来源】 刘时尹．经行乳衄诊治一得．黑龙江中医药，1985，（1）：40.

三十、其他月经周期异常

包括月经先期、月经后期、月经先后无定期。下述方药，可供临床参考选用。

（一）月经先期方

月经周期提前 7 天以上，甚至 16~17 日一潮者，称月经先期。中医又常称之为"经早""月经前期""经水先期"等。其发病机理，常因脾气虚弱，固摄无力；或肾气不固；或肝郁血热；或阴虚迫血旺行所致。现选介滋阴凉血汤等 2 首。

【方一】栀苓先期饮

【组成】黄芩、生栀子各 10g，酒大黄、升麻各 1g，麦冬、杭白芍各 12g，茯苓 15g，泽泻 9g。

【治疗方法】上药水煎服。在月经干净后第 5 天开始服药，连进 7~15 剂。若服药期间月经来潮，应停服药。待月经干净后第 5 天再继续服药。可连续服用 3 个月经周期。服药治疗期间，须忌食有刺激性食物。

【主治】清热泻火，调血固经。主治月经先期。

【经验体会】本病的主要发病机理是由于血分有热，或气虚导致冲任不固所致。临床尤以血分有热为多见。方中黄芩、栀子、大黄、泽泻清热泻火，使热从二便而出。麦冬、白芍养阴柔肝，俾热去而阴不伤。升麻、茯苓升阳健脾，取其下者上治之理。全方重在清热泻火，热去血自安，血安冲自固，冲固经自调。本方性偏凉润，凡属气虚型月经先期者，不宜使用本方。本方对于上节育环所引起的月经先期，也有较好疗效。

【来源】马爱华. 先期饮治疗月经先期 106 例疗效观察. 浙江中医杂志，1988，（7，）：304.

【方二】滋阴凉血汤

【组成】①基本方：生地、玄参、赤芍、失笑散（包）各 12g，丹皮

9g，旱莲草 15g，鹿衔草 30g，甘草 6g。

②加减变化：阴虚甚，加麦冬、北沙参；兼气虚，加党参、升麻炭、仙鹤草；兼血瘀，加茜草炭等；兼气滞，加香附炭；虚寒者，加炮姜炭、艾叶炭、灶心土；兼实热，加大黄炭、炒槐花；月经量特多者，加参三七粉（吞服）。

③巩固治疗：经血干净期间：阴虚血热为主者，服六味地黄丸，二至丸；偏气虚，服归脾丸、二至丸；偏肾阳虚，服金匮肾气丸、二至丸。行经前期：一般提前 1 周仍用上述基本方随症加减治之。连续治疗 3 个月经周期，在此期间，治疗重在治本，以求痊愈。

【治疗方法】水煎服，每日 1 剂，早晚各服，嘱病人应注意饮食慎忌，如对桂圆、辣椒、酒类等过于辛辣、温热食物，均当慎忌，以免影响药物疗效。

【主治】滋阴凉血，活血祛瘀。主治月经过多、月经先期、经期延长。

【临床体会】上述四种血症，虽病有区别，但冲任失调、气盛火旺之病机则为一致。故治法上无殊差异。原则上"急则治标"，凉血为宜，凉则火降，以使血平，然过凉血凝，每易成瘀之弊，故勿忘行血。"缓则治本"，滋阴为宜，阴足本固，血证可复。滋阴凉血，补虚泻实，标本兼顾，血止阴复。再继续化裁，慎忌辛辣，温燥之品。如此，则四种血证"异病同治"，多获显效。

【来源】周志东. 滋阴凉血药为主治疗妇科四种常见血证 60 例. 上海中医药杂志，1987，（4）：17.

（二）月经后期方

月经周期延后 7 天以上，甚至 40~50 日一行者，称"月经后期"。中医文献又称之为"经迟""月经落后""经水后期"等。常与气血阴阳亏虚、气滞血瘀、痰阻等致使月经不行有关。现介绍加减温经汤 1 首，以备参考。

【方一】加减温经汤

【组成】当归、麦冬、党参各 15 克，白芍、川芎、姜半夏、丹皮、阿胶（烊化）各 12 克，桂枝、吴茱萸各 10 克，炙甘草 6 克，生姜、红糖为引。

加减变化：经行腹痛者加苏木、制没药各 10 克，益母草 15 克；嗳气、腹胀、乳胀者加青皮、桔叶各 10 克，全瓜蒌各 15 克；腰痛者加杜仲、川断各 15 克；白带多者加白扁豆、车前子各 15 克，龙骨、牡蛎各 10 克。

【治疗方法】在月经后 2 周左右连服 3~4 剂，水煎服，日服 1 剂。

【主治】温宫散寒，理气活血，养血调经。主治月经后期。

【经验体会】本病多由血寒、血虚、血瘀气滞等所致。病人多有小腹冷痛、不孕症等症，故用本方治疗，效果较好。服药时间多根据月经周期和生物钟而定，一般是在月经过后两周左右开始服药，每日 1 剂，连服 3~4 剂，效果最好。

【来源】李德新，等．温经汤治疗月经后期 40 例．河南中医，1988，(6)：24.

（三）月经先后无定期方

月经不按周期来潮，时而提前时后延后在 7 天以上者，称"月经先后无定期"。中医文献又称之为"经行或前或后""经水不定"等。多与肾气不足、肝郁气滞、脾虚不运等因素有关。

【方一】 寒凉止崩汤

【组成】黄芩、白芍、乌贼骨各 10g，生地、旱莲草、白茅根各 15g，丹皮、血余、茜草根各 6g。

【治疗方法】上药除白茅根、旱莲草用鲜者外（干品亦可），黄芩、白芍、乌贼骨宜微炒用。茜草根、血余、丹皮炒炭用。诸药先用水浸泡 30 分钟，然后再放火上煎煮两次。每日服 1 剂，分 3 次服。病重者可每日服两剂。

【主治】清热凉血、和血止血。适用于月经不调，或经期错行，或经来不断，血大下如崩，或淋漓不止。

【经验体会】本方对于阳盛阴虚及血热偏重的患者，临床证实疗效确实可靠。其适应症状以所下血色较鲜，心烦口干，夜眠不安，舌质红、苔黄为宜。方中生地、白芍凉血育阴滋液；黄芩、旱莲草、丹皮、白茅根清冲任伏热而凉血止血；血余、乌贼骨、茜草根炒黑止血中并有消瘀和血的作用。如兼血热发烧可加青蒿、白薇以清透伏热；兼腹痛可略加砂仁、制香附以开郁行气；

久病漏下淋漓不止可加清阿胶 10~15g，以加强育阴止血功效。

【来源】 李培生．名医验方——寒凉止崩汤．中医杂志，1988，(6)：48.

【方二】 两地调经汤

【组成】 生地 15g，地骨皮、玄参各 12g，丹皮、白芍、黄柏、麦冬、阿胶（烊化）、旱莲草各 10g。

加减变化：血热兼瘀者加蒲黄 10g，丹参 12g；血热不甚者去旱莲草加益母草 10g；心火亢盛者加炒枣仁 10g。

【治疗方法】 水煎内服，1 日 1 剂，分 2 次温服。

【主治】 清热滋阴凉血、固经止漏。主治胞宫血热所致的月经紊乱、漏证；或月经提前，初时量多而后淋漓不断之证。

【经验体会】 本方仿傅青主清经散和两地汤合方化裁而成，运用关键在于胞中血热。尤其适用于更年期前后出现的经乱、经期过长者。治疗过程中需调情志。

【来源】 秦家泰．两地调经汤．广西中医药，1991，(6)：261.

【方三】 大黄调经汤

【组成】 大黄炭、生地、熟地、制香附、云苓、白术、巴戟天、炒地榆各 15g，当归、柴胡、蒲黄炒阿胶（研末吞服）、元胡、焦黄柏各 10g，炙黄芪 30g，三七粉 6g（吞服）6g。

【治疗方法】 水煎服，每日 1 剂，分 3 次温服。每于发病时服 2~6 剂为1 疗程，连续服用 2 个疗程。

【主治】 行气、活血、益气、补肾、调经。主治放环后月经不调。

【经验体会】 临床上部分妇女放环后常出现月经不调。瘀血内阻、新血不能归经是造成本病月经过多、经期延长等以出血为特点的主症的主要病机。以柴胡疏肝散为主，结合辨证加减用药，疗效较好。在此基础上又经过多年探索，又拟定出大黄调经汤，疗效又有明显提高。由于本方可通用于本病各证型，便于临床掌握使用。方中大黄炒用，具有泻火凉血、活血止血之效，同时配以活血、止血、益气、补肾之品，标本兼治，补泻同施，故获良效。

【来源】 刘正求．大黄调经汤治疗放环后月经不调 110 例临床观察．中医杂志，1991，(8)：30.

三十一、不孕症

凡夫妇同居 2 年以上未孕者，或婚后曾怀孕流产后持续 2 年以上再未受孕者，即称不孕症。前者称原发性不孕，后者称为继发性不孕。引起不孕的原因，除外男方因素（如生殖细胞成熟缺陷、内分泌功能障碍、外生殖器畸形、精索静脉曲张、输精管道阻塞等）外，而原因在于女方者，又称女性不育症。

导致女性不孕的原因甚为复杂，常见因素有：①卵巢因素：包括卵巢先天发育不良、不排卵、黄体功能不全、卵巢功能衰竭或多囊卵巢、腮腺炎后并发的卵巢炎、卵巢子宫内膜异位症而发生的巧克力囊肿等。②输卵管因素：输卵管炎症、输卵管不通畅以及输卵管发育不全而影响卵精的结合。以上两种因素是造成不孕的主要原因。③子宫、宫颈因素：包括子宫先天畸形、子宫肌瘤、子宫内膜炎、宫颈黏液分泌异常等。④阴道因素：阴道损伤后形成的黏连瘢痕性狭窄、处女膜闭锁、先天性无阴道、阴道横隔等。⑤染色体异常：可引起性腺发育异常或生殖道异常，如睾丸女性化的假两性畸形等。⑥免疫因素：近年来发现有 20% 不孕症与免疫因素有关，即由于生殖系统抗原的自身免疫或同种免疫所引起，如精子、精浆、卵透明带及卵巢内产生甾体激素的细胞均为特异性抗原，引起免疫反应，产生相应抗体，阻碍精子与卵子的结合及受精，而导致不孕。

不孕症的诊断，除应检查男方（如精液检查）外，女方检查包括：①询问病史，注意婚龄、月经及性生活情况。有无盆腔感染或手术史；全身检查，注意体型及第二性征发育等情况；妇科检查，了解内外生殖器发育，有无畸形、炎症及肿块。②辅助检查，了解排卵功能，应测量基础体温，检查阴道脱落细胞及宫颈黏液、月经期前子宫内膜活组织检查，以及垂体促性腺激素水平的测定；进行输卵管通气、通液及子宫输卵管碘油造影术等，以鉴定输卵管通畅度；经以上检查均无特殊异常者，可作性交后精子穿透力试验和进一步作免疫试验、染色体测定等，以确定不孕的发病原因。

中医学认为，妇人受孕的机理，主要在于肾中精气旺盛，阴血充足，

任通冲盛，月经调和，两精相合，方能成孕。《素问·上古天真论》所谓
"女子二七而天癸至，任脉通，太冲脉盛，月事以时下，故有子……"即是
谓此而言。其中肾中精气充足与否是受孕的关键所在。

对于原发性不孕，前人每称之为"全不产""无子"等，而继发性不孕
则多谓为"断绪"等。其发病机理，常因先天肾气不足，精血亏少，冲任
脉虚，胞脉失养，不能摄精成孕；或因情志不畅，肝气郁结，气血不和，
以致精不相合而成不孕；或因湿热邪毒外侵，胞宫孕育功能失调；或因气
滞血瘀，或因痰湿内阻，或痰瘀互结，壅滞胞宫。可见，其病因病机甚为
复杂。由于肾中精气不足是本病发病之本、是内因，痰、湿、瘀血、热毒、
寒等邪气外侵是标、是外因，故临证治疗，当辨明标本缓急，审证求因，
辨因论治，或益肾填精，或温肾散寒，或补气养血，或清热解毒，或化痰
祛湿，或活血化瘀，可望获得较好疗效。临证时若能辨证与辨病相结合，
治标与治本相结合，外治与内服方药相结合，又可使疗效进一步得到提高。

由于妇科多种疾病均可导致不孕症，故其治疗方法无论是从西医角度
言还是从中医角度言，均应有所不同。本节重点介绍因无排卵、黄体功能
不全、输卵管慢性炎症阻塞、子宫发育不良、免疫因素，以及其他原因所
致的不孕症中医秘方验方，至于因多囊卵巢综合征、子宫内膜异位症、子
宫肌瘤等病所致者，详见有关章节所介绍之验方。

三十二、不孕症通治

即介绍对多种原因所致不孕症有较好疗效之经验方。如天英消癥方、
活血补肾汤、疏肝调经汤均是。

【方一】 天英消癥方
【组成】 ①口服方：皂刺、白芍、穿山甲、红花、乌药、陈皮、香附各
10g，蒲公英30g，柴胡、路路通各6g，当归12g。

②灌肠方：皂刺、川朴各15g，蒲公英30g，生大黄10g，银花藤30g。

③外敷方：皂刺、路路通、红花、透骨草、赤芍各15g，蒲公英30g，
威灵仙、乳香、没药各20g。

【治疗方法】 口服方每日1剂，水煎服，每周服5剂，8周为1疗程；

灌肠方每晚 1 剂，水煎取汁 100~500ml，保留灌肠（经期停用）；外敷方用白纱布做成包蒸 40 分钟，双侧下腹各用 1 包，敷 30 分钟，每日 1 次，每包可重复用 2~3 次，疗程不限。以上 3 方，或单用（口服方），或两方（如口服方、灌肠方）并用，也可 3 方合用。宜连续治疗 3 个疗程以上。

【主治】行气，活血，消癥，解毒。主治因附件炎（包括附件炎性包块、输卵管积水、子宫肌瘤）、输卵管不通、盆腔炎、盆腔或输卵管结核等所致的不孕症。

【经验体会】自 1975 年起用上方治疗附件炎性包块、急性或亚急性盆腔炎、盆腔静脉曲张综合征、子宫内膜异位症并取得较好疗效的基础上，发现有少数输卵管阻塞不通所致之不孕症患者通过天英消癥汤方治疗取得了受孕的良好效果。于是从中受到启发，开始用于治疗不孕症。是方以皂刺、蒲公英为主药，配以银花藤、红花、路路通等药，达到消炎通管之作用。同时内外合治，以促进输卵管畅通，提高临床疗效。本组妊娠率达 72.7%，且无 1 例宫外孕发生，这一点很有意义，值得探讨。

【来源】周文瑜. 天英消症方治疗不孕症 77 例临床分析，中医杂志，1986，（12）：31.

【方二】活血补肾汤

【组成】当归、川芎、香附、木香、川楝子、甘草各 10g，银花 30g，元胡、菟丝子、故纸、川断各 20g，泽泻、枳壳各 5g。

加减变化：伴肾虚，妇检有子宫及子宫颈发育不良者加鹿胎膏 20g，白术、黄芪各 10g；伴气滞血瘀，妇检有输卵管增厚或有包块者加连翘 30g，丹参 20g，柴胡、白芍、白术各 10g，三棱、莪术各 5g；伴痰湿内阻，形体肥胖、苔腻者加茯苓、清半夏、陈皮、神曲各 10g。

【治疗方法】水煎服，每日 1 剂。于月经期连服 4~6 天，两次月经中期（排卵期）再连服 4~6 天；3 个月为 1 疗程，以服 100 剂为度。

同时配合运用西医药治疗：①如附件炎症或包块可加用抗生素和强的松治疗。②宫颈糜烂。以上者用电熨术治疗。③宫颈黏连狭窄施用扩宫术。④阴道炎症局部上药。⑤子宫发育不全、月经不调、闭经、痛经者用人工月经周期治疗，如乙烯雌酚、黄体酮、维生素 E、B_1、B_6、AD 丸等。⑥经子宫内膜活检证实为卵巢无排卵而输卵管通畅者，除用中药、激素外，并用克罗米芬、绒毛膜促性腺激素。

【主治】活血通络，补肾填精。主治多种原因（如附件炎、输卵管包块、子宫发育不全、子宫内膜炎、子宫肌瘤、宫颈炎、阴道炎，以及月经不调、闭经、痛经等）所致的不孕症。

【经验体会】经临床观察，肾虚、气滞血瘀、痰湿内阻等是导致不孕症的常见成因，尤其是肾虚。故补肾填精温阳、活血化瘀等是治疗不孕症的主要大法，本方即是据此而立法、选方、用药的。同时配合西药局部或全身治疗，从而获得了较好的治疗效果。此外，本组中不孕患者年龄愈小，病程愈短者治愈率较高，故应早期及时治疗。

【来源】张萝兰．治疗不孕症 343 例的疗效观察．中医杂志，1985，（11）：37.

【方三】 疏肝调经汤

【组成】柴胡、小茴香、炮山甲各陌，橘核、续断、山萸肉、当归、白芍、丹参、菟丝子、鹿角胶、阿胶、白术、白茯苓各 10g，制香附、山楂肉、熟地、巴戟天、益母草各 12g。

加减变化：子宫小、证属虚寒，月经衍期色淡红者，加附子、肉桂、干姜、紫石英；输卵管阻塞，加白芥子、海藻、昆布、地龙；月经先期，量多，色泽鲜红，去山甲、丹参、益母草，加黄芩、地骨皮、鳖甲、石斛；无排卵者，加补骨脂、仙茅、覆盆子；膜样痛经，加五灵脂、红花。

【治疗方法】上药煎汤内服。

【主治】本方疏肝调经，固冲活血。主治不孕症。

【经验体会】肝喜条达，主疏泄，肝经循少腹络阴器，又因肝肾同源，故妇科经带胎产诸证均和肝有直接关系。婚久不孕，女性多神志抑郁，或夫妻常口角反目，致怒气伤肝，久之肝气郁结，气血不和。因此月经潮汛不定，甚则闭经，冲任两脉也随之受损。血海不足，胎胞也无所依，便难以受精成孕。从现代医学角度看，肝的疏泄包括人体精神心理因素和内分泌两大功能，还与子宫生理及病理变化有关，而精神心理因素和内分泌系统生理正常又是女性月经，卵泡生成和排卵的关键所在，故立疏肝之法为首位。

【来源】邓芝运．疏肝固冲调经汤治疗不孕症．浙江中医杂志，1992，（1）：14.

【方四】 疏肝助孕汤

【组成】柴胡、郁金、青皮、赤芍、白芍、怀牛膝各 9g，制香附、制玄胡、王不留行子、路路通、当归、炮山甲、鹿角霜各 12g。

加减变化：以经前胸胁、乳房胀痛为主者，加生麦芽、蒲公英各30g；以经潮时小腹胀痛为主者，加泽兰15g，丹参20g。

【治疗方法】月经干净后第3天开始服药，每日1剂，水煎两次服，连服7剂。如下月月经来潮时肝郁症状消失或基本消失者，可停药观察，如未完全消失，可如前再服，一般以3个疗程为限。

【主治】本方疏肝理气，活血通络。主治肝郁型不孕症。

【经验体会】不孕症以肝郁而致者居多。女子以肝为先天，肝藏血，主疏泄，性喜条达。若肝气失于疏泄条达，则气血不和，冲任不能相资，每致不孕。疏肝助孕汤能疏肝理气，活血通络，故有较好疗效。

【来源】陆文生．疏肝助孕汤治疗肝郁不孕症65例．新中医，1989，(8)：35.

【方五】 调肝补肾汤

【组成】当归、熟地、仙灵脾、桑寄生各10g，白芍、桑椹子、女贞子、阳起石各15g，蛇床子5g。

加减变化：如宫体发育较差，基础体温呈单相及黄体不足，经行少腹冷感隐痛，性欲淡薄者，加鹿角霜9g，肉桂6g，紫石英15g；月经超前落后，临经乳房及少腹胀痛，经来不畅，量少色紫，伴有血块者，加香附10g，橘叶核各9g，逍遥丸15g（分吞）；输卵管通而不畅或一侧阻塞者，加穿山甲10g，皂角刺、路路通各15g，形体肥胖，经少色淡，甚至闭经者，加苍术、白术各15g，生山楂、益母草各30g，红花10g。

【治疗方法】上方煎汤内服。每日1剂。分2次温服。

【主治】功能调冲任，补肝肾。主治不孕症。

【经验体会】实践证明，不孕症以肝肾亏损冲任不足者居多，因此，以调理冲任、温补肝肾为主治疗，取得了一定的疗效。但在临床上也常遇到兼有气滞血瘀、痰湿内阻等情况，从表面看来似乎属实，然从整体分析仍属本虚标实。故在治疗上仍以上法为主，分别加活血通经、健脾燥湿等药取效。患者若能心情舒畅，生活有节，同时坚信服药，则疗效更好。年龄在35岁以上者获效较逊。

【来源】陈沛嘉．调冲任补肝肾为主治疗不孕症201例．浙江中医杂志，1986，(2)：59.

【方六】 疏肝理气汤

【组成】 川楝子、延胡索、香附、郁金、佛手、当归、川芎各 10g，青陈皮、乌药各 6g。

加减变化：经后补血养阴，加生地、熟地、杞子、白芍各 10g；在经间期，温阳益肾加巴戟天、菟丝子、仙灵脾各 10g，上肉桂 2g（后下）；经前期肝郁气滞症状重者加橘叶核、柴胡各 10g；行经期，在上方基础上加入赤芍、丹参、泽兰叶、益母草各 10g。

【治疗方法】 水煎服，每日 1 剂，日服 2~3 次。

【主治】 疏肝理气，养血活血。主治各种原因所致的不孕症。

【经验体会】 本组 45 例均以肝郁气滞为主，故疏肝理气之法当贯穿整个治疗过程，方能奏效。然疏肝理气治疗不孕症用药时间是重要一环，一般在经前 3~5 天，重用疏肝理气之药，使气血经络畅通无滞，通则不痛，每服 5~7 剂即可；服药常常需 3~4 个月，效果方能显示，重者服 4~8 个月才能种子，如果中途停药，疗效不显；且在治疗中要结合妇检，作输卵管通水，如有炎症者兼以清热消炎之品，在治疗女方的同时，男方可作精液检查，如有不正常者，可同时服药治疗，方可获效。

【来源】 陈金凤. 治愈 45 例不孕症经验临床体会. 山东中医杂志，1990，(7)：11.

【方七】 艾附暖宫汤

【组成】 香附、艾叶、当归各 12g，黄芪 20g，吴萸 3g，川芎、白芍、地黄、官桂、续断各 10g。

加减变化：寒重加干姜、小茴香、羌活、附子等；肝郁乳胀去熟地，加木香，川楝子、瓜蒌、桔梗、枳壳等；肾虚不足选加仙灵脾、仙茅、巴戟天、菟丝子等；气血不足重用熟地、白芍，选加首乌、杞子、潼蒺藜、白术、太子参；血瘀者选加元胡索、丹参、丹皮、茺蔚子，重用川芎，去熟地；少数病者痰湿偏重，选加制半夏、陈皮、佩兰、前胡。

【治疗方法】 水煎服，1 日 1 剂，分 2 次服。

【主治】 养血温经，调冲种子。主治原发性不孕症（凡属气血两虚、胞宫寒冷、经脉不调均可选用）。

【经验体会】 本文所治 33 例原发性不孕症多系农村妇女，常年淋雨涉水或饮食生冷，寒湿下注胞宫，兼见气血不足或肝郁气滞。艾附暖宫丸温经暖胞，调冲种子。治疗虚寒不孕，甚为合拍。但在临床更当注意兼症用药。寒重者加重温经之品，如附子、生姜、小茴香；肝郁者伍入疏肝之药，如桔梗、楝子、佛手；气血虚者更需补虚；若寒热兼杂当加入清经之味，如丹皮、黄芩、山栀，不可过于温燥。

【来源】陈金凤．等，艾附暖宫丸加减治愈原发性不孕症33例小结．江苏中医杂志，1989，（8）：10.

三十三、无排卵所致不孕症

无排卵性不孕症临床亦常见之。近年来各地采用中药人工周期疗法，实践证明具有较好的促排卵作用，而采用中西医结合治疗，又可提高临床疗效。

【方一】促排卵组方

【组成】①Ⅰ号方：当归、续断、寄生、赤芍、茺蔚子各10g，川芎、香附、泽兰、怀牛膝各9g，丹参12g。

②Ⅱ号方：熟地20g，女贞子、当归、续断、枸杞子、寄生各10g，仙灵脾、党参、泽兰各9g，菟丝子、覆盆子各15g，丹参12g。

③Ⅲ号方：即Ⅱ号方加巴戟天、肉苁蓉各15g，鹿角胶（或锁阳）9g。

④Ⅳ号方：麦芽30~60g，柴胡、当归、郁金各9g，香附、云苓、白芍、王不留行各10g，桔核、蒲公英各15g。

【治疗方法】①于月经周期第1~5天每日服Ⅰ号方1剂；第6~11天，每日服Ⅰ号方1剂。

②第12~15天或B超测得卵泡直径≥15mm时，每日交替针刺下述两组穴位：中极、三阴交；大赫、气海。

③第16~18天隔日服Ⅲ号方1剂。如患者表现为肝郁气滞血瘀，则以Ⅳ号方代替Ⅲ号方服之。

【主治】上述组方具有理气、活血、益气、养血、补肾、填精等功效。主治排卵功能障碍所致不孕。

【经验体会】临床观察表明，中医补肾法系通过肾—冲任—天癸—胞宫起作用，这一系统与下丘脑、垂体、卵巢轴的功能相似。中药促卵泡汤具有雌激素样作用，从本组卵泡的动态变化与激素水平波动的相关性结果，以及与氯蔗酚酸组的相似性结果，进一步证明上述结论。

【来源】罗丽兰，等.B 型超声监测氯蔗酚酸与中药诱发排卵.中华妇产科杂志。1988，（2）：72.

【方二】人工周期方

【组成】周期方一：熟地、当归、黄精、淮山药各 15g，炒杭芍、菟丝子、盐炒杜仲、仙灵脾、桑寄生、仙茅各 10g。

周期方二：菟丝子 30g，仙茅、仙灵脾、醋炒柴胡、当归、川芎、赤芍、香附、怀牛膝、淡木通各 10g。

周期方三：菟丝子 30g，紫河车 60g，鹿胶、龟板、熟地、制首乌各 15g，仙茅、仙灵脾、香附各 10g。

【治疗方法】①中药治疗：周期方一在月经周期第 5 天开始服用，每日 1 剂，连服 5 剂；周期方二在月经周期第 11 天开始服用，每日 1 剂，连服 3 剂；周期方三在月经周期第 22 天开始，每日 1 剂，连服 4 剂。月经期间停药。对闭经者，可在方三的基础上加王不留行、川芎、桃仁、红花等调经活血之品。

②辅助治疗：从月经周期第 5 天开始，口服克罗米芬，每日 1 次，每次 50mg，连服 5 天。治疗期间测基础体温以了解排卵情况，指导在排卵期后第 1 日行房事。

【主治】方一温肾益精，养阴调血；方二温肾填精，理气活血，疏调冲任；方三温阳补肾，滋阴养血；克罗米芬诱发排卵。合用之主治无排卵性不孕症。

【经验体会】中医认为，天癸所至主要是通过肾气—任脉—太冲脉轴的调节，与现代医学月经周期主要是通过丘脑下部—垂体—卵巢轴调节认识是吻合的。因此，针对排卵功能的调节轴，拟定了补肾填精—疏调冲任—补益肝肾—活血调经的立法公式，调整内分泌的周期性变化，达到恢复排卵功能的目的。现代药理提示补肾中药有使下丘脑分泌调节生殖功能激素的作用，并通过下丘脑与垂体的门腺循环作用于垂体，通过填精养血之品能促进卵巢对性激素的合成和代谢。中药人工周期的服用完成了丘脑下部—垂体—卵巢轴的激素调节，从而达到调整月经周期，排卵孕育的目的。单纯服用克罗米芬诱发排卵，疗效不理想，而运用中药人工周期，再配用克罗米芬，不仅能共同调整下丘脑—垂体—卵巢轴的机能，以增强疗效，而且能弥补克罗米芬的不足。因排卵—宫颈黏液—精子是孕育的 3 个重要环节，补肾中药中的类激素样作用，可以改善因服克罗米芬所致的宫颈黏液的数量和活力，从而提高妊娠率。孕育还涉及患者的情感，心理等因素。本病患者因长期不孕而过度紧张、焦虑，对丘脑下部—垂体—卵巢轴产生影响，造成抑制排卵的恶性循环。因此要安定病人的情绪，使其对治疗充满信心，性生活适度。本法要连续用药半年以上，即使药后排卵行经正常，也需坚持治疗，过早停药，将会出现病情反复。

【来源】姚光和．中药人工周期法治疗无排卵性不孕症临床探讨．云南中医杂志，1990，（1）：14.

【方三】 针刺排卵方

【治疗方法】①取穴及电针方法：取关元、中极、子宫、三阳交穴。在月经第 14 天起每日电针 1 次，共 3 天。刺激强度频率 3 赫兹，电流量 5 毫安以内，连续 30 分钟，以后观察 1 周，若基础体温不上升，则再电针加强 1 次。来 1 次月经为 1 个周期。病人接受电针治疗时，均有下腹温暖感。

②辨证用药：肾虚、鹿角霜 12g，仙灵脾 30g，黄精 10g，熟地 20g，山药 30g，当归 12g，补骨脂 10g，巴戟肉 10g。脾肾阳虚：党参 20g，黄芪 20g，山药 30g，白术 10g，茯苓 12g，仙灵脾 20g，萸肉 20g，熟地 12g，菟丝子 10g，当归 10g。肝肾阳虚：生熟地各 15g，知母 10g，黄柏 10g，女贞子 30g，旱莲草 30g，柴胡 6g，赤白芍 10g，当归 10g，枸杞子 20g。

【主治】养阳，补肾，健脾。主治无排卵型月经失调。

【经验体会】本组 59 例无排卵型月经失调患者，经实验检测大部分（67.8%）体内雌性激素水平偏低（<30%）。本文针刺所取穴均和肝、脾、肾、冲任脉相关。因其在临床表现均有肾气不足，在短期针刺治疗中，33.9% 的病人出现排卵。说明冲任、肝、脾、肾诸经脉得到调节，气血得以运行，是有利于调整月经的。但有些患者未能出现排卵，经补肾，补脾肾之阳，补肝肾之阳后。2 月内一些患者亦出现了排卵，提示这些病人肾、肝、脾诸脏的精气不足。经中药调整后可出现排卵。根据临床实践，说明针刺和中药治疗是相辅相成的。至于对有些患者无效的原因，则应从诊断和治疗上作深一步探索。

【来源】祝秀都．针刺、中药结合诱发排卵 59 例观察．上海中医药杂志，1987，（2）：12.

【方四】 加味真机散

【组成】 食盐 30g，巴戟天、川椒、附子、肉桂、淫羊藿、紫石英、香附各 10g，川芎、小茴各 6g，麝香 0.1g，生姜片 5~10 片，艾炷 21 壮如黄豆大，麦面粉适量。

【治疗方法】 ①制法：先将食盐、麝香分别研细末分放待用，次将其余诸药混合研末加备用。②用法：嘱患者仰卧，先以温开水调麦面粉成面条，将面条绕脐周一圈（内径约 1.2~2 寸），然后把食盐填满脐窝略高 1~2cm，接着取艾炷放于盐上。点燃灸之，连续灸 7 壮以后，去脐中食盐，再取麝香末 0.1g 纳入脐中，再用上药末填满脐孔，上铺姜片，姜片上放艾炷点燃频灸 14 壮，月经第 6 天开始，每隔 2 天灸 1 次，连灸 6 次为 1 个疗程。

【主治】 温补肾阳，主治无排卵性不孕。

【经验体会】 本方食盐入肾走血，巴戟天、川椒、附子、肉桂、淫羊藿、紫石英温补肾阳、川芎、香附行气活血，小茴、生姜、艾炷暖宫祛寒，麝香活血通经达络，诸药合用则有促使真机（排卵期）的到来之功。验之临床，本方对肾阳虚型无排卵疗效较好。

【来源】 庞保玲，等. 真机散填脐灸法治疗无排卵不孕 109 例. 陕西中医函授，1993，（1）：19.

【方五】 补肾活血胶囊

【组成】 ①补肾活血胶囊：菟丝子、覆盆子、淫羊藿各 20g，当归、泽兰、陈皮、桃仁各 10g，紫河车 100g。药物经烘干研末，装入胶囊。

②大黄胶囊：大黄烘干研末，装入胶囊。

【治疗方法】 月经干净后开始服药，连服 3~6 个月。其中补肾活血胶囊每次 4~5 粒，每日 2 次；大黄胶囊每次 1g，每日 2 次。

【主治】 上方功可补肾填精、活血化瘀。适用于排卵功能失调，包括闭经、黄体不健、功能性子宫出血、无排卵性月经等。

【经验体会】 排卵功能失调目前多用补肾活血药周期治疗。为提高排卵率及妊娠率，在应用补肾活血药的基础上加用单味大黄吞服，发现排卵率增加至 72.9%，较单用补肾活血药的排卵率为高。

中医认为卵巢排卵功能失调多与肾虚有关。大量研究证实，在排卵前应用补肾药可促进卵泡发育，在补肾基础上活血化瘀，可提高排卵率，而在补肾活血药物中加入大黄，利用大黄"主下瘀血"功效，以促进增大的成熟卵泡发生破裂。根据实验报告推测，大黄促排卵的机理主要是改善盆腔的微循环，增加血流量，促进卵泡的收缩以提高排卵率有关。服用大黄无明显副作用，少数病例出现轻微下腹胀痛和稀便，无须处理可自行好转。但对脾虚便溏患者应慎用。

【来源】刘宛华．大黄治疗排卵功能失调的临床观察．中医杂志，1990，（4）：34.

三十四、黄体功能不全所致不孕症

黄体功能不全是指卵巢黄体分泌孕酮不足而引起的月经不调、不孕、早期流产等症。其病因尚未完全明了，可能由于促卵泡生长激素和促黄体生长激素分泌失调，使卵泡发育不良和黄体形成缺陷，从而使排卵后黄体分泌孕酮不足。子宫内膜异位症、流产后子宫内膜释放前列腺素增多也可以影响黄体功能。另外，泌乳素过高往往与黄体功能不全同时出现。

本病的诊断可根据基础体温、血孕酮测定和内膜活检。西医最常采用的方法是补充体内孕酮的不足。

中医常结合病因病机，采用补肾、疏肝、清热等法以治。

【方一】加味四物汤

【组成】当归12g，川芎9g，赤芍、白芍、生地、熟地各15g。

加减变化：肾阳虚者加紫石英10g，仙茅、仙灵脾、菟丝子、覆盆子各15~20g，每次选加其中的1~2味；肾阴虚者加女贞子、旱莲草、枸杞子、五味子、玄参、麦冬各15~20g，每次选加其中的1~2味。

【治疗方法】水煎，取汁约100ml。每日1剂，早晚分服，每个月经周期（20±2天）为1疗程。经期及妊娠后停用。

【主治】本方功可养血、活血、调经、补肾。适用于黄体功能不全所致的不孕症。诊断标准：①连续测定基础体温（BBT）2~3个月，将BBT分为Ⅰ型（正常双相），Ⅱ型（高温相<10天），Ⅲ型及Ⅳ型（Ⅱ、Ⅲ型并存）。其中Ⅱ~Ⅳ型为黄体功能不全。②经前1日或月经来潮6小时内进行子宫内膜组织学检查，具有腺体分泌不良、间质致密分泌不良、腺体与间质均不良为黄体功能不全。BBT与子宫内膜检查任何一项提示黄体功能不全即可诊断。

【经验体会】以加昧四物汤为基础方。加用补肾之品，临床证实对黄体功能不全效果满意，妊娠率为70.4%（19/27）。对中药不理想者加用克罗米芬等西药又获得较好疗效。本组病例多在服药后半年内妊娠，由此认为宜连服3个月经周期，然后停药至少观察3个周期。其作用机制尚有待于进一步开展垂体及卵巢激素测定加以阐明。

【来源】杨燕生，等．四物汤加味治疗黄体功能不全40例报告．中医杂志，1986，（10）：34.

【方二】增黄丸

【组成】柴胡10g，当归30g，醋香附、赤芍、白芍、川芎各15g；薄荷5g，鸡血藤20g。

加减变化：肝郁阳虚、冲任阳虚者上方加肉桂5g，巴戟天、仙茅各15g；肝郁阴虚、精血不足者上方加枸杞子、女贞子各15g，山萸肉10g。上方扩大10倍，按常规操作程序，水泛为丸，烘干，装瓶备用。

【治疗方法】于月经干净后第3天开始服用。每日早晚各1次，每次10g，温开水送服。经期停服，3个月经周期为1疗程，未效继服1疗程。若在服药期间出现停经，继续服药观察，直至经BBT、尿妊娠试验或B超等检查，确认妊娠后，药量减半，再服4~6周后停药。

【主治】疏肝达木，养血活血，养阴助阳。主治黄体功能不全所致的不孕症。

【经验体会】经本方治疗而妊娠者，妊娠反应较一般孕妇明显减轻，且未见妊娠并发症。因孕妇妊娠反应轻，不影响营养物质的正常摄入，故有利于胎儿的正常发育。已娩新生儿39/48例，发育均健康。以上说明本方治疗黄体功能不全所致的不孕症安全、有效、无毒。本组无效病例，是否与垂体病变有关，还需要再进一步探讨。

【来源】胥桂生．疏肝达木为主治疗黄体功能不全69例．新中医，1990，（10）：35.

【方三】促孕方

【组成】菟丝子、熟地、枸杞子各30g，桑寄生20g，淮山药15g，甘草10g。

加减变化：经后期加鹿角霜、肉苁蓉；经间期加丹参、石菖蒲、黄芪；经前期加女贞子、旱莲草。

【治疗方法】单纯内服促孕方组，于月经干净后每月 1 剂，每个周期服 12~15 剂。中西结合组：单纯服促孕方 3 个周期效果欠佳者，在服促孕方同时，于月经周期第 5 天起，每日加服克罗米芬 50~100mg，共 5 天。

【主治】本方补肝肾，调冲任，健脾益气。配合克罗米酚，主治黄体功能不全。

【经验体会】通过治疗后的统计表明，促孕方有健全黄体的作用，并用克罗米芬后临床疗效更佳。动物试验证明，该方可能通过性腺轴促进卵泡发育成熟，起健全黄体作用。有学者认为，PNI 是判断该周期黄体功能和受精卵能否着床的主要指标，促孕方加克罗米芬治疗后 PNI 明显提高。广州市中医院用促孕方加克罗米芬治疗黄体功能不全后的妊娠率达 68%，高于克罗米芬治疗后 41% 的妊娠率。提示了治疗后健全黄体功能、子宫内膜分泌期的改变与腺体的分泌，适于受精卵着床，使妊娠率提高。人身的气血随周期的变化而变化，因而月经的周期也是应月的结果。基于这一点，在促孕方的基础上，于血海空乏、肾气亏虚的经后期（卵泡期），加入鹿角霜、肉苁蓉，寓补阳于补阴之中，意在阴生阴长，使冲任子宫气血复常；经间期（排卵期）是重阴转阳之际，加丹参、石菖蒲、黄芪以活血开窍，益气补托，使肾气充盛，阳气发动而排卵；经前期（黄体期）为阳盛功能活动之期，加入女贞子、旱莲草，使阳得阴助而生化无穷。应期进行适当的辨证加味治疗，可使月事调顺，孕育有期。

【来源】沈洪沁，等．中西医结合治疗黄体功能不全 60 例疗效分析．新中医，1992，(6)：37.

【方四】扶黄煎

【组成】菟丝子、仙灵脾、巴戟天各 15g，鹿角粉 6~9g，山萸肉 12g，淮山、炙龟板各 18g。

【治疗方法】水煎服，每日 1 剂。根据患者病情分型，加减用药：肾虚肝郁型，加川楝子、制香附、当归、川芎、桔核、柴胡、小茴香、失笑散等。肾虚宫寒型加紫石英、石楠叶、附子、白芍、艾叶。经行量少者加红花、桃仁、益母草。肾虚脾弱型，加党参、黄芪、枸杞、黄精、熟地。经行量多者加仙鹤草、乌贼骨、炒地榆、大蓟、小蓟；失眠多梦者加辰茯苓、辰灯芯、夜交藤；便溏者加炒扁豆、广木香等。

【主治】本方阴阳互补，肝肾同治。主治黄体不健型不孕症。

【经验体会】中医认为"肾主生殖"，肾气盛是行经孕育的先决条件；

西医认为黄体功能不健的发病与促性腺激素分泌不足有关。扶黄煎中壮阳补肾药巴戟天和菟丝子，增加 HCH/LH 受体功能，从而提高卵巢对 LH 的反应，同时又增强垂体对 LRH 的反应，改善了下丘脑-垂体-卵巢轴的促黄体功能，使其调节更完善。方中淮山药、山萸肉等肝肾同治，守乙癸同源之意。因肝之疏泄、调节血量的功能，必赖肾水的滋养，而肾精的功能发挥亦必须由肝的疏泄调节才能完成。黄体功能不健患者肾虚肝郁居多，用本方阴阳互补、肝肾同治，甚为允当。作者认为，可以从中医的肾—天癸—冲任这一生殖轴出发来理解治疗黄体不健而致的不孕。这方面的作用机理有待进一步的研究探讨。

【来源】李详云. 扶黄煎为主治疗黄体不健型不孕症 72 例. 中国医药学报，1991，（2）：34.（注：本方剂量为笔者加）

三十五、输卵管阻塞性不孕症

输卵管阻塞是导致女性不孕症的常见原因之一。如输卵管发育不全，输卵管慢性炎症使端封闭，并破坏了输卵管内膜上皮组织，使输卵管闭塞不通。近年来采用活血化瘀、清热解毒诸法，证明具有较好疗效；采用内外、外治并举同施，常可增强治疗效果。

（一）内服方

【方一】化瘀补肾汤

【组成】当归、桃仁、香附各 10g，川芎、赤芍、五灵脂、熟地、菟丝子、覆盆子、山萸肉各 15g。

加减变化：瘀阻甚者加三棱、莪术各 15g；肾阳虚者加仙灵脾、巴戟天各 10g；肝郁明显者加柴胡、合欢皮各 10g；湿热重加蒲公英、败酱草各 12g，黄柏 9g，熟地易生地；少腹痛甚者加益母草、延胡索各 10g；虚寒者减赤芍，加吴茱萸 6g、桂枝 10g。

【治疗方法】隔日 1 剂，水煎服。3 个月为 1 疗程。

【主治】化瘀补肾。主治输卵管阻塞不孕症。

【经验体会】活血化瘀药可促进生殖器官发育正常（如子宫发育不良的转佳）和器质性病变的修复（如输卵管再通）。补肾药可填精以生气，恢复生殖功能。化瘀补肾基本方对输卵管阻塞不孕症确有较好的疗效。

【来源】费淑萍．化瘀补肾法治疗输卵管阻塞不孕 25 例．江苏中医，1992，（7）：8．

【方二】 **通管活血汤**

【组成】①卵泡期方：穿山甲、红花、元胡各 12g，生牡蛎 24g，肉桂、丹皮各 6g，桃仁 15g，橘络、赤芍各 10g，党参 18g，何首乌 30g。肝郁血瘀型加青皮、沉香；痰浊壅塞型加制半夏、苍术；肾虚兼瘀加胎盘粉、淫羊藿；湿热内盛加苡仁、黄柏。此外，炎性包块加丹参、莪术；输卵管积水加泽兰、琥珀；输卵管周围黏连加益母草、赤苓；月经量少加鸡血藤、当归；少腹冷痛加紫石英、乌药；带下清稀量多加桑螵蛸、莲须。

②排卵期及黄体形成期方：菟丝子 24g，当归、黄精各 15g，杜仲、山药各 18g，白芍、阿胶各 12g，川断、香附各 10g，枸杞 20g。肝郁血瘀型兼服逍遥丸；痰浊壅塞型兼服健脾丸；肾虚兼瘀兼服乌鸡白凤丸；湿热内盛兼服白带丸。丸药据证灵活调整。

【治疗方法】上方均水煎服，每日 1 剂，早晚 2 次分服。其中卵泡期方自月经来潮始，连服 12 天。排卵期及黄体形成期方，从排卵期服至月经复潮。两方连服，每 1 个月经周期为 1 疗程，连服 1~6 个疗程不等。

【主治】本方主治输卵管阻塞性不孕症。其中卵泡期方功可活血化瘀，散结通管，益气通阳；排卵期及黄体形成期方重在补肾填精，益气养血，兼理气活血。

【经验体会】经临床观察，输卵管阻塞性不孕，采用活血化瘀法以通管是基本法则，而人工周期用药是提高治愈率的有效措施。在卵泡期以化瘀通管为主，同时兼顾肝脾肾诸脏，兼顾扶正，对缓解症状、改善病理有一定的积极作用；排卵期及黄体形成期则补益为主，少用攻伐之品，兼以丸药缓图，对调节生理功能颇为有益。临床所见，年龄 25~30 岁者最愈率最高；输卵管伞端阻塞者效果最好，峡部次之；部分性阻塞治愈率高于完全性阻塞患者。

【来源】王忠民，等．辨证治疗输卵管阻塞性不孕症 145 例．北京中医杂志，1989，（2）：15．

【方三】 丹参活血汤

【组成】 丹参 12g，赤芍、穿山甲各 8g，红花、熟地、山药、泽兰、王不留行、路路通各 10g，桃仁、制香附各 6g。

加减变化：肾阴虚加二至丸、菟丝子；肾阳虚加仙灵脾、仙茅、巴戟天；寒象明显再加艾叶、官桂；气虚加黄芪、党参、茯苓；血虚加当归、党参、川芎；痰湿偏胜加苍术、制半夏、茯苓；热毒偏胜加银花、蒲公英、紫花地丁。

【治疗方法】 月经周期第 5 天起连续服中药 5 剂，再于月经后半周期连续服中药 5 剂。按以上服药方法连续治疗 3 个月经周期为 1 个疗程，一般用 1 个疗程即获效。

同时运用西药抗生素、胎盘组织液、糜蛋白酶注射、超短波、红外线照射、神灯、激光及输卵管治疗性通水等方法。

【主治】 活血，化瘀，通络，益肾。主治慢性输卵管炎引起的不孕症。

【经验体会】 经临床观察，慢性输卵管炎所致的不孕症，采用中西医结合治疗比单纯西药疗效要高。服药方法上，本方具有一定的特色，即于月经周期第 5 天起连续服 5 剂，是因为月经刚净，子宫和输卵管内膜抵抗力弱，在输卵管治疗性通水的基础上，此时服药对炎症的黏连松解吸收更为有利。再于月经后半周期续服 5 剂，活血化瘀，以促进炎症的吸收。

【来源】 杨冠英．慢性输卵管炎引起不孕症 82 例临床分析．河北中医，1989，（1）：39.

【方四】 活络通管汤

【组成】 赤芍、川芎、三棱、莪术、制乳香、制没药、皂角刺、炮山甲、夏枯草、桃仁、昆布、海藻各 9g，益母草、路路通各 15g，丹参 30g。

加减变化：气虚者加党参、黄芪；肝气郁滞者加紫胡、青陈皮；寒凝加附子、肉桂、乌药、小茴香；输卵管积水加猪苓、茯苓皮、泽兰、薏苡仁；附件炎症加败酱草、红藤、蒲公英、紫花地丁；结核性者加百部、十大功劳叶；少腹痛重加玄胡、生蒲黄、炒灵脂。

【治疗方法】 每日 1 剂，水煎服，连服 2 个月为 1 疗程。完成疗程后进行输卵管造影或通液，无效者再服用 1~2 个疗程。多数病人服药 1~2 个疗程即见效果。

【主治】 本方活血化瘀，软坚散结，行气通络。主治输卵管阻塞性不孕症。

【经验体会】本方经生物学试验和动物试验表明，有一定的抑制血小板凝聚、扩张血管和明显的抗炎作用，这既改善了输卵管局部的血运和血液流变性，又促进了输卵管黏连的松解和吸收，使阻塞的管腔再通。本方无明显毒性作用。

【来源】金维新，等．通管汤治疗输卵管阻塞性不孕症 108 例．中国医药学报，1991，（2）：32.

【方五】 助孕通管汤

【组成】熟地、益母草、路路通、仙灵脾、皂角刺各 15g，当归 12g，赤白芍、川芎、昆布、海藻、夏枯草、桃仁、三棱、莪术、制乳没各 9g，炮山甲 12~15g，丹参、紫石英 30g。

加减变化：气虚者加党参、黄芪；肝气郁滞者加柴胡、青陈皮等；寒凝加附子、肉桂、乌药、小茴香；输卵管积水加败酱草、红藤、公英、地丁；结核性加百部、十大功劳叶；小腹痛重加延胡索、生蒲黄、炒灵脂。

【治疗方法】每日 1 剂，水煎服。连服两个月为 1 疗程，疗程完成后进行输卵管造影，无效者再服 1~2 个疗程。最多可服至 6 个月，多数病人服药 1~2 个疗程即可见效果。

【主治】活血化瘀，软坚散结，行气通络。主治输卵管阻塞。

【经验体会】助孕通管汤以疏通输卵管为主，兼有促排卵功能。方中炮山甲、皂角刺散结通经透络；三棱破血祛瘀，行气止痛；乳香、没药活血止痛，消肿生肌；昆布、海藻软坚散结；赤芍、丹参、桃仁、益母草活血祛瘀、凉血解毒；夏枯草消火散结；路路通疏通经络；四物汤加仙灵脾、紫石英补血助阳、促排卵、健黄体。全方有活血化瘀、软坚散结、行气通络之功，它既改善了输卵管局部的血运和血液流变学，又促进了输卵管黏连的松解和吸收，使阻塞的管腔重新再通。经 X 线观察，总治愈率达87.5%，说明助孕通管汤治疗输卵管阻塞疗效肯定。

【来源】刘承云．助孕通管汤治疗输卵管阻塞 72 例 X 线观察．山东中医杂志，1991，（4）：22.

【方六】 通任种子汤

【组成】香附、赤白芍、桃仁、红花、络石藤各 9g，丹参 30g，川芎、小茴香、炙甘草各 6g，当归、连翘各 12g。

加减变化；少腹痛重者加元胡、生蒲黄各 9g；有包块者加三棱、莪术各 9g；腹胀者加木香、陈皮各 9g。

【治疗方法】 水煎服，每日 1 剂，日服 2 次。

【主治】 理气活血通络。主治输卵管阻塞不通所致不孕症。

【经验体会】 输卵管阻塞一般是由输卵管炎症引起，输卵管炎症时炎性渗出物使输卵管腔黏连而不通，精子与卵子不能在输卵管结合，故不能受孕。且输卵管不通的患者多有附件炎历史，有少腹痛的症状。根据"痛则不通"的道理，可以认为输卵管炎符合任脉瘀阻不通的特点。本方活血祛瘀药不仅可消除卵管炎引起的少腹痛症状，而且可使炎症消退后输卵管复通，使精子与卵子能结合而受孕。

【来源】 李广文．石英毓麟汤、通任种子汤治疗女性不孕症．山东中医杂志，1987，（2）：29.

【方七】化瘀通塞汤

【组成】 当归、白芍、苡仁、熟地各 12g，红藤、菟丝子各 20g，丹皮、山甲片各 15g，红花、地鳖虫、皂刺、路路通各 10g，桃仁 6g。

加减变化：伴肾阳虚之腰膝酸软而痛，小腹冷，头目眩晕者，去丹皮、红藤；便溏者去桃仁，加炮附子、肉桂等；伴肾阴虚之腰膝酸软，眩晕耳鸣，失眠多梦者，加女贞子、枸杞子等；伴肝郁气滞之少腹胀痛，胸胁满闷，临经乳胀；急躁易怒者，加柴胡、月季花、玫瑰花等；见体质肥胖，头晕，倦怠者，加苍术、半夏、陈皮等，伴热阻胞宫较重之心烦易怒，头眩晕耳鸣，口干口渴，少腹刺痛或胀痛拒按，尿赤便秘者，加连翘、蚤休、黄连等；若湿热较明显者，加茵陈、黄柏等。

【治疗方法】 每日 1 剂，水煎 2 次，合汁分 2 次服。

【主治】 化瘀散结，滋养肝肾，调理冲任，通络启塞。主治输卵管阻塞性不孕症。

【经验体会】 中医认为本组病例的病理关键在于"瘀"。其中，以瘀热阻胞、肝经瘀阻者为多，二者共占 76.2%。因此，基本方以化瘀通塞为法。方中以当归、白芍养血柔肝，活血调经；以熟地、菟丝子滋补肝肾；以苡仁、丹皮、红藤清热除湿，消瘀散结；桃仁、红花、皂刺、山甲片、土鳖虫、路路通等化瘀破滞，通达经络，启闭开塞。全方共奏滋养肝肾，化瘀散结，通络破滞之功，有攻补兼备，静动结合，攻邪而不伤正，扶正而不留瘀之妙。故临床用之获效满意。

【来源】 卞兴亚．"化瘀通塞汤"治疗输卵管阻塞性不孕症 63 例．上海中医药杂志，1989，(12)：18.

【方八】 **红花丹参汤**

【组成】①中药：红花、丹参、葛根、延胡索、泽泻各 12g，当归、桂枝、制香附、枳壳、山楂、五灵脂（包）各 10g，吴萸肉、木香、陈皮各 6g。

加减变化：若兼气虚者，加黄芪 12~15g、党参 12~15g、白术 10g；若兼瘀实症，加三棱 10g、莪术 10g、山甲粉（另吞）3~5g、地鳖虫 3~5g。

②西药：0.9%生理盐水 20ml 加 α-糜蛋白酶 5mg 加庆大霉素 8 万 u。

【治疗方法】中药水煎服，1 日 1 剂，分 2 次服。西药于经净 3 天后，基础体温上升之前的一段时间内，作子宫、输卵管三联通液术。术前 15~30 分钟常肌注阿托品 0.5mg 以解痉，防止输卵管痉挛，常规消毒后作辅助妇检，以了解子宫的位置和大小，然后将上述药液缓慢注于子宫腔，时间为 15 分钟左右。如遇阻力，维持一定压力，这样药液通过药理作用使局部承受一定的压力，促使黏连分离，同时充分发挥药效作用。

【主治】行气活血，化瘀通络消炎。主治输卵管不通的不孕症。

【经验体会】通过上述患者的治疗，达到了痊愈和好转的目的，笔者体会到活血化瘀是祖国医学中治疗疾病的常见基本法则之一。它与祖国医学中的气血学说有紧密的联系，尤其清代王清任的《医林改错》、唐容川的《血证论》等著述对瘀血证的理论和治疗方法，有了较大的发展。如《素问·至真要大论》指出"疏其气血，令其调达，以致和平"，即理气活血化瘀，使瘀滞的血脉恢复其流通，以达治疗目的。

【来源】孙宁铃，等．中西医结合治疗输卵管堵塞的体会．江苏中医杂志，1983．(6)：25.

【方九】 **补肾通络汤**

【组成】桑寄生、川续断各 30g，淮山药、牛膝各 20g，当归、赤芍各 15g，丝瓜络 10g。

加减变化：肾虚肝郁型加柴胡、郁金、川楝子等；肾虚夹瘀型选加赤石脂、丹参、苏木、三棱、莪术等；肾虚夹痰湿型加胆星、陈皮、制苍术、制香附、制半夏；肾虚夹湿热型选加红藤、败酱草、碧玉散、黄柏、苡仁等。

在上述辨证论治基础上，与调经相结合，如经后期选加补肾养阴类药，如女贞子、枸杞子、干地黄、白芍、紫河车等；经间期加红花、菟丝子等；经前期加鹿角片、仙灵脾、巴戟，补骨脂之类；行经期酌加泽兰叶、茜草、益母草等。

【治疗方法】上药水煎服，每日 1 剂，1 个月经周期为 1 疗程。6 个疗程以上未受孕者作子宫输卵管碘油造影术进行复查。

【主治】本方补肾通络，主治输卵管阻塞性不孕症。

【经验体会】输卵管阻塞性不孕症患者均有腰酸、少腹痛的症状，腰为肾府，少腹为肝经所过之处，故本病与肾肝功能正常与否密切相关。肾亏又见气滞、血瘀、痰浊、湿热阻滞肝络，隧道不通，阳精阴血不能施摄则不孕。根据中医辨证均为肾虚兼夹证，故本病特点为虚实夹杂，导致不孕的根本因素为络道壅阻。据此制定补肾通络方。方中山药、寄生、川断和牛膝益气补肝通络；当归、赤芍、山甲和丝瓜络活血化瘀消症，通络止痛，诸药共奏补肾通络之功。组方贵在选药多入肝肾经，且通补兼施，补不滞邪，通不伤正，结合辨证与调周，收到了较好疗效。本组资料中以部分性阻塞及一侧阻塞者效果为佳，故两侧输卵管阻塞或完全阻塞者，应在服药的基础上，配合通液或激光治疗，才能提高治愈率。

【来源】吕春英．补肾通络法治疗输卵管阻塞不孕症 30 例．新中医，1992，（4）：36．（剂量为编者加）

（二）外治方

【方一】热敷灌肠方

【组成】①口服方：柴胡、麦冬、皂角刺、路路通各 10g，枳实、赤芍各 12g，丹参 30g，生甘草、三七粉（分吞）各 3g，穿山甲 20g。每日 1 剂，经期停服。下腹痛，黄带多，质稠气秽者加龙葵、蛇莓；经前乳房胀痛者加露蜂房、荔枝核；经期小腹冷痛或带多清稀、气腥者加鹿角霜、肉桂；输卵管积水者加大戟、䗪虫、仙灵脾或荔枝核、泽兰；输卵管结核加夏枯草、蜈蚣；子宫发育不良者加山萸、紫河车；面色苍白，舌质淡者加黄芪、当归。

②热敷方：透骨草、丹参各 30g，川乌、肉桂、红花各 10g，威灵仙、乳香、没药、当归各 20g，赤芍 15g。将上药轧成绿豆大颗粒，装布袋内，

滴入少许白酒，蒸 40 分钟，敷于下腹部，再在布袋上面压热水袋保温，温度维持在 40℃左右，约 40~60 分钟。每日 1 次，2 日更换药物。月经期间一般停用。

③灌肠方：丹参、赤芍各 30g，三棱、莪术、枳实、皂角刺、当归、透骨草各 15g，乳香、没药各 10g。每晚 1 剂，浓煎取汁 200ml，保留灌肠，温度以 39℃左右为宜。每日 1 次。每灌肠 10 次，休息 3~4 日。经期停用。

【治疗方法】除按照上述要求进行治疗外，还应①给药前患者均在经后 3~7 天进行输卵管通畅试验，证实为输卵管阻塞的患者，然后给予治疗。②门诊单用口服方，病房则三者合用。连用至月经来潮为 1 疗程。③于经后 3~7 天再进行通畅试验（均用通液法）检查输卵管通畅情况。如此反复治疗，反复试验。④为避免误诊，在患者通液试验通畅后常规作子宫输卵管碘油造影检查。

【主治】口服方系四逆散加味而成，具有理气解郁、活血化瘀之功。热敷方与灌肠方则以活血化瘀、通畅管道为主。主治输卵管阻塞所致的不孕症。

【经验体会】经临床应用，证明上方对输卵管阻塞确有治疗效果。其中以输卵管伞端阻塞疗效最好，输卵管峡部次之，结核性输卵管阻塞疗效最差。无效病例，大多合并有子宫内膜异位和输卵管积水等，可能与并发症多影响疗效有关。无不良反应，个别病人出现腹胀、肠鸣等，加用健脾药即可纠正。凡出现下腹剧痛的，大多见效快，疗程短。

【来源】许润三．四逆散加味治疗输卵管阻塞 115 例总结报告．中医杂志，1987，（9）：41.

【方二】外敷通管方

【组成】透骨草 200g，红藤、赤芍、路路通各 15g，三棱、莪术、丹皮、水蛭、虻虫、海藻、皂刺各 10g。

加减变化：①腰膝酸楚疼痛，经期痛剧，色黯有块，小腹隐痛，畏寒肢冷属脾肾阳虚，瘀血阻络者，加桂枝温肾助阳，活血通络。②经前乳房胀痛，经行腹痛色黯，胸闷，心烦易怒属肝郁气滞者，加川楝子疏肝理气，行瘀止痛；③小腹胀痛有冷感，经行后期，量少或闭经，形体肥胖属寒湿凝结，瘀血阻络者加桂枝、细辛以温经祛湿，活血通络。

【治疗方法】上药 1 剂用温水拌潮后装布袋内，淋洒白酒 30ml 置锅内蒸 20 分钟，取出后待温热适度敷于下腹部。药袋上部加敷塑料布或热水袋保温，温度维持在 40℃ 左右为宜，每晚 1 次，每次 40~60 分钟，每 4 日换药 1 次。行经期间停用，15 天为 1 疗程，连用 3 个疗程。治疗期间，须经常检测基础体温，对合并黄体功能不健者，须在月经中期加用补肾壮阳药，如右归丸加鹿角霜、紫河车等，以提高黄体功能；对月经量少或子宫发育不良者，须在月经前半期加服河车大造丸或胎盘片等；以慢性附件炎为主者，可加服盆腔炎丸（北京中医学院附属东直门医院），服用 1 个疗程。

【主治】活血化瘀，通经活络。主治输卵管阻塞性不孕症。

【经验体会】慢性盆腔炎引起输卵管的炎性黏连，抗炎药不易进入，故内服或注射药物，疗效不理想。中药外用取其直接作用于胞宫胞脉，即能内通气血化瘀，外透驱邪，给邪气以出路。方中选用水蛭、虻虫破瘀消癥，以祛经脉之沉疴；丹皮、三棱、莪术、赤芍、红藤活血行瘀，通经活络；昆布、海藻软坚散结；路路通、皂刺通经开窍；槟榔理气行滞；透骨草能软坚，重用之可携诸药入里；酒可增强药物的渗透力，使之速达病所。保持药物一定时间的恒温，以使其更好地发挥药效及渗透作用，是直接影响本法疗效的重要一环。本法安全可靠，无副作用，简便易行。

【来源】刘英杰，等．中药外敷为主治疗输卵管阻塞不孕症 100 例．北京中医学院学报，1992，（4）：47.

【方三】内服外敷方

【组成】①内服方：桂枝、桃仁、刘寄奴各 10g，茯苓、丹参、穿山甲各 15g，丹皮、赤芍、玄胡各 12g。

加减变化：兼少腹及乳房胀痛，胸闷胁胀者，酌加香附、乌药、佛手、川楝子、郁金、荔枝核、橘核、枳壳、五灵脂等；兼少腹掣痛或冷痛，全身畏冷，舌有瘀点，酌加丹参、细辛、生蒲黄、鸡血藤、当归、川芎、艾叶、山楂、吴茱萸等；兼少腹刺痛，灼热，白带色黄量多等，原方去桂枝，酌加红藤、银花藤、虎杖、败酱草、土茯苓、冬瓜仁；若患附件包块者，酌加穿山甲、鳖甲、煅牡蛎、三棱、莪术、浙贝、血竭等；兼头昏、倦怠、舌淡，加黄芪、党参、当归；若形体肥胖，胸闷泛恶者，酌加半夏、苍术、石菖蒲、橘红。

②外敷方：千年健、羌活、独活、川椒各 320g，归尾、赤芍、乳香、没药、白芷、五加皮、防风、追地风各 350g，血竭、红花各 300g，透骨草、艾叶各 900g。

【治疗方法】内服方每日 1 剂，空腹服 2 次。外敷方研细末，将 250g 粉剂置于布袋内，蒸透后热敷小腹或两侧少腹，每日敷 1 次，时间 15~20 分钟，每包药连续使用 10 日再更换。

【主治】本方活血化瘀、疏通经络，主治输卵管阻塞。

【经验体会】治疗输卵管阻塞时要以中医理论为主导，参考现代医学检验客观指标，灵活运用温阳化瘀、理气化瘀、清热化瘀、燥湿化瘀和消癥化瘀等法。同时外敷与内服药并用，使药力直达病所，以疏通输卵管而达受孕的目的。在治疗过程中，始终坚持选用活血化瘀、疏通经络之药，但对月经过多者，特别是在经行之际，须照顾气血，勿服损及气血之品。

【来源】黄莉萍．内服外敷法治疗输卵管阻塞 51 例．新中医，1986，(5)：38.